V&R unipress

Katharina Kaminski

Wie können wir werden, die wir sind?

Bildung, Person und Psychotherapie

V&R unipress

MIX
Papier aus verantwortungsvollen Quellen
FSC® C083411
FSC www.fsc.org

Bibliografische Information der Deutschen Nationalbibliothek
Die Deutsche Nationalbibliothek verzeichnet diese Publikation in der Deutschen Nationalbibliografie; detaillierte bibliografische Daten sind im Internet über http://dnb.d-nb.de abrufbar.

Umschlagabbildung: V. Ghislandi, Bildnis junger Maler © akg-images / MPortfolio / Electa, AKG393985
Druck und Bindung: CPI books GmbH, Birkstraße 10, D-25917 Leck
Printed in the EU.

Vandenhoeck & Ruprecht Verlage | www.vandenhoeck-ruprecht-verlage.com

ISBN 978-3-8471-0931-0

Inhalt

Einleitung 7

Die sokratische Haltung in der Psychotherapie 15

Bildung und Eros in Platons *Symposion* 41

Wilhelm von Humboldt als Vordenker eines personalen Bildungsbegriffs 59

Bildung im Leben und Werk Friedrich Nietzsches 83

Vorbilder und Ideale im Bildungsprozess Friedrich Nietzsches 115

Was macht Bildung aus? – Strukturelemente von Nietzsches Bildungsbegriff 129

Fazit und abschließende Überlegungen 163

Literaturverzeichnis 167

Personenregister 173

Inhaltsübersicht 177

Einleitung

Die Entstehung der Tiefenpsychologie war durch ein inniges Wechselspiel von Psychotherapie und Bildung gekennzeichnet. Die Gründerväter der Tiefenpsychologie, Sigmund Freud, Alfred Adler und C. G. Jung, vermittelten ihren Schülern und Analysanden ihr praktisches und theoretisches Wissen. Sie zeigten, wie sie sich selbst bildeten, indem sie an ihren eigenen Denk- und Entwicklungsprozessen teilhaben ließen. Ihre umfassende Verankerung in den Geistes- und Kulturwissenschaften prägte die entstehenden tiefenpsychologischen Schulen und machte deren geistige Weite aus. Die Protokolle der Wiener Psychoanalytischen Gesellschaft, der ›Mittwochsgesellschaft‹, geben uns Einblick in die verschiedenen Kulturbereiche, die assimiliert wurden und die in die Entwicklung der Psychoanalyse hineinspielten.[1] Freud sah schon früh die Gefahr einer einseitigen Vereinnahmung der Psychoanalyse durch die Medizin und eine dadurch einhergehende Verengung ihres geistigen Horizonts. Er versuchte durch die Weite der gewählten Themen in seinem gesamten Werk sowie durch engagierten Austausch mit seinen Mitarbeitern dieser Gefahr entgegenzuwirken (vgl. Sachs, 1982, S. 180).

C. G. Jung formulierte den Gedanken, dass eine Neurose nicht geheilt, sondern nur überwachsen werden könne. Hiermit bringt er zum Ausdruck, dass ein mutloser Mensch sich durch eine Neuaufnahme von Entwicklungs- und Bildungsprozessen trotz seiner Neurose stabilisieren und entfalten kann. Auch der Gedanke von Jürgen Habermas, dass die Neurose Ergebnis von unterbrochenen Bildungsprozessen sei, weist in diese Richtung (vgl. Habermas, 2008). Neurose bedeutet oftmals Stagnation; sie wird abgeschwächt, wenn ein Patient wieder zu lernen beginnt und sich für Ziele und Werte öffnen kann.[2]

Eine frühe Schrift Alfred Adlers, die er gemeinsam mit seinem Mitarbeiter

1 Ohne diesen weiten Horizont hätte die Psychoanalyse keinen Anschluss an Nachbarwissenschaften, wie z. B. Kulturwissenschaft, Soziologie, Pädagogik, Archäologie, Literatur- und Geschichtswissenschaft, finden können, welche die psychoanalytische Gedankenwelt inzwischen umfänglich rezipiert haben.

2 Vgl. Neiß, R.: Psychotherapie und Bildung. Unveröffentlichtes Manuskript, 2014.

Carl Furtmüller herausgegeben hat, trägt den Titel *Heilen und Bilden* (1914). Auch hier liegt der Gedanke zugrunde, dass jeder Therapieprozess im Keim ein Bildungsanliegen beinhaltet, welches für Therapeuten und Klienten eine gemeinsame Aufgabe bedeutet. Denn Wissen und Bildung sind wichtige Quellen für unsere Selbsterforschung und Selbstentwicklung.[3]

Adler sah in der Bildung eine sozial verträgliche, produktive Kompensation von allfälligen Minderwertigkeitsgefühlen. Bildung sollte in seinem Sinne nicht mit Überlegenheitszielen betrieben werden, sondern zu Mitmenschlichkeit und Gemeinschaftsgefühl führen.[4]

Bildungsprozesse bedeuten in ihrem Kern die Assimilation von Fremdem, auch von unserem ›inneren Ausland‹. Damit helfen sie uns, überzogenen Narzissmus und unbewusste Größengefühle im Zaum zu halten und solidarischen Empfindungen und Empathie Raum zu geben.[5]

Sowohl Bildung als auch Psychotherapie setzen voraus, dass wir unsere Entwicklung selbst in die Hand nehmen. Sie sind kein autoritatives Geschehen. Bilden und verändern kann uns kein anderer, wir können es immer nur selbst. Dennoch vollziehen sich beide Prozesse *zwischen* den Menschen, sie setzen wechselseitiges Bezogen-Sein voraus und sind dialogisch strukturiert.

Ich möchte an diese fruchtbaren Gedanken aus den Anfängen der Tiefenpsychologie anknüpfen. Denn die wechselseitige Durchdringung von Tiefenpsychologie und Bildung bleibt eine wichtige Aufgabe für die Zukunft der Psychotherapie, wenn sie nicht auf den Status einer reinen Krankenbehandlung reduziert werden soll.

In dem vorliegenden Buch geht es vorrangig um die Auseinandersetzung mit einigen Vordenkern eines Bildungsverständnisses, das für die Tiefenpsychologie relevant wurde und in sie eingeflossen ist. Ich konzentriere mich insbesondere auf Platon (428/427–348/347 v. Chr.), Wilhelm von Humboldt (1767–1835) und Friedrich Nietzsche (1844–1900). Bei den behandelten Autoren, deren Auswahl sehr begrenzt ist und bei der ich auch persönlichen Vorlieben gefolgt bin, werden Strukturelemente von Bildung herausgearbeitet, die uns heute für unsere eigene Entwicklung und auch für das Verständnis von Psychotherapie hilfreich sein können.[6]

---

3 Das bedeutet allerdings nicht, dass Bildung gleichbedeutend mit Therapie ist. Zur Psychotherapie kommen noch etliche andere Faktoren hinzu.

4 Adler hat aufgezeigt, dass übermäßige Eitelkeit und übermäßiger Ehrgeiz unsere Bildsamkeit und unser Gemeinschaftsgefühl beeinträchtigen. Auch Josef Rattner nimmt einen Zusammenhang an zwischen überzogenem Narzissmus und versteckten Allmachtsphantasien einerseits und der Schwierigkeit zu lernen, sich zu entwickeln und sich zu bilden andererseits.

5 Überzogene Eitelkeit und überzogener Narzissmus gehen meist mit Abwehr und Angst vor Fremdem einher, weil dieses unsere unbewussten Größengefühle bedroht.

6 Erweitern könnte man die Auswahl der Vordenker durch J. W. von Goethe (1749–1832) und

Bildung soll hier *vertikal*, d. h. in ihrer Tradition, aber auch von der einzelnen Person her erforscht werden.[7] Was geschieht in einem Menschen, wenn er sich bildet? Welche Voraussetzungen, Konsequenzen und Begleiterscheinungen hat dieser Prozess? Was ist Bildung ihrem Wesen nach?

Und weiter: Wie spielt die Thematik der Bildung in die Psychotherapie hinein? Welche Bedeutung hat sie im psychotherapeutischen Prozess? Welche Konsequenzen ergeben sich dadurch für die Psychotherapie? Welcher Bildungsbegriff kann hierbei zugrunde gelegt werden?

Um es vorweg zu nehmen: Es geht hier nicht um eine einseitig intellektuelle Bildung, auch nicht um das Absolvieren möglichst vieler Bildungsabschlüsse oder um eine Karriere in der Gesellschaft.[8] Es gab und gibt unzählige Menschen, die trotz hoher formeller Bildungsgrade und ausgezeichneter Ausbildungen in menschlichem Sinne ungebildet sind, wie die Geschichte schon oft gezeigt hat.

In der Psychotherapie geht es um ein ganzheitliches Bildungsgeschehen, welches emotionale, soziale und geistige Prozesse gleichermaßen umfasst. Psychotherapie und Bildung stehen von ihren Anfängen her in der Tradition der Aufklärung, der Kulturkritik und der Emanzipation. Ziel ist die Entwicklung zur Eigenständigkeit, Liebes- und Lernfähigkeit des Einzelnen, der sich selbstbestimmt und produktiv zu den Mitmenschen, zu Kultur und Gesellschaft einstellen lernen will. Ein so verstandener Bildungsgedanke ist in seinem Keim emanzipativ.[9]

Die Konsequenz eines solchen Bildungsverständnisses für die Psychotherapie ist, dass Therapeuten und Patienten in Bildungs- und Entwicklungsprozesse hineinfinden sollten, die für eine gelingende Psychotherapie essenziell sind.

Zum Aufbau des Buches

Zur Einstimmung auf das Thema ist ein erstes Kapitel über die Bedeutung der Einsicht in die Grenzen unseres Wissens, in unser Nichtwissen und die sokratische Haltung in der Psychotherapie vorangestellt. Sie ermöglichen unsere Erkenntnisoffenheit und sind damit Auftakt und Motor für Bildungsprozesse.

G. W. F. Hegel (1770–1831) im deutschsprachigen Raum, aber ebenso durch die französischen Moralisten und Aufklärer aus dem 18. und 19. Jahrhundert und andere mehr.

7 Wenn wir uns auf eine *horizontale* Betrachtungsweise von Bildung einstellen, wären wir heute, in unserer Wissens- und Informationsgesellschaft, eher mit Themen wie Digitalisierung, Erwerb von Medienkompetenz, Inklusion u. a.m. im Zusammenhang mit Bildungsprozessen befasst.

8 Dennoch spielen auch konkrete Bildungsziele eine wichtige Rolle. Sie stimulieren das Seelenleben und halten für uns Ziele und Sinn bereit. (Vgl. Rattner, J.: Psychotherapie und Bildung. In: mll, Heft 1, März 2006, S. 56ff.)

9 Josef Rattner verwendet in diesem Zusammenhang den Begriff der ›Personwerdung‹.

Sowohl Bildung als auch Psychotherapie beginnen mit ihnen und setzen sie voraus.

Es ist nicht einfach, diese Haltung in der Psychotherapie zu lernen und durchzuhalten, denn sie verunsichert uns. Wir Psychotherapeutinnen und Psychotherapeuten wollen uns gern kompetent und souverän fühlen. Unser inneres Vorbild ist oftmals eine idealisierte Arztpersönlichkeit, die vieles weiß, rät und ›behandelt‹. Die Verführung kann groß sein, auf Überzeugungen und Lehrgebäude zurückzugreifen, um dem Unsicherheitsgefühl aus dem Weg zu gehen, mit dem man in der therapeutischen Arbeit durch die permanente Konfrontation mit dem Fremdseelischen konfrontiert ist. Aber wenn wir unsere Analysanden früh auf ein bestimmtes Bild festlegen, hören wir auf zu fragen und können damit den Vorgang des Verstehens nicht lebendig halten.[10]

Das periphere Nicht-Verstehen und Nichtwissen auszuhalten und es in eine Suchbewegung, in ein Bemühen um fortgesetztes Verstehen und in Bildung münden zu lassen, ist eine Anforderung, die sich in der psychotherapeutischen Arbeit stellt. Sie beinhaltet den Anreiz zu eigener Weiterentwicklung und schützt vor Hybris und Selbstüberschätzung, die zu den Gefahren im Therapeutenberuf zählen.

Im zweiten Kapitel beginne ich eine Auseinandersetzung mit den Vordenkern für ein Bildungsverständnis in tiefenpsychologischem Sinn. Es geht zunächst um den Bildungsbegriff in Platons *Symposion.* Platon hat in diesem Text die Bedeutung von Gefühlen und Leidenschaft (Eros) für die Bildung auf das Schönste veranschaulicht. Damit kann dieser Text als Vorläufer für einen tiefenpsychologischen Bildungsbegriff gelesen werden.

Platons *Symposion* war nicht nur Ideen gebend für Sigmund Freuds Theorie der Sublimierung – eine zentrale Denkfigur im psychoanalytischen Bildungsbegriff –,[11] sondern stand auch Pate für Alfred Adlers Gedanken zum Streben nach Selbstwert, das Bildungsprozessen aller Art zugrunde liegen kann. Eros wird bei Platon nicht nur als Liebessehnsucht, sondern auch als Begehren verstanden, einer Idee nachzustreben. Dies kann in die Motivation münden, sich selbst weiterzuentwickeln.

Im *Symposion* wird auch der Dialog in seiner Bedeutung für Bildung veran-

10 Diesem Kapitel, das Gedanken über Voraussetzungen und Implikationen von Bildungsprozessen in der Psychotherapie enthält, liegt mein Habilitationsvortrag an der Universität Klagenfurt (2014) zugrunde. Ausgangspunkt für diese Überlegungen war sowohl meine eigene Erfahrung als Psychotherapeutin als auch meine Lehrtätigkeit mit Ausbildungskandidaten der Psychotherapie. Für den gesamten Text gilt, dass bei Formulierungen im generischen Maskulinum ohne Doppelnennungen jeweils alle Geschlechter gleichermaßen gemeint und eingeschlossen sind.

11 Das *Symposion* beinhaltet auch Gedanken, die Anregung für Freuds Begriff der »Übertragungsliebe« gewesen sein könnten. Sie werden hier in der Beziehung von Alkibiades zu Sokrates veranschaulicht.

schaulicht. Die philosophischen Redner bilden sich im Gespräch und im Austausch miteinander.

Das dritte Kapitel befasst sich mit Wilhelm von Humboldts Bildungsbegriff. Das auf ihn zurückgehende neuhumanistische Bildungsideal hat besonders in Deutschland eine bedeutende Rolle gespielt. Humboldts Bildungsverständnis beinhaltet neben der Verstandesentwicklung auch die Gefühlsentwicklung eines Menschen. Er näherte sich damit einem ganzheitlichen Bildungsverständnis an, das Selbstentwicklung und Emanzipation einschließt. Auch der Gedanke, dass Bildung in der Beziehung *zwischen* den Menschen stattfindet und dass der Sprachfähigkeit hierbei eine zentrale Bedeutung zukommt, ist bei ihm bereits angedacht und ausgearbeitet.

Seine eigene Selbstbildung fand Anregungen in den damaligen Berliner Salons, die er mit seinem Bruder Alexander besuchte. Auch Gespräche mit Vorbildern, wie etwa mit J. W. von Goethe, und ein reger geistiger Austausch mit seiner Frau Charlotte waren Teil von Wilhelm von Humboldts Selbstbildung. In der Rezeption der humboldtschen Bildungstheorie setzten sich aber auch elitäre Momente durch, die unter anderem Einfallstor für ein exklusives, ausgrenzendes Bildungsverständnis wurden.[12] In der Tiefenpsychologie geht es nicht um Bildung in neuhumanistischem Sinne, sondern im Vordergrund steht unsere ›Herzensbildung‹ (Blaise Pascal).[13] Sie ist die Grundlage, auf welcher alle weitere Bildung aufbauen sollte.[14]

Friedrich Nietzsche sind die letzten drei Kapitel gewidmet. Die Auseinandersetzung mit ihm ist am umfangreichsten ausgefallen. Er ist derjenige von den behandelten Autoren, welcher der Tiefenpsychologie inaltlich am nächsten steht. Sein Bildungsbegriff weist Anklänge an ein tiefenpsychologisches Verständnis von Persönlichkeitsentwicklung auf.[15]

Nietzsche hat Bildung auf die Themen Gesundheit/ Krankheit, Umgang mit den nächsten Dingen, Unbewusstes, Wertempfinden, Sprachfähigkeit, Selbsterkenntnis, Selbstentwicklung, Lebenswissen u.a.m. ausgeweitet. Besonders

---

12 A. Adler hat darauf hingewiesen, dass für unsere Persönlichkeitsentwicklung in erster Linie die Zunahme von Gemeinschaftsgefühl notwendig ist. Wir sollten *Mitmenschen* werden, wenn wir uns bilden. Sonst kann es vorkommen, dass sich hinter einer gebildeten Fassade ein fast barbarischer Kern verbirgt.

13 Allerdings kann Herzensbildung auch aus kognitiven Bildungsprozessen heraus Nahrung gewinnen oder durch sie ermutigt werden.

14 Es ist eine interessante Frage, die hier weitgehend offen bleiben muss: Ist die entstandene elitäre Entwicklung bereits im Bildungsverständnis Humboldts angelegt, oder wurden seine Gedanken aufgrund von gesellschaftlichen und kulturellen Faktoren in dieser Richtung ausgelegt? Nietzsches kritische Auseinandersetzung mit dem Ideal und dem Idealismus, auf die ich im 5. Kapitel eingehen werde, gibt Ansatzpunkte, dieser Frage weiter nachzugehen.

15 Die Gedankenwelt Nietzsches beinhaltet etliche Anregungen für Psychotherapeuten und Psychotherapeutinnen. Sie vermittelt Lebenswissen, was im Gespräch mit Patienten und Patientinnen sowie im Umgang mit uns selbst eine große Bereicherung darstellt.

anregend ist auch sein kulturkritisches Denken im Hinblick auf Bildung, das für die Psychoanalyse und Individualpsychologie bedeutsam wurde und wohl auch Eingang in die kulturkritischen Schriften von Freud und Adler gefunden hat. Nietzsche wollte ein ›Arzt der Kultur‹ sein. Mit seiner umfassenden Religions- und Moralkritik hat er dies umgesetzt.

Nach einer biografischen Skizze Nietzsches im vierten Kapitel, in der auch die Entwicklung seiner Gedankenwelt thematisiert wird, geht es im fünften Kapitel um den Prozess seiner Selbstbildung. Nietzsche hatte den Mut, sich sein (bewusstes) Leben hindurch immer wieder selbst zu verändern und hat dabei nicht vor dem Infrage-Stellen einmal geglaubter Wahrheiten Halt gemacht.[16] Dies spiegelt sich auch in seinem Bildungsbegriff, der immer wieder andere Akzentsetzungen annimmt. An seiner Selbstbildung waren starke Gefühle beteiligt, die er besonders in seiner Beziehung zu Vorbildern und Freunden erlebte. Bewunderung und Hingabe, aber auch schmerzliche Ablösungsprozesse und heftige Verneinung begleiteten seinen Selbstbildungsprozess.[17] Dies ist kennzeichnend für Entwicklungsprozesse aller Art und zeigt, wie anspruchsvoll, aber auch wie produktiv dieser Prozess sein kann.[18]

Das sechste Kapitel thematisiert die vielfältigen Strukturelemente von Nietzsches Bildungsbegriff, die ineinander übergehen und eine Einheit bilden. Sie spielten in seinen Selbstbildungsprozess hinein und prägten ihn. Nietzsche verstand Bildung als eine zentrale Aufgabe für uns moderne Menschen, für die es keinen durch Gott und die Religion vorgegebenen Weg mehr gibt.

Die Idee zu diesem Buch entstand während meiner mehr als drei Jahrzehnte andauernden Mitarbeit in dem Institut für Tiefenpsychologie, Gruppendynamik und Gruppentherapie, der Berliner Großgruppe, die von Josef Rattner ins Leben gerufen, aufgebaut und geleitet worden ist.

Eine Besonderheit dieser Großgruppe ist der Versuch, Psychotherapie und Bildung miteinander zu verbinden und die Therapie in eine umfängliche Kul-

16 Nietzsche hat uns mit seinem Werk an seiner Selbstbildung Anteil nehmen lassen, ähnlich wie Freud an der Entdeckung seines Unbewussten im Rahmen seiner Selbstanalyse, die er in der Traumdeutung niedergeschrieben und festgehalten hat.

17 Auch hier ist er Vorläufer der Tiefenpsychologie, die die Veränderung und Entwicklung eines Menschen im Kontext der therapeutischen Beziehung postuliert. Wir verändern und entwickeln uns in der Therapie durch das Eingehen einer Beziehung zur Therapeutin oder zum Therapeuten. Wir lieben sie und identifizieren uns mit ihnen (positive Übertragung) und nur, wenn dieses emotionale Geschehen in Gang kommt, gewinnen wir den notwendigen Mut für unsere eigene Entwicklung. Weil der Therapieprozess dialogisch ist, verändern sich auch die Therapeutin oder der Therapeut.

18 Allerdings erscheint der Ertrag von Nietzsches Selbstbildung nicht ganz unumstritten, wenn man Nietzsches geistige Umnachtung in seinem letzten Lebensjahrzehnt mit in Betracht ziehen will. Die Ursachen hierfür sind bis heute noch nicht eindeutig geklärt.

turarbeit einzubetten. Sie kann als »Bildungsunternehmen in großem Stil« (vgl. Rattner, 2006, S. 59) bezeichnet werden.[19]

Ausschlaggebend für diesen Therapieansatz ist unter anderem die These Rattners, dass die Öffnung des Menschen für die Kultur ein Heilungsfaktor ersten Ranges ist. Er knüpft damit an den Gedanken Georg Simmels an: »Die Kultur ist der Weg der Seele zu sich selbst« (vgl. Rattner, 2012 a, S. 69).

Mich hat dieser Ansatz nachhaltig begeistert und zum Forschen angeregt. Der vorliegende Band ist als erster von zwei Bänden konzipiert.

Ich möchte mich an dieser Stelle für die zahlreichen Anregungen und die geduldige Ermutigung bedanken, die ich durch meinen Mentor, Prof. Dr. mult. Josef Rattner, durch Prof. Dr. Dr. Gerhard Danzer und den Potsdamer Dissertantenkreis gewonnen habe. Darüber hinaus danke ich meinen Freund*innen, Kolleg*innen, Patient*innen sowie Dr. Sonja Hilzinger für das unterstützende Lektorat und meinem Mann, der die Entstehung dieses Buches mit Geduld und fruchtbaren Ideen begleitet hat.

19 Die therapeutische Arbeit an den Problemen und Lebensfragen einzelner Gruppenteilnehmer wurde begleitet von Sitzungen, in denen im Kreis von Mitarbeitern, Mitarbeiterinnen, Patienten und Patientinnen Themen aus dem Bereich der Tiefenpsychologie und den angrenzenden Wissenschaften besprochen wurden. Hierdurch ergaben sich für die Teilnehmer vielfältige Anregungen für ihre persönliche Weiterentwicklung und Lebensgestaltung.

Die sokratische Haltung in der Psychotherapie

Was wir wissen, ist ein Tropfen,
was wir nicht wissen, ein Ozean.
(Isaac Newton)

Sowohl der Prozess der Bildung als auch die Psychotherapie bedeuten eine fortgesetzte Konfrontation mit den Grenzen unseres Wissens und fordern uns zum Staunen und zu einer fragenden Haltung heraus. Jeder Bildungs- und Entwicklungsprozess beginnt mit dieser Konfrontation und setzt sie voraus. Damit führt die Thematik des Nichtwissens und der Umgang hiermit unmittelbar zum Thema Bildung hin.

Psychotherapie ist von der Erfahrung der Ungewissheit, Verwirrung und Unsicherheit nicht zu trennen. Das Universum des Nichtwissens und der Ungewissheit expandiert mit jedem Schritt des Verstehens und mit jeder Deutung. Der Moment der Erleichterung ist kurz. Schnell sind die Therapeutin oder der Therapeut wieder im Bereich des Unbekannten. Die Konfrontation mit dem Fremdseelischen geht zwangsläufig mit der Erfahrung von Nichtwissen und Unsicherheit einher, mit der umzugehen wir lernen müssen. Der englische Analytiker Wilfred Bion hat diese Fähigkeit als »negativ capability« bezeichnet.[20] Dies kann auf vielen Ebenen beunruhigen, hält aber auch unzählige Anreize für die eigene Weiterentwicklung bereit.

Der Psychoanalytiker Franz Wellendorf setzt sich in *Lernen durch Erfahrung und die Erfahrung des Lernens* (1995) mit der Schwierigkeit auseinander, angehenden Psychotherapeuten und Psychotherapeutinnen Wissen um die eigene Person und ihre unbewussten Anteile zu vermitteln. Hierzu gehört auch ein möglichst produktiver Umgang mit den Unsicherheitsgefühlen, die sich durch die Arbeit mit den Klienten einstellen. Auch erfahrene Psychotherapeuten tun sich schwer mit dieser Aufgabe, und die Versuchung ist groß, angesichts der Erfahrung des Nichtverstehens sich vorschnell auf Gewusstes festzulegen und dem Ungewissen damit zu wenig Raum zu geben. Erkennen und Lernen sind ohne Unzulänglichkeitsgefühle kaum denkbar und hängen von der Fähigkeit ab,

20 Das Wort für ›fremd‹ lautete im antiken Griechenland ›barbaros‹ (βάρβαρος). In dem bei uns gängigen Begriff ›Barbar‹ hat es mit einer pejorativen Konnotation Eingang in unsere Sprache gefunden. In dieser Bedeutungsschattierung wird nicht sichtbar, dass gerade die Konfrontation mit Fremdem im Mittelpunkt jedes Bildungsprozesses steht und für uns einen wesentlichen Entwicklungsanreiz bedeutet.

Frustration zu ertragen und damit umzugehen, auf sich selbst zurückgeworfen zu sein.

Das temporäre Aushalten-Können von Nichtwissen setzt ein hohes Selbstwertgefühl, Selbsterkenntnis, klinische Erfahrung und einen großen Spannungsbogen voraus.

Wellendorf betont die kreativen Aspekte der Konfrontation mit dem Nichtwissen und verweist auf die Gefahr, das Lernen in der Psychotherapie durch Bürokratisierung, Medizinalisierung, Abschottung gegenüber gesellschaftlichen und politischen Konfliktfeldern und Verschulung der Ausbildung zum Erstarren zu bringen und seiner schöpferischen Wurzeln zu berauben. Die fragende, forschende und selbstkritische Haltung, die in der Therapie notwendig ist, wird dann verfehlt. Wellendorf bezieht sich hauptsächlich auf Ausführungen von Wilfrid Bion, der einige seiner Schriften dieser Thematik gewidmet hat.

Auch Wolfgang Stemmer schreibt in seinem Aufsatz *Die Beunruhigung und das Nichtwissen des Analytikers als Aspekte der psychoanalytischen Haltung* (2006) – wiederum mit Rückgriff auf Bion und dessen Begriff von der »negativ capability« –, dass ein Analytiker oder eine Analytikerin sich über lange Zeitspannen in den Therapien in Ungewissheit bewegen, weil ihnen Bedeutungszusammenhänge immer wieder verborgen bleiben. Gelingt es, diese Beunruhigung auszuhalten und dem Wunsch nach vorschnellem Wissen zu widerstehen, eröffnen sich kreative Möglichkeiten für den weiteren Verlauf der Therapie. Stemmer handelt diese Thematik im Rahmen des Übertragungs- und Gegenübertragungsgeschehens ab und bezieht das Nichtwissen in erster Linie auf das Unbewusste.

Es gibt insgesamt nur wenig Literatur zum Thema ›Nichtwissen in der Therapie‹. Eher findet man Beiträge zu den verschiedenen Formen des Wissens in der Psychotherapie.[21]

Nichtwissen wird meist (irrtümlich) als Negativ des Wissens aufgefasst, es ist mit Ohnmacht assoziiert und stellt einen Kontrapunkt zum Wissen im Sinne von Kompetenz, Können und Macht dar. Nichtwissen hat unheimliche Aspekte und lässt uns auch an den Begriff des »Nicht-Ich« denken, den Sullivan verwendet hat und der auch von der Kulturwissenschaftlerin Christina von Braun behandelt wurde.[22]

---

21 Als Wissensformen, die in die Psychotherapie hineinspielen, könnte man nennen: Zusammenhangswissen, Strukturwissen, Bildungswissen, Erlösungswissen, Herrschaftswissen, intellektuelles Wissen, Beziehungswissen, emotionales Wissen, Faktenwissen, Alltagswissen, Scheinwissen und Erfahrungswissen (vgl. Buchholz, 2012).

22 Harry Stack Sullivan, Mitbegründer der interpersonellen Psychologie, bezeichnete die von früher Kindheit an von der Kommunikation mit unseren Mitmenschen ausgeschlossenen Ich-Anteile als »Nicht-Ich« (Sullivan, H. S.: *Die interpersonelle Theorie der Psychiatrie*

Wie können wir lernen, konstruktiv mit dem Nichtwissen in der Therapie umzugehen, dieses als Aufforderung zum fortgesetzten Lernen zu begreifen und die fragende Haltung beizubehalten?

Sigmund Freud hat uns im Rahmen seiner fortgesetzten Selbstanalyse die fragende Haltung vorgelebt.[23] Er hatte den Mut, mühsam gewonnene Einsichten immer wieder infrage zu stellen, mit seinem Denken neu anzusetzen und damit jeweils auch veränderte Theorien zu entwerfen. Er hat sich selbst weniger als Heiler oder Helfer, sondern mehr als Forscher und Wissenschaftler verstanden.[24] Auch sein fortgesetztes Ringen um Selbsterkenntnis, das er uns in *Die Traumdeutung* (1900), in *Der Mann Moses und die monotheistische Religion* (1939) und in anderen autobiografischen Schriften zugänglich gemacht hat, legen von seiner fragenden Haltung Zeugnis ab.

Im Folgenden sollen die kreativen, fordernden und förderlichen Aspekte des Nichtwissens in der Psychotherapie herausgearbeitet werden, wobei ich den Bezug zwischen Nichtwissen und Unbewusstem, auf den sich Wellendorf und Stemmer in ihren Aufsätzen konzentrieren, um einige andere Bereiche erweitern möchte. So werde ich auf die Dynamik zwischen Nichtwissen und Wissen im Kontext von Intuition, Zukunft, Geheimnis, Werterleben, Scheinwissen und Hermeneutik eingehen.

Voranstellen möchte ich einen kurzen Exkurs zur Philosophie des Nichtwissens und der fragenden Haltung.

Bildung und Nichtwissen in der Philosophie – »Ich weiß, dass ich nichts weiß«

Von Sokrates (469–399 v. Chr.), der auch als ›Philosoph des Nichtwissens‹ bezeichnet worden ist und dessen Beitrag für die Philosophie und Wissenschaft nicht hoch genug eingestuft werden kann, stammt der berühmte Satz in der

---

(1953). Fischer Verlag, Frankfurt a.M. 1980, S. 188 ff.). Christina von Braun bringt in ihrem Buch *Nicht Ich. Logik, Lüge, Libido* (1985) das ›Nicht-Ich‹ in Zusammenhang mit der Weiblichkeit und ihrer Geschichte in unserer Kultur. Sie untersucht auf gesellschaftlich-kultureller Ebene die Dynamik der Verdrängung des *Anderen*, die durch unsere Angst vor dem Fremden entsteht und auf die Frau projiziert wird.

23 Vgl. hierzu: Kronberg, H./Neiß, R.: Die fortgesetzte Selbstanalyse des Psychotherapeuten. Freie Universität Berlin (Dissertation), Berlin, 1984.

24 Freud hat vier verschiedene Angsttheorien und drei Triebtheorien entwickelt und auch an vielen anderen Stellen seine Theorien erweitert und modifiziert. Allerdings blieb er in manchen Bereichen auch in Vorurteilen befangen, die seine Zeit prägten. So wurden erst in der Nachfolge Freuds seine Verhaftung im naturwissenschaftlichen Denken, seine patriarchalischen Vorurteile und seine Todestriebhypothese revidiert.

Apologie: »Ich weiß, dass ich nichts weiß.«[25] Sokrates erzählt in dem Text von seiner Bestürzung, als er hörte, dass das Delphische Orakel ihn als den weisesten aller Menschen bezeichnete. »Als ich das hörte«, sagte er, »da fragte ich mich: Was will der Gott damit wohl sagen? Denn ich weiß, dass ich nicht weise bin; weder sehr weise, noch auch nur ein wenig.« Etwas später kommt er dann zu dem Schluss: »Weiser als dieser Mann bin ich schon: Zwar weiß keiner von uns beiden etwas Rechtes. *Er* aber glaubt, dass er etwas weiß, und weiß nichts. *Ich* weiß zwar auch nichts; aber ich bilde mir nicht ein, etwas zu wissen.« (Zit. nach Popper, 1991, S. 42)

Die sokratische Formulierung beinhaltet einen ›Selbstbezug‹. Sie enthält die Erkenntnis, dass wir über uns selbst nachdenken, dass wir unsere Grenzen erkennen können und letztendlich auch, dass wir sterblich sind.[26]

Sokrates war kein elitärer Intellektueller, er mischte sich unter die Menschen. Durch seine Fragen hat er seine Mitmenschen zum Nachdenken und zum Sprechen angeregt. Hätte er sich über sie gestellt, hätten diese sich vermutlich verschlossen und nicht lernen können, selbstständig nachzudenken.[27]

Sokrates vermittelte seinen Gesprächspartnern nicht bestimmte Wissensinhalte, sondern er lehrte uns das Fragen, das am Beginn des Wissens steht. Er forderte dazu auf, unser Wissen einem permanenten Prüfungsprozess zu unterziehen. Sein Beitrag für die Wissenschaft liegt damit überwiegend in der Erkenntnistheorie.

Der dänische Philosoph Søren Kierkegaard (1813–1855), der Sokrates sehr geschätzt hat, schrieb seine Doktorarbeit zum Thema *Der Begriff der Ironie mit ständiger Beziehung auf Sokrates* (1841). Er vertrat die Ansicht, dass Sokrates die Ironie als Hilfsmittel verwandte, um uns Menschen aus unserem dumpfen Dahinleben aufzuwecken. Dieser Erweckungsprozess wird von Kierkegaard verglichen mit dem Zweifeln in der Wissenschaft. Seit Descartes ist das methodische Zweifeln ein Instrument der Suspendierung falscher Wahrheiten. Es ist Ausgangspunkt für das Forschen und die Wahrheitssuche.

Karl Popper (1902–1994) hat die sokratische Haltung als vorbildhaft empfunden, da sie mit der für die Wissenschaft und Forschung notwendigen Ei-

25 Diese Übersetzung Schleiermachers ist Gernot Böhme zufolge eine Übersetzungsungenauigkeit. Eigentlich sollte es heißen »Ich weiß, dass ich *nicht* weiß« (οἶδα οὐκ εἰδώς) oder noch genauer »Ich bin mir als Nicht-Wissender meiner selbst bewusst«. (Vgl. Böhme, 2002)

26 Gernot Böhme bezeichnet das sokratische Wissen als ein »Ich-Wissen« in Abgrenzung zum »Tatsachenwissen«. Es bedeutet innere Mitwisserschaft und Bewusstheit. Diese beinhalten auch die Einsicht, dass wir nicht, wie Götter, perfekt sind, sondern menschlich, fehlbar und irrend. Dies ist ein Wissen, das uns untereinander solidarisch und versöhnlich stimmen kann (vgl. Böhme, 2002, S. 112).

27 Von manchen Autoren wurde eine Parallele zwischen Sokrates und dem Individualpsychologen Alfred Adler hergestellt. Wie Sokrates lehrte er uns, unsere eigenen Unzulänglichkeiten zu erkennen und aus ihnen zu lernen.

genschaft der ›Bescheidenheit‹ einhergeht. Er konnte sich einen wirklichen, redlichen Fortschritt in der Wissenschaft ohne das Bewusstsein der eigenen Begrenztheit gegenüber dem Stand der Kultur und Wissenschaft nicht vorstellen und hat diese Haltung zum Maßstab gemacht.[28] (Vgl. Popper, 1991, S. 42ff.)

Aus den platonischen Dialogen wissen wir, dass sich Sokrates die Entlarvung von Scheinwissen und der hiermit einhergehenden Selbstüberschätzung zur Aufgabe gemacht hat, welche das fortgesetzte Fragen und Suchen verhindern. Meistens bilden wir uns nur ein, etwas zu wissen. Sokrates soll zu diesem Gedanken von Diotima angeregt worden sein, die meinte, dass es zwischen Wissen und Nichtwissen etwas Drittes gäbe, nämlich das ›Meinen‹, dass wir etwas wissen.

Er versuchte, aus seinem jeweiligen Gesprächspartner die in ihm schlummernden Gedanken herauszulocken bis hin zum festen Ausdruck des Gesuchten im Begriff. Er nannte diese Methode die *Maieutik* (μαιευτική: Hebammenkunst)[29]. Die Wahrheit der eigenen Seele soll demnach aus der Seele des Gegenübers heraus geboren werden.

Wenn man diese Gedanken auf die Psychotherapie überträgt, regt dies zu der Überlegung an, dass sowohl der Therapeut als auch die Patienten sich ihres Nichtwissens bewusst sein sollten; dadurch könnte die ›fragende Haltung‹ bestehen bleiben, die für Entwicklungs- und Bildungsprozesse aller Art fruchtbar und wünschenswert ist.

Ein unhinterfragtes Stehenbleiben beim Scheinwissen, das sich auf ein vorschnelles Evidenzerlebnis in der Therapie gründen kann, blockiert die Bemühung um eine fortgesetzte Selbsterkenntnis und damit auch die Weiterentwicklung beider Protagonisten.

Und weiterhin: Die Patienten sollten ihre ›eigene‹ Wahrheit mit Unterstützung der Therapeutin oder des Therapeuten selbst finden. Wie Alfred Adler einmal in Anlehnung an ein englisches Sprichwort sagte: »Du kannst ein Pferd zum Wasser führen, aber du kannst es nicht trinken machen.« (Adler, 2008, S. 167)

Es übersteigt den Rahmen meiner Fragestellung, in diesem Zusammenhang noch genauer auf die philosophische Tradition der Erkenntnistheorie einzugehen, die sich mit den Fragen des Wissens und Nichtwissens auch in neuerer Zeit umfänglich befasst hat.

Als Wendepunkte für die moderne Erkenntnistheorie möchte ich hier nur auf zwei Autoren hinweisen.

Der erste ist Nikolaus Cusanus (1401–1464), mit dem sich Ernst Cassirer

---

28 Margarete Eisner hat in *Über Schüchternheit –Tiefenpsychologische und anthropologische Aspekte* (2012) diese Haltung der Bescheidenheit als ›kulturelle Schüchternheit‹ bezeichnet.

29 Die Mutter von Sokrates war Hebamme.

(1874–1945) unter anderem in *Individuum und Kosmos in der Philosophie der Renaissance* (1927) auseinandergesetzt hat. Cusanus war seiner Zeit entsprechend noch fast vollständig in der Denktradition der Theologie verhaftet, hat aber bereits in einigen Aspekten über das religiöse Menschen- und Weltbild hinausgedacht. Von Cusanus stammt ein klassisches Werk über das Nichtwissen: *Über die belehrte Unwissenheit* (*De docta ignorantia*) (1440). Es bedeutete einen Einschnitt in die bisher ungebrochen bestehende Ansicht, dass uns die Erkenntnis von Gott durch den Glauben gegeben wird. Cusanus betont hingegen die Aufgabe, unsere Erkenntniskräfte *selbstständig* zu steigern, um die Welt zu erkennen und uns der Wahrheit anzunähern. Er betrachtete diesen Prozess als einen Vorgang, der unablässiges Suchen erfordert und nie zu einem Ende gelangen kann. Er schreibt: »Je tiefer wir in dieser Unwissenheit belehrt sein werden, desto mehr werden wir uns der Wahrheit selbst nähern.« (Nikolaus von Kues (Cusanus): De docta ignorantia I 3. (zit. in: https://de.m.wikipedia.org v. 27.5.18)

Der zweite Philosoph ist Immanuel Kant (1724–1804), der mit seiner Frage »was können wir wissen?« das Tor zur neuzeitlichen Erkenntnistheorie aufgestoßen hat. Kant verlegt die Frage nach der Erkenntnis in den Verstand und die Denkfähigkeit des Menschen. Er erkannte, dass gesichertes Wissen und Gewissheit kaum möglich sind: Unsere Theorien sind Schöpfungen unseres Verstandes und wir versuchen, sie in die Natur hineinzulegen. Es gelingt uns nur selten, die Wahrheit zu erraten, und wir können nie sicher sein, ob es uns gelungen ist. Wir müssen uns mit Vermutungswissen begnügen. (Vgl. Popper, 1991)

Die Haltung der Bescheidenheit und die Einsicht in die Begrenztheit des eigenen Wissens, auf die uns Sokrates eindringlich verwiesen hat, wurden damit über Cusanus, Kant und viele andere fortgesetzt und weiter ausgebaut. Die neuzeitliche Erkenntnistheorie entfernte sich zunehmend von Religion und Gottesglauben und stellt den Menschen mit seiner Vernunfttätigkeit in den Mittelpunkt. Der Mensch steht für sich und sollte sich bemühen, sein Erkenntnisvermögen zu schulen und nach der Wahrheit zu suchen, die nicht festgelegt ist. Sie ermutigt den Menschen zum Selberdenken, zu Neugier, zum Forschen und Lernen. Damit wurde sie ein wichtiger Vorläufer für die sich im 20. Jahrhundert entwickelnde Psychoanalyse, die ohne diese Erkenntnisse nicht möglich gewesen wäre.

Nichtwissen und die fragende Haltung im psychotherapeutischen Prozess

Der eingangs bereits genannte Psychoanalytiker Wilfred Ruprecht Bion (1897–1979) hat sich in einigen Schriften explizit mit der Thematik des ›Nichtwissens in der Psychoanalyse‹ beschäftigt.

Bion, der in England Medizin und Geschichte studiert hatte, fand nach schwierigen Kriegserlebnissen und der Arbeit mit traumatisierten Soldaten zur Psychoanalyse. Er ist für Publikationen zur Gruppentherapie und durch seine psychotherapeutische Behandlung von Schizophrenen bekannt geworden. Seine Texte sind schwer verständlich, und von Kritikern werden ihm mystische Tendenzen nachgesagt. Trotzdem sind einige seiner Gedanken im Hinblick auf meine Fragestellung anregend.

Bion übernahm aus der Philosophie die Frage und den Zweifel an der Fähigkeit des Menschen, irgendetwas zu wissen. Er sieht unser Denken als durchdrungen von unbemerkten Auswirkungen von Allmachtsphantasien, auf die wir nur widerwillig verzichten wollen, und hat darauf hingewiesen, dass das »Vorwegwissen« in der Psychotherapie Abwehr des Neuen, Unbekannten bedeuten kann. Auch Josef Rattner hat in *Psychotherapie und Bildung* (2006) auf die negativen Auswirkungen von unbewussten Größenphantasien auf Erkenntnis- und Bildungsprozesse hingewiesen.

In seinen Texten hat sich Bion intensiv mit der Bedeutung des Erkennens beschäftigt, wobei er sich hauptsächlich auf das Erkennen in zwischenmenschlichen Beziehungen konzentriert, welches er als »Lernen aus Erfahrung« bezeichnet. Das Erkennen-Wollen gehört Bion zufolge zu unseren zentralen Grundeinstellungen. Es setzt allerdings eine grundsätzliche Offenheit unsererseits voraus. Erkennen-Wollen geht immer auch mit dem Erlebnis von Unsicherheit einher, denn wir erleben hierbei zunächst, dass uns der oder die Andere, die wir kennenlernen möchten, fremd sind.

Deshalb hat Bion die Erkenntnisfunktion auch als »negativ capability« bezeichnet. Er hat diese Formulierung einem Brief des Dichters John Keats an dessen Bruder entnommen. Er wollte damit die Fähigkeit beschreiben, »im Ungewissen, Mysteriösen und Zweifel zu sein, ohne irritiert nach Fakten und Erklärung zu greifen« (zit. nach Wellendorf, 1995, S. 252). Fehlt diese Fähigkeit, können wir nicht aus Erfahrung lernen.

Neues – sei es in der Beziehung zur Analytikerin, zum Analytiker, in einer Gruppe oder in der Konfrontation mit einer Idee oder Theorie – können wir nur aufnehmen (contain), wenn wir der damit verbundenen Ungewissheit und dem Nichtwissen Raum geben können, ohne diese Emotionen wegzuerklären, zu verleugnen oder auszustoßen. Günstig für das Entwickeln dieser Fähigkeit ist es, wenn wir in unserer Kindheit die Erfahrung machen konnten, verstanden und gehalten worden zu sein. In der Psychotherapie können wir diese Erfahrung weiter ausbauen oder nachholen.

Solange das Verstehen und die Erkenntnisfunktion intakt sind, kommt es Bion zufolge zu »psychischem Wachstum«. Man könnte an dieser Stelle ergänzen, dass das Erkennen immer auch mit einem *Werterleben* verbunden ist oder dieses voraussetzt. Unsere Entwicklung und Bildung kommen nicht durch das bloße Aushalten von Unsicherheit zustande – dieses ist vielmehr lediglich Ausgangspunkt oder Motor; sondern ausschlaggebend ist letztendlich die *Verinnerlichung* von etwas, das wir als wertvoll erleben (z. B. geliebte Personen). An dieser Stelle ist auch die psychoanalytische Theorie der Identifikation bedeutsam.

Das Abebben oder Erlahmen des Erkennens geht Bion zufolge mit einer »Entwertung« einher oder ist eine Folge von dieser. Entwertungsaffekte kommen häufig ins Spiel, wenn wir Unsicherheit oder Minderwertigkeitsgefühle erleben, die wir nicht ins Konstruktive wenden können. Im Affekt kommt es zu einem Überspringen der empfundenen Unsicherheit und es entsteht für Momente ein fast rauschhaftes Gefühl der Überlegenheit, wie Adler im Rahmen seiner Affekttheorie gezeigt hat.

Bion nennt in diesem Zusammenhang den Affekt des Neides und weist auf dessen destruktive Auswirkung auf die Erkenntnisfunktion hin. Neid führt zu Verschlossenheit, die Sartre als die »Ursünde des Menschen« bezeichnete. An die Stelle des Lernens und der Weiterentwicklung treten dann oftmals zwischenmenschliche Machtkämpfe oder eine emotional entleerte Vergrößerung des Wissensvorrats. Es entsteht in der Folge die Illusion von Allwissenheit anstelle eines wechselseitigen Miteinanders, es bildet sich strikte Moral anstelle wissenschaftlichen Denkens (vgl. Grinberg et al., 1991, zit. nach Wellendorf, 1995, S. 255).

Bion schreibt in *Brazilian Lectures* (1974):

> Wenn wir uns dem Unbewussten nähern – dem also, was wir *nicht* wissen, nicht dem, was wir wissen -, werden wir, Analytiker und Analysand in gleicher Weise, gewiss beunruhigt und verwirrt sein. Jeder, der im Begriff ist, morgen einen Patienten zu sehen, wird bis zu einem gewissen Grad Angst spüren. In jedem Behandlungszimmer werden zwei etwas geängstigte Leute sein – der Patient und der Analytiker. Wenn sie das nicht sind, fragt man sich, warum sie sich gegenseitig belästigen, nur um herauszufinden, was jeder ohnehin weiß. (Bion, 1974, zit. nach und übersetzt von Wellendorf, 1995, S. 252/53)

Das Erkennen hat sich Bion als einen unendlichen Prozess vorgestellt, der störanfällig ist und jederzeit auch in Nichterkennen umschlagen kann.

Es war Bion wichtig – und hier lässt sich eine Verbindung zur sokratischen

Haltung herstellen –, dass der Patient vom Analytiker jeweils in der Suche nach seiner *eigenen* Wahrheit wahrgenommen wird. Um dies zu gewährleisten, hält Bion es für erforderlich, dass der Analytiker sogar sein Vorwissen über den Patienten ›vergisst‹, um sich in jeder Stunde neu auf die Situation und die Begegnung einlassen zu können.

In den folgenden Abschnitten wird es um die verschiedenen Thematiken in der Psychotherapie gehen, in denen die Dynamik zwischen Nichtwissen und Wissen eine Rolle spielt.

Wie kann Unbewusstes erkennbar werden?

Das Unbewusste bedeutet so viel wie unser eigenes ›inneres Ausland‹. Wir kennen es nicht, haben aber eine Ahnung davon. Es gibt unterschiedliche Auffassungen vom Unbewussten in der Tiefenpsychologie, worauf ich hier nicht näher eingehen werde.[30] Einig sind sich die Autoren aber darüber, dass ein (partielles) Kennenlernen unseres Unbewussten uns selbst weiterbringt, uns kräftigt und deshalb ein wesentliches Ziel in einer tiefenpsychologischen Psychotherapie ist.

Es war eine überragende Pionierleistung Sigmund Freuds, dass er erstmals die Idee von einem ›dynamischen‹ Unbewussten auszuarbeiten versucht hat, die in verschiedene angrenzende Wissenschaften ausstrahlte. Das Unbewusste, welches im Rahmen von Freuds Strukturtheorie nicht nur das Es, sondern auch Teile des Ich und des Über-Ich umfasst, beinhaltet verdrängte Wünsche, Leidenschaften und Phantasien, die basierend auf dem Prinzip der Wunscherfüllung ins Bewusstsein zu drängen versuchen. Im Unbewussten herrschen andere Gesetzmäßigkeiten als im Bewussten, etwa die Mechanismen der Verschiebung, Verdichtung, Widerspruchsfreiheit, das Vorherrschen des Lustprinzips, die Aufhebung der Grenzen von Zeit und Ort und andere mehr.[31]

Wir können und dürfen unser Unbewusstes zu großen Teilen nicht kennen, weil es mit seinen lustbetonten Inhalten der kulturellen Moral und unseren eigenen verinnerlichten Moralgeboten widerspricht. Für unsere Selbsterkenntnis und Bildung ist es dennoch wichtig, dies zur Kenntnis zu nehmen, da es sonst zu Verzerrungen und illusionären Verkennungen der Realität kommen kann.[32]

---

30 Es gibt unterschiedliche Vorläufer für den Begriff des Unbewussten in der Philosophie. Es können hier etwa Arthur Schopenhauer (1788–1860), Carl Gustav Carus (1789–1869), Karl Robert Eduard von Hartmann (1842–1906) oder Friedrich Nietzsche (1844–1900) genannt werden.

31 Freuds Theorie des Unbewussten hat in seinem Gesamtwerk Veränderungen erfahren, auf die ich an dieser Stelle nicht genauer eingehen werde.

32 Freud beschreibt diese Zusammenhänge detailliert in seiner Studie *Die Träume und der*

Hervorheben möchte ich besonders zwei Gedanken von Freud, die in diesem Zusammenhang wichtig sind: In Freuds bekanntem Diktum »Wo Es war, soll Ich werden« (Freud (1933), 1969, S. 516) ist die in der Psychotherapie angestrebte Selbsterkenntnis, die im Grunde den Übergang von Nicht-Wissen zum Wissen bedeutet, formuliert. Dieser Satz impliziert die seit den Anfängen der Psychoanalyse präsente Vorstellung, dass Unbewusstes, wenn es nicht bewusst und damit versprachlicht und verstanden wird, pathogen wirken kann. Besonders eindrücklich hat Freud dies am Beispiel der Hysterie gezeigt. Aber er hat seine Gedanken auch auf Gesellschaft und Kultur ausgeweitet und deutlich gemacht, dass die Unkenntnis des eigenen Unbewussten zu umfänglichen Projektionen führen kann, die oftmals Einfallstor für Vorurteile, Religionen und verfestigte Ideologien werden.

Freud hat außerdem herausgearbeitet, dass der Zugang zum eigenen Unbewussten auch Kreativität und Vitalität bedeuten kann. In *Der Dichter und das Phantasieren* (1911) zeigt er, dass Dichter und Künstler meist einer weniger strengen innerpsychischen Zensur ausgesetzt sind als wir Normalmenschen und daher besseren Zugang zu ihrem Unbewussten haben, das sie in ihren Werken fruchtbar machen können.[33] Hier wirkt das Nichtwissen, wenn man es als das Unbewusste versteht, durchaus produktiv.

Auch Psychotherapeutinnen und Psychotherapeuten sollten sich Freud zufolge um einen möglichst durchlässigen Zugang zu ihrem Unbewussten bemühen, um ihre Patienten nicht durch verdrängungsbedingte Wahrnehmungsverzerrungen misszuverstehen.

Adler verwandte anstelle des Unbewussten auch den Begriff des »Unverstandenen«, was dem Nichtwissen nahekommt. Ins Unbewusste wird das verlegt, wodurch wir uns minderwertig fühlen, es wirkt aber im Untergrund und führt zu Kompensationen.

Adler zufolge wissen wir zwar einiges, aber wir *verstehen* es nicht. Es geht bei ihm in erster Linie um ein uns nicht bewusst zur Verfügung stehendes ›Zusammenhangswissen‹. Uns fehlt ein Verständnis für die uns selbst verborgenen Ziele und Zwecke unseres Seelenlebens, die unseren Lebensstil motivieren. Dieser durchzieht unser Leben wie eine Grundmelodie, wir wissen nicht um ihn und sind dennoch stets in ihm verhaftet.[34] Erst im Erkennen dieser Zusammenhänge und durch die Einsicht in unseren Lebensstil wird unser Wissen

---

Wahn in W. Jensens Gradiva (1907). Es stärkt unser Ich, wenn wir Verdrängungen aufgeben können.

33 Bekannt ist in diesem Zusammenhang die Haltung Rainer Maria Rilkes, der den Vorschlag seines Arztes, sich einer Analyse zu unterziehen, aus der Befürchtung heraus ablehnte, dass mit seinen ›Teufeln‹ auch seine ›Engel‹ ausgetrieben werden könnten. (Rilke: Brief an Emil Freiherrn von Gebsattel vom 24. 1. 1912, Schloß Duino. www.rilke.de>briefe).

34 Adler zufolge haben wir eine unverstandene (unbewusste) Idee, wie wir von unserem Minderwertigkeitsgefühl einen Weg zur Größe und zum Selbstwertgefühl finden können.

tatsächliches *Verständnis*. Dann kann Unbewusstes oder Unverstandenes seine Macht auf unsere Lebensgestaltung verlieren (vgl. Adler (1933), 2008).

Wolfgang Stemmer beschreibt in seinem oben erwähnten Aufsatz *Die Beunruhigung und das Nichtwissen des Analytikers als Aspekte der psychoanalytischen Haltung* (2006) ein Beispiel, welches eine aktuelle Sichtweise vom Unbewussten unter dem Aspekt des Nichtwissens veranschaulicht, auf die ich hier kurz eingehen möchte:

Er berichtet von dem Erstgespräch mit einer 21-jährigen Patientin, die einen »verführerischen« Eindruck auf ihn machte, der ihm aufgesetzt erschien. Obwohl sie viel erzählte, hatte er das Gefühl, sie nicht verstehen zu können. Ihm sprang, wie auf einer anderen (unbewussten) Ebene der Kommunikation, immer wieder das auffällige Lederarmband der Patientin ins Auge, ein Anblick, dem er sich kaum zu entziehen vermochte. Am Ende der Sitzung entschied er sich spontan dafür, die Patientin zu fragen, was es mit diesem Armband auf sich hatte. Durch das Ernstnehmen und Einbringen seines Erlebens, das in Unbewusstem und Nichtwissen zu wurzeln schien, kam es zu einem Wechsel der Gesprächsebene. Die Patientin berichtete nun sehr bewegt, dass sie vor wenigen Tagen einen Suizidversuch unternommen hatte und mithilfe des Lederarmbandes die angeritzten Pulsadern verdecken wollte. Ihre Eltern hatten ihr verbundenes Handgelenk am Frühstückstisch nach ihrem Suizidversuch nicht wahrgenommen. Im Verlauf der sich anschließenden Psychotherapie stellte sich schließlich heraus, dass die Patientin von ihrem Vater, einem Pastor, sexuell missbraucht worden war.

Sehr plastisch wird hier beschrieben, wie Unbewusstes mit Unbewusstem kommuniziert und dass sich, wenn dies in Sprache gefasst wird, ein neuer Verstehens-Horizont öffnen kann.

Die Patientin demonstrierte demnach unbewusst mit dem Lederarmband eine Doppelgesichtigkeit: nämlich einerseits die Sichtbarkeit der Verletzung und andererseits deren Unsichtbar-Machen, den Versuch, die Verletzung ungeschehen zu machen. Diese Ambiguität entsprach einem zentralen Aspekt des sexuellen Missbrauchs, dem sie ausgesetzt war.

Stemmer weitet den Gedanken Freuds, dass die Analytikerpersönlichkeit mit ihrem Unbewussten, empfangend wie ein Receiver, sich auf das Unbewusste der Patienten einstellen solle, auf das Beziehungsgeschehen aus. Unbewusstes zeigt sich in der therapeutischen Beziehung, es geschieht spontan etwas *zwischen* Therapeut und Analysand, was über die Interpretation des Geschehens im Kontext von Übertragung und Gegenübertragung hinausgeht. Bei einer anderen Therapeutin oder einem anderen Therapeuten hätte sich das Lederarmband vielleicht nicht zur Wahrnehmung aufgedrängt. Stemmer versteht dieses Geschehen nicht mehr nur als eine Re-Inszenierung des Vergangenen, sondern es kommt im Sinne einer Autopoiesis (Selbsterschaffung) – er bezieht sich hier auf die Begriffsverwendung Johann A. Schüleins – etwas Neues, Spontanes hinzu, was den Beziehungskontext verändert.

Stemmer diskutiert seine Fallvignetten unter dem Aspekt des »now moment«, ein Begriff, der ursprünglich von dem Säuglingsforscher Daniel Stern stammt und inzwischen in der psychoanalytischen Behandlungstechnik eine innovative Rolle spielt. Man könnte diesen als ›Überraschungsmoment‹ oder auch als ›Aha-Erlebnis‹ bezeichnen.[35]

Ein »now moment« ist dadurch gekennzeichnet, dass sich *szenisch* etwas zwischen Therapeut und Analysand einstellt, was von dem gewohnten Beziehungsspiel abweicht. Der now moment löst Unsicherheitsgefühle aus, weil die Theapeutin oder der Therapeut etwas Irritierendes erleben und nicht wissen, wie sie reagieren sollen. Wenn sie sich aus Angst vor der Erfahrung des Nichtwissens in die altvertraute Technik stürzen, haben sie die in dem Unsicherheitsgefühl liegende Chance verpasst. Der now moment sollte beim Schopfe gepackt werden, wie es Kairos verkörpert, der antike Gott der günstigen Gelegenheit.[36]

Ich komme zu dem nächsten Bereich, in welchem die Dynamik zwischen Nichtwissen und Wissen relevant ist – zur Intuition.

Können wir uns auf unsere Intuition verlassen?

Wenn wir in der Therapie nicht wissen, kaum verstehen oder nicht sicher wissen, versuchen wir, auf unsere Intuition zu hören. Theodor Reik hat dies mit seinem ursprünglich von Nietzsche stammenden Begriff des »Hörens mit dem dritten Ohr« treffend ausgedrückt.

Was ist Intuition und wie oder wo ist sie in der Dynamik zwischen Nichtwissen und Wissen zu verorten?

Rilke beschrieb seinen Schaffensrausch, den er beim Schreiben der *Duineser Elegien* erlebte, als Einfälle und Wissen, die wie von außen auf ihn zukamen. Er

35 Der »now moment« ist von Stern mit dem Begriff des »impliziten Beziehungswissens« in Zusammenhang gebracht worden, welches sich in ihm in Szene setzt. In der Therapie sollten now moments möglichst wahrgenommen und es sollte abweichend von der herkömmlichen Technik auf sie reagiert werden. Wenn die Therapeutin oder der Therapeut dies ins Gespräch bringt, können sie Unbewusstes und Nichtwissen für die Therapie fruchtbar machen und damit verändernd auf das implizite Beziehungswissen einwirken. (Vgl. Stern, 2001)

36 Bei Gründel ist ein Vers zur Beschreibung von Kairos (Καιρός) zitiert: »*Wer bist du?* Ich bin Kairos, der alles bezwingt! (…) *Warum fällt dir eine Haarlocke in die Stirn?* Damit mich ergreifen kann, wer mir begegnet. *Warum bist du am Hinterkopf kahl?* Wenn ich mit fliegendem Fuß einmal vorbeigeglitten bin, wird mich auch keiner von hinten erwischen[,] so sehr er sich auch bemüht. *Und wozu schuf euch der Künstler?* Euch Wanderern zur Belehrung.« (Gründel, J.: Kairos. 1996, Sp. 1131)

habe sich fast wie ein Gefäß gefühlt, in welches hinein sich die Verse ergossen hätten, die er dann niederschrieb. Das ist eine poetische Formulierung für ein Intuitionserlebnis.

Auch die Entstehung der Psychoanalyse wäre vermutlich ohne die Intuition Freuds nicht denkbar gewesen. Freud selbst schätzte sich offenbar als ›intuitiven Denker‹ ein, wenn er in einem Brief an C. G. Jung schreibt, »daß ich gar nicht für den induktiven Forscher organisiert bin, ganz aufs Intuitive angelegt [bin K.K.], und daß ich mir eine außerordentliche Zucht angetan habe, als ich mich an die Feststellung der rein empirisch auffindbaren ΨA [Psychoanalyse K.K.] machte« (Freud: Brief vom 17.12.1911 an C.G. Jung, Wien. Briefwechsel, 1974, S. 523).

Wenn man Beispiele für intuitive Einfälle untersucht, dann wird gerade am Paradigma der Entstehung von Kunstwerken oder auch von wissenschaftlichen Ideen erkennbar, dass diese sich zwar spontan, aber meist erst nach langen Phasen intensiven Arbeitens und hiermit verbundenen quälenden Erfahrungen von Nichtwissen und Warten eingestellt haben.

Man wälzt ein Problem, leidet darunter, es noch nicht fassen zu können, und dann kommt plötzlich ein Einfall. Wie kann man das verstehen?

Der Psychoanalytiker Michael Balint (1896–1970) sagte einmal: »Immer wissen wir mehr[,] als wir zu *sagen* wissen.« (Balint, 1957, S. 321ff.) Wir haben demnach ein diffuses Vorwissen, auf das wir bei der Intuition zurückgreifen.

Buchholz greift in seinem Buchbeitrag *Formen des Wissens und ihre Entwicklung beim Therapeuten* (2012) auf den von Michael Polanyi (1891–1976) entwickelten Begriff des »impliziten Wissens« zurück, welches er dem »expliziten, epistemischen Wissen« gegenüberstellt.[37] Im impliziten Wissen bündeln sich unsere Lebens- und Beziehungserfahrungen, es ist nicht sprachlich codiert, sondern in unseren Körper eingeschriebenes, verinnerlichtes Wissen (embodied); es ist etwas, was uns ›in Fleisch und Blut übergegangen ist‹. Polanyi bezeichnet es auch als »Können« (knowing im Unterschied zu knowledge). Als Beispiel für implizites Wissen erwähnt er das Erlernen der Muttersprache: Ein kleines Kind lernt nicht Vokabel für Vokabel (das wäre epistemisches Wissen), sondern es *erlebt* die Sprache, wächst in einen Sprachraum hinein und erwirbt damit auch ein differenziertes Sprachgefühl, das man beim Erlernen einer Zweitsprache nur sehr mühsam erwerben kann.

Bei Psychotherapeuten besteht das implizite Wissen unter anderem in der vielfältigen klinischen Erfahrung und in dem sich mit ihr einstellenden Zusammenhangs- und Strukturwissen. Die Intuition wird demnach aus dem impliziten Wissen heraus geboren. (Vgl. Polanyi, 1969) Polanyi fragt sich: »Aber wie kann man ein Problem erkennen, ein beliebiges Problem, ganz zu schweigen

37 Er verwendet diesen Begriff etwas anders und weiter gefasst als Daniel Stern (vgl. Fußnote 35).

von einem guten und originellen? Denn ein Problem sehen heißt: etwas Verborgenes sehen. Es bedeutet, die Ahnung eines Zusammenhangs bislang unbegriffener Einzelheiten zu haben.« (Polanyi, 1966, S. 28)[38]

Der französische Lebensphilosoph Henri Bergson (1859–1941), der sich in *Schöpferische Entwicklung* (1907) ebenfalls mit der Intuition beschäftigt, hat einen anderen Denkansatz entwickelt, der im Unterschied zu Polanyis Ansatz in der Tradition der Geisteswissenschaften steht. Bergson sieht als Kern unseres Wesens eine freiheitliche Selbstschöpfung. Er wandte sich gegen den Materialismus und spricht unserem Geist Freiheit und Gestaltungsspielraum zu. Zentral ist bei ihm die Annahme einer Lebensschwungkraft, »élan vital«, die wir nur mittels unserer Intuition wahrnehmen können und nicht mit der analytischen Vernunft.

Bergson sieht damit die Intuition als eine Art eigenständiges Erkenntnisorgan neben dem Intellekt. Mit ihrer Hilfe können wir Lebendiges in seiner Individualität und Ganzheit erfassen. Intuition bedeutet, das vollständig Gegebene und dessen ›geistiges Band‹ zu erfassen und dieses nicht in Einzelerfahrungen zu zergliedern. Sie zielt nicht nur auf die unmittelbare Wahrnehmung im Hier und Jetzt, sondern bedeutet auch ein Erahnen von Möglichkeiten in der Zukunft. Besonders bei Künstlern dominiert diese hoch geistige Form von Einsicht und Verstehen.[39]

Bergson sprach auch von »präziser Intuition«, die ihren eigenen Regeln folgt und letztendlich ein Ergebnis von Erfahrung, eigener Anstrengung, Lernen und Arbeit ist. Mit ihr sollen Phänomene des Lebens möglichst vorurteilsfrei und nicht gebunden an theoretische Prämissen erfasst werden. Allerdings schützt die präzise Intuition im Unterschied zu den Naturwissenschaften nicht vor systematischen Fehlern. Sie bedeutet, auch Werdendes und mögliche Entwicklungen zu erspüren.

Alfred Adler, der sich an einigen Stellen auf Bergson bezieht, verwendet den Begriff der »Grundmelodie« eines Menschen, die es intuitiv zu erfassen gilt. Adler zufolge sind für Therapeuten und Therapeutinnen Intuition und eine künstlerische Versenkung nötig. Die Psychotherapie sei daher ein künstlerischer Beruf.

38 Man kann an dieser Stelle wiederum auf Sokrates verweisen, der sich mit seinem Schüler über die Frage unterhält, wie ein Mensch überhaupt etwas entdecken könne. Das Paradox ist: Wenn er schon etwas weiß, dann sucht er es nicht, denn er kennt es ja schon. Wenn er aber gar nichts davon weiß, dann weiß er auch nicht, worauf er seine Suche richten soll. Er könnte es selbst dann nicht entdecken, wenn er es direkt vor der Nase hätte. Man kann nur dann richtungweisende Fragen stellen, wenn man eine Lösung ahnt (vgl. Buchholz, 2012, S. 424).

39 Die Figur der ›Cassandra‹, die Christa Wolf in den Mittelpunkt eines ihrer Romane gestellt hat, ist ein Beispiel für auf die Zukunft gerichtetes, intuitives Erahnen.

> Wir wollen mit der individualpsychologischen Lupe betrachten und den Zusammenhang feststellen. Wir wollen (…) vorgehen (…) wie einer, der ein Kunstwerk betrachtet, und genau nachsehen, wie eins zum anderen passt, so wie der, der die Qualität des Kunstwerkes feststellen will, oder wie wir sagen: den Lebensstil. (Adler (1928/30), 1988, S. 47)

Psychotherapeuten sollten in der Lage sein, aus ihrer eigenen inneren Lebendigkeit heraus das Leben des Du zu spüren. Wesentlich ist hierbei, dass sie ihr Gegenüber in dessen Subjekt-Sein wahrnehmen. Sie dürfen ihre Analysanden nicht zum *Gegenstand* der Erkenntnis machen und sie damit verdinglichen.[40]

Wie die Zukunft als offener Raum Bildungsprozesse anregen kann

Auch die Zukunft ist eine Dimension des Nichtwissens, sie ist ein Noch-nicht. Dies bedeutet für uns einerseits Unsicherheit, aber andererseits auch Freiraum, Gestaltungsmöglichkeit und Hoffnung. Die Zukunft ist das ›Reich der Möglichkeiten‹. Von Albert Einstein stammt der Satz: »Mehr als die Vergangenheit interessiert mich die Zukunft, denn in ihr gedenke ich zu leben.« (www.forum-einstein.org > Zitate, 3.6.2018)

Was bedeutet das für die Psychotherapie? Beide, Therapeut und Patient, können nicht wissen, was in der Zukunft sein wird oder möglich werden kann, aber Entwicklungen und persönliche Veränderungen gelingen hauptsächlich mit hoffnungsvollem Blick auf eine als offen empfundene Zukunft. Ein deterministisches und pessimistisches Zukunftsverständnis wirkt sich lähmend aus und lässt jeden Wandlungsimpuls erlahmen. Psychotherapeuten und Psychotherapeutinnen benötigen Hoffnung und Zutrauen, dass Entwicklung möglich ist, und sollten auch darum wissen, wie sich Entwicklung vollziehen und wie sie initiiert und begleitet werden kann.

Adler ging davon aus, dass man einen Menschen von seinem Ziel in Bezug auf die Zukunft aus verstehen könne. Er bezeichnete dieses noch zu erreichende Ziel eines jeden Menschen als Grundlage für dessen Lebensplan oder Lebensstil. Wenn wir unser oft unbewusstes Ziel einsehen und verändern können, dann ergeben sich auch in der Gegenwart neue Freiheitsspielräume für Umstellungen aller Art. Adler macht damit deutlich, wie entscheidend unsere Sicht auf die Zukunft in die Gestaltung unserer Gegenwart hineinreicht.

In der Psychotherapie stellt sich zunächst für beide Protagonisten die Aufgabe, das Nichtwissen um die Zukunft in der Schwebe zu halten. Je stärker

40 Martin Buber hat hierfür das Begriffspaar von einer »Ich-Du-Beziehung« in Abgrenzung zur »Ich-Es-Beziehung« geschaffen. (Buber, M.: *Ich und Du* (1923). Lambert Schneider Verlag, Heidelberg 1979)

Therapeuten die Festlegung ihrer Patienten bis in deren Zukunft hinein durch die Lebensgeschichte, genetische Ausstattung oder eine gestellte Diagnose voraussetzen, umso weniger werden sie ihnen Mut machen können, das ungewisse Noch-nicht in der Zukunft selbstständig und frei ihren Möglichkeiten und Fähigkeiten entsprechend zu gestalten.[41]

Patienten versuchen manchmal, ihre Therapeuten zu Vorhersagen zu verführen, indem sie Fragen stellen wie: Kann ich meine Angst jemals loswerden? Wann werde ich einen Partner finden? Wie lange wird die Therapie dauern? Wenn Psychotherapeuten sich an dieser Stelle verführen lassen, weil sie selbst das Nichtwissen schwer offenhalten können, werden sie ihren Patienten eventuell vorschnelle Antworten geben. Sie möchten ihnen vielleicht Hoffnung machen oder selbst gern als Wissende dastehen. Dies bedeutet aber im Grunde eine grobe Unaufrichtigkeit. Trotz vielfältiger Berufserfahrung, Menschenkenntnis und theoretischem Wissen können Entwicklungen nicht vorausgesehen werden, und jeder Mensch ist für seine eigene Zukunft selbst verantwortlich.

Dennoch ist es in der Psychotherapie wichtig, dass Entwicklungsmöglichkeiten in der Zukunft *intuitiv* erahnt werden, was Hoffnung nach sich ziehen kann.

Wie kann man Mut für eine offene Zukunft mit Gestaltungs- und Wachstumsmöglichkeiten gewinnen und vermitteln?

Bei Robert Musil (1880–1942) gibt es den interessanten Begriff »Möglichkeitssinn«. In seinem Roman *Der Mann ohne Eigenschaften* (1930) heißt es:

> Wenn es aber Wirklichkeitssinn gibt, und niemand wird bezweifeln, daß er seine Daseinsberechtigung hat, dann muß es auch etwas geben, das man Möglichkeitssinn nennen kann. Wer ihn besitzt, sagt beispielsweise nicht: Hier ist dies oder das geschehen, wird geschehen, muß geschehen; sondern er erfindet: Hier könnte, sollte oder müßte geschehen; und wenn man ihm von irgendetwas erklärt, daß es so sei, wie es sei, dann denkt er: Nun, es könnte wahrscheinlich auch anders sein. So ließe sich der Möglichkeitssinn geradezu als die Fähigkeit definieren, alles, was ebensogut sein könnte, zu denken und das, was ist, nicht wichtiger zu nehmen als das, was nicht ist. (Musil (1930/32), 1987, S. 16)

Mit seinem Möglichkeitssinn kann ein Therapeut einen gedanklichen Raum entstehen lassen, in welchen sich ein Patient hineinentwickeln kann.

Das ist etwas anderes, als die Zukunft vorwegzunehmen. Der Therapeut oder die Therapeutin kann diesen phantasierten Raum mithilfe des »liebenden Blickes« entwerfen – ein zentraler Begriff des Wertphilosophen Nicolai Hartmann. Mit dem liebenden Blick sehen wir einen Menschen nicht nur so, wie er ist, sondern zugleich, wie er *werden* kann. Der liebende Blick bedeutet, diesem

41 Jede, besonders eine vorschnelle Diagnosestellung in der Psychotherapie beinhaltet diese Gefahr.

Menschen etwas zuzutrauen, was dieser sich selbst noch nicht zutraut. Dies stimuliert seinen Lebensmut. In *Ethik* (1935) schreibt Hartmann über den liebenden Blick:

> Der Wertblick dringt gleichsam intuitiv *durch die reale Persönlichkeit hindurch*, er durchbricht die Grenzen des empirischen Menschen, erschaut durch ihn hindurch *ein Anderes, das nur andeutungsweise in ihm enthalten ist.* Er sieht die Persönlichkeit *transparent.* Was aber durch sie hindurchleuchtet, das ist eben ihr ideales Wesen, ihr wahres Ethos, der Wert, der ihr die innere Destination bedeutet, ihr intelligibler Charakter. (Hartmann, 1935, S. 483/84)

Das Nichtwissen angesichts der Zukunft ist produktiv: denn es bedeutet, schöpferischen Entwicklungen Raum zu geben und sie dem Patienten zuzubilligen. Vorhersagen, Versprechungen und Kategorisierungen verleiten zu Passivität und nähren falsche Erwartungen.

Zur Ambivalenz von Geheimnissen im psychotherapeutischen Prozess

Ein Geheimnis zeichnet sich dadurch aus, dass einer etwas weiß und dieses Wissen vor seinem Gegenüber zurückhält. Dadurch entsteht ein Wissensvorsprung, der einen Machtvorsprung bedeuten kann. Der Begriff ›Geheimwissen‹ beinhaltet diesen Zusammenhang.

Aber dies gilt nicht für alle Geheimnisse, weshalb zwischen *trennenden* und *verbindenden* Geheimnissen unterschieden werden kann. Für die Dynamik zwischen Nichtwissen und Wissen in der Therapie spielen beide Formen eine Rolle.

Zunächst zu den trennenden Geheimnissen:

Häufig führen Scham- oder Schuldgefühle zu Geheimnissen, wie es etwa oft bei Themen aus dem Bereich der Sexualität der Fall ist. Häufig spielen auch in der Therapie von essgestörten Patientinnen Geheimnisse eine Rolle. In der therapeutischen Beziehung wirkt sich das hierdurch entstehende Wissensgefälle atmosphärisch aus. Es entsteht eine spürbare Distanz und es können sich Widerstände entzünden, die sich als Schweigen, Stocken des Gesprächsflusses und Entstehen von subtilen Affekten äußern. Therapeuten lernen durch ihre Selbsterkenntnis, Menschenkenntnis und ihr Strukturwissen Geheimnisse zu erahnen.

Meist wünschen sich Patienten in der Therapie, dass ihre Therapeuten die Geheimnisse, die sie von anderen Menschen trennen und sie einsam machen, kennenlernen. Geheimnisse äußern sich oft in subtilen Fehlleistungen oder kleinen Symptomen.

Freud beschreibt dies in *Bruchstück einer Hysterie-Analyse* (1905): »Wer Augen hat zu sehen und Ohren zu hören, überzeugt sich, dass die Sterblichen kein Geheimnis verbergen. Wessen Lippen schweigen, der schwätzt mit den Fingerspitzen; aus allen Poren dringt ihm der Verrat.« (Freud (1905), 1971, S. 148)

Hier kann dann ein erratenes und anschließend mitgeteiltes Geheimnis als Befreiung erlebt werden.

In anderen Fällen können Geheimnisse aber auch einen Zuwachs an Autonomie bedeuten. Sie sind nötig und stören die Beziehung nicht. Sie können deshalb als *verbindende* Geheimnisse bezeichnet werden.

Der Psychiater und Phänomenologe Erwin Straus (1891–1975) entwickelte in seinem Werk *Die Scham als historiologisches Problem* (1960) den Begriff von einer »behütenden Scham«. Ein Mensch kann demnach mit der behütenden Scham sein zartes, werdendes und noch ungeborenes Selbst schützen. Therapeuten können diesen notwendigen Schutzraum massiv verletzen, wenn sie aus ungezügelter Neugier oder therapeutischem Ehrgeiz heraus ein verbindendes Geheimnis lüften wollen.

Es kann wichtig sein, dass Therapeuten das Nichtwissen an dieser Stelle aushalten und dass sie es respektieren und gutheißen, wenn eine Patientin oder ein Patient ein Geheimnis für sich behält.

Patienten benötigen auch in der therapeutischen Beziehung eine geschützte Sphäre, um innere Entwicklungsschritte vorzubereiten und ihre Eigenständigkeit auszubauen. Oft bringen sie die Erfahrung mit, dass ihnen von verwöhnenden, kontrollierenden oder verständnislosen Eltern nicht gestattet wurde, ein Geheimnis haben zu dürfen. Sie leiden unter Schuldgefühlen, wenn sie ein Geheimnis für sich behalten. Es bedeutet für sie dann eine ›emotional korrigierende Erfahrung‹, wenn sie in der Therapie Geheimnisse haben und behalten dürfen und diese nur dann mitteilen, wenn sie es selbst aus freier Entscheidung heraus möchten.

Hierzu eine kleine Fallvignette:

Eine 25-jährige Studentin erzählte in einer Sitzung, dass sie mir seit einigen Monaten etwas Entscheidendes nicht erzählt hätte: Sie hatte vor einigen Monaten ein sexuelles Erlebnis mit einem fast noch unbekannten Mann und hierbei zum ersten Mal in ihrem Leben einen Orgasmus erlebt. Das sei überwältigend für sie gewesen. Diese Erfahrung führte dazu, dass sie sich aus einer äußerst unbefriedigenden Beziehung zu einem verheirateten Mann lösen wollte, die keine Perspektive für sie hatte. Sie konnte ihr Geheimnis erst preisgeben, als sie selbst sicher war, ihre getroffene Entscheidung umzusetzen, ohne sich davon abbringen zu lassen.

Diese Patientin stammte aus einem Politikerhaushalt mit sehr hohen Erwartungen, Anpassungsdruck, Rigidität und massiver Zwanghaftigkeit beider Eltern. Sie hatte unter starken Schuldgefühlen in der Beziehung zu ihren Eltern Geheimnisse für sich behalten, weil ihre Eltern wenig Verständnis für sie aufbringen konnten. Sie war in der Slam-Poetry-Szene engagiert, hatte sich ein Tattoo stechen lassen und ihre Wochenenden in Musikclubs verbracht, ohne dass ihre Familie davon wusste.

Wie in der Beziehung zu ihren Eltern bereitete die Patientin auch in der Therapie mit ihrem Geheimnis eigenständige Expansions- und Entwicklungsschritte vor.

Wenn sich innere Entwicklungen anbahnen, können sie leicht durch ungeschickte Kommentare irritiert werden. Verbindende Geheimnisse sollten daher gehütet werden.[42]

Entscheidend im Umgang mit Geheimnissen ist das Taktgefühl. Das Ansprechen von geahnten Geheimnissen sollte nicht zu Beschämung oder Entblößung führen. Es ist wichtig, dass sich die Patienten oder Patientinnen verstanden und nicht ertappt fühlen. Die Wahl der Formulierung ist an dieser Stelle bedeutsam.

Auch Therapeuten haben Geheimnisse. Sie nehmen eine professionelle Rolle ein und tragen eine Art ›Berufsmaske‹. Diese kann eine Sicherung der für die Therapie notwendigen Distanz bedeuten. Andererseits kann sie von Therapeuten aber auch im Sinne eines Machtvorsprungs missbraucht werden, was von Patienten mit Einschüchterungsgefühlen und Verschlossenheit beantwortet werden und den therapeutischen Prozess stören kann.

Wenn Therapeuten solidarisch mit ihren Patienten mitfühlen und partiell (begrenzt und kontrolliert) offen ihnen gegenüber sind, kann dies ermutigen, aus Verschlossenheit herauszufinden. Die Begründer der Tiefenpsychologie – Freud, Adler und Jung – haben uns in ihren Texten an dem authentischen und offenherzigen Ringen um ihre Selbsterkenntnis teilhaben lassen. Auch der amerikanische Existenzanalytiker Irvin Yalom hat uns einige Beispiele für solidarische und konstruktive Selbstoffenbarungen in seinen Therapien gegeben.

Entscheidend ist, dass sich hinter der Berufsmaske eine intakte Therapeutenpersönlichkeit befindet. Es hängt für den Verlauf einer Therapie viel davon ab, ob Therapeuten nur in ihrer Berufsrolle agieren oder ob sie hinter der Maske tatsächlich als Person in dem therapeutischen Geschehen präsent sind.

Erwähnt werden soll an dieser Stelle auch noch der Begriff des ›Tabus‹, das als ein kollektiv wirksames Geheimnis bezeichnet werden kann. Freud hat besonders am Beispiel des Inzesttabus gezeigt, welche Bedeutung gemeinsame Tabus in einer Gesellschaft und Kultur unter anderem für deren Bestand haben können. Wir sollten uns darüber im Klaren sein, dass sowohl Therapeuten als auch

42 Auch im Rahmen der Autonomieentwicklung eines Kindes ist es nötig und sinnvoll zu lernen, vor den Eltern Geheimnisse zu haben und zu behalten. Die gewachsene Autonomie bei Kindern zeigt sich darin, dass sie besser mit sich allein sein können, selbstständig Entscheidungen treffen und für das Geheimgehaltene auch selbst die Verantwortung übernehmen.

Patienten gemeinsamen Tabus unterliegen, die sich als Angst vor bestimmten Themen und Gefühlen im therapeutischen Geschehen bemerkbar machen. Als Themenbereiche, die besonders starken Tabus unterworfen sind, möchte ich nennen: Größengefühle, Thanatöses, weltanschaulich Abweichendes, Fremdes, Sexualität, Neid und Geld.[43]

Tabus grenzen an die Thematik des ›Unheimlichen‹, sie zu berühren ist meist mit einem Unheimlichkeitsgefühl verbunden. Eine zentrale These in Freuds Schrift *Das Unheimliche* (1919) ist, dass Unheimliches nicht das Fremde, nicht Gekannte, sondern gerade das Altvertraute, aber Verdrängte betrifft. Freud leitet diesen Gedanken von der etymologischen Ableitung der Worte heimlich und heimelig ab. In dem Wort unheimlich steckt von der Begriffsgeschichte her die Bedeutung heimelig und weist damit auf das ›immer schon Vertraute‹ hin, welches man aufgrund von Verdrängungsprozessen partiell nicht mehr zur Verfügung hat. Hier berühren sich Nichtwisssen und Wissen auf eine eigentümliche, doppelsinnige Art und Weise.

Die Bedeutung von Werterkenntnis für Bildungsprozesse in der Psychotherapie

Eine andere Dimension des Nichtwissens, die weniger das Kognitive als das Emotionale betrifft, ist die Thematik der ›Wertblindheit‹.

Dies ist ein Begriff aus der Wertphilosophie Max Schelers (1874–1828) und Nicolai Hartmanns (1882–1950). Beide Autoren gehen von einem Zusammenhang zwischen unseren Gefühlen und der Fähigkeit zum Werterkennen aus. Wir nehmen Werte durch unsere Gefühle wahr, wir begeistern uns für etwas oder wir lieben etwas, das wir als wertvoll erleben. Wenn es uns gelingt, uns einem Wert anzunähern, ihn zu assimilieren und ihn in unser Leben einzuarbeiten, entstehen Gefühle, die uns mit der Welt verbinden. Scheler geht davon aus, dass Werterkennen und Gefühlsreichtum eine Einheit bilden. Durch die Liebe werden wir bewogen, einen höheren Wert ins Auge zu fassen und uns weiterzuentwickeln. Wir können uns »hinauflieben«. Scheler sprach von einer »Ordo Amoris« (Ordnung der Liebe). In der Psychotherapie ist deshalb die Entwicklung von Gefühlsfähigkeit und Wertsichtigkeit von entscheidender Bedeutung.

Scheler und mit ihm Josef Rattner differenzieren zwischen Gefühlen und

43 Das Unheimliche spielt bei beginnenden Psychosen als sogenanntes Präcox-Gefühl in der Gegenübertragung eine Rolle. Die entstehende Angst in der Konfrontation mit Psychosen geht auf das Erleben des Wegrutschens von Welt und Wert zurück. Es kommt zu einem Infrage-Stehen einer gemeinsamen Sprachwelt, von Kultur und Regeln, auf die wir uns verlassen und die für uns Heimat bedeuten.

Affekten. Gefühle wie etwa Freude, Dankbarkeit, Liebe, Hoffnung u.a.m. verbinden uns mit Menschen und Welt. Sie fordern uns zu konstruktivem Handeln auf. Affekte wie Ärger, Angst, Trauer oder Neid wirken sich hingegen *trennend* aus, sie reduzieren unser Werterkennen und führen zu Rückzug, Einsamkeit oder übersteigerter Selbstbehauptung. In diesem Zusammenhang kommt es auch zu ›Wertblindheit‹.

Adler sah die Neurose auch als einen ›Irrtum im Werterleben‹. Wenn wir ängstlich oder traurig sind, verliert die Welt für uns ihren Aufforderungscharakter. Wir sehen alles in düsteren Farben und werden antriebslos. Eine depressive Verstimmung kann als Abwesenheit von positiven Gefühlen und gleichzeitig auch als fundamentaler Mangel im Werterkennen, als Wertblindheit beschrieben werden. Diese kann unterschiedliche Werte betreffen: bestimmte Fähigkeiten eines anderen Menschen, kulturelle Schöpfungen und Menschen oder Kulturen, die uns unvertraut sind. Scheler und Hartmann haben verschiedene Werte beschrieben und eine Hierarchie der Werte und Wertgruppen herausgearbeitet, die unter anderem in ihrer Wertstärke und Werthöhe unterschieden werden.

Psychotherapie (im individualpsychologischen Verständnis) bedeutet eine Steigerung in der Fähigkeit zur Werterkenntnis, die im Sinne Schelers gleichzeitig auch einen Zuwachs an Gefühlsmächtigkeit bedeutet. Je differenzierter das Gefühlsleben und damit das Werterleben werden, umso stärker wird der Impuls, sich der Welt, den Menschen und der Kultur gegenüber zu öffnen. Gefühle und Werterkennen sind die Motoren im menschlichen Leben.[44]

Hermann Broch hat in *Massenwahntheorie* (1939–1941) subtil das Zusammenspiel von Werterleben und Ich-Erweiterung beschrieben. Er fragt sich hier: Was geschieht, wenn ein Individuum auf die Welt trifft? Die Welt ist zunächst das Fremde, das Nicht-Ich, das ein Erlebnis von Unheimlichkeit bereithält. Bei einem »offenen Ich« findet eine Einverleibung, eine Assimilation von Welt und Fremd-Ich statt. Wenn dies gelingt, vollzieht sich ein ›Werterleben‹, das die Verinnerlichung von Welt motiviert und trägt. Es kommt dann zu einer Ich-Erweiterung, das Ich wird um das reicher, was es verinnerlicht hat. Damit entstehen auch Zufriedenheitsgefühle und Sinnerleben. Broch zufolge bemüht sich

44 Nicolai Hartmann unterscheidet zwischen der Werterfahrung (Gefühl) und dem Werterkennen (Erkenntnis). Er sieht damit im Unterschied zu Scheler keine Gleichzeitigkeit zwischen dem Erkennen eines Wertes und einem Gefühl für diesen Wert, sondern es muss auf die Werterfahrung erst noch der Schritt der Erkenntnis, d.h. der Symbolisierung oder Versprachlichung folgen, um einen Wert identifizieren und umsetzen zu können. Aber auch Hartmann betont den Aufforderungscharakter, den erkannte Werte für uns haben. In seiner *Ethik* (1935) zeigt er, dass wir durch das Erkennen und Umsetzen von hohen und höchsten Werten in unserem Ich wachsen, »Person« werden (vgl. Hartmann, N.: *Ethik* .Walter de Gruyter, Berlin, Leipzig 1935).

das offene Ich darum, sich in die Welt hineinzubewegen und die allfälligen Widerstände zu überwinden.[45] Das offene Ich hat die Qualität, Welt zu werden und dadurch weiter zu wachsen. Als Grundhaltungen, die diesen Prozess begleiten, nennt Broch: Liebe, Erkenntnis und Begeisterung.

Bei Misslingen der Einverleibung von Welt als Folge von Wertblindheit entwickelt sich hingegen Angst. Die Angsterfahrung führt immer zu einer Ich-Schrumpfung im Unterschied zur Werterfahrung, die das Ich erweitert. Das Gefühl der Welt gegenüber wird dann nihilistischer, wir fühlen uns der Einsamkeit oder sogar dem Tode näher. Broch schreibt:

> Überall dort, wo das Ich in solchem Bestreben gehindert wird, überall, wo es an die Grenzen der »Fremd-Welt« stößt und sie nicht zu überschreiten vermag, überall dort entsteht des Wertes Gegen-Zustand, dort entsteht Angst: das Ich wird sich dann plötzlich seiner Verlassenheit und seiner a priori gegebenen Einsamkeit bewusst, es weiß um die metaphysische Einsamkeit seiner Sterbens. (Broch (1939–41), 1979, KW Bd. 12, S. 16f.)

Statt zu Werterkenntnis und dem Wunsch, sich Welt anzueignen, kann es dann auch zu einseitigem Streben nach Macht, Besitz oder Rausch kommen. Hierbei wird die Angst nicht mehr realisiert, ausgehalten und als Motor genommen, sondern sie wird geleugnet. Dies entspricht der Gangart eines »verschlossenen Ichs«. Das verschlossene Ich will nicht Welt werden, sondern es will sie *haben*. Der Werdensprozess, der für unsere Entwicklung entscheidend ist, wird hiermit unterbrochen.[46]

Man sieht an diesen Gedanken, wie wichtig es ist, die Werterfahrung in den Vordergrund zu rücken und sich aus Wertblindheit herauszuarbeiten, wenn ein Mensch aus seiner Neurose herausfinden möchte. In der Therapie ist darauf zu achten und darauf hinzuarbeiten, die Wertsicht des Patienten und auch die eigene immer wieder zu beleben, damit psychisches Wachstum bei beiden Beteiligten zustande kommen kann. Parallel mit der Entwicklung von Wertsichtigkeit vollzieht sich auch unsere Gefühlsentwicklung, die den Kern der Person ausmacht.

Bedeutsam ist die Wertsichtigkeit auch im Hinblick auf den oben bereits erwähnten ›liebenden Blick‹. Therapeuten und Therapeutinnen sollten ihre Analysanden nicht nur in deren Faktizität, sondern auch in ihren Entwick-

---

45 Dies bedeutet zunächst auch, die hiermit verbundene Angsterfahrung zu realisieren und sie zunächst auszuhalten.

46 Die destruktivste Möglichkeit, mit der Angsterfahrung beim Misslingen der Welteinverleibung umzugehen, ist: Das Individuum strebt nicht nur nach Macht, sondern nach »Allmacht«, roher Gewalt und Pseudoekstase. Dies geht nach Broch mit einer Anästhesie der Angst einher. Hier kommt dann das kollektive Ich, das Massen-Ich zustande, das dazu tendiert, sich Massen anzuschließen und hier diese Erfahrungen zu suchen. Diese Haltung führt dazu, die Welt zu verachten, dominieren oder eliminieren zu wollen.

lungsmöglichkeiten wahrnehmen. Wenn sie wertblind bleiben, können sie ihre Patienten und Patientinnen kaum zu innerem Wachstum anregen.

In diesem Sinne könnte man auch Freud verstehen, der uns auf die Notwendigkeit hinwies, uns in dem Therapeutenberuf um die eigene Weiterentwicklung zu bemühen. Er schreibt in *Die zukünftigen Chancen der psychoanalytischen Therapie* (1910):

> Wir haben (…) bemerkt, daß jeder Psychoanalytiker nur so weit kommt, als seine eigenen Komplexe und inneren Widerstände es gestatten, und verlangen daher, daß er seine Tätigkeit mit einer Selbstanalyse beginne und diese, während er seine Erfahrungen an Kranken macht, fortlaufend vertiefe. Wer in einer solchen Selbstanalyse nichts zustande bringt, mag sich die Fähigkeit, Kranke analytisch zu behandeln, ohne weiteres absprechen. (Freud (1910), 1975, S. 126)

Hartmann und mit ihm Rattner haben deutlich gemacht, dass wir unseren Gefühlsreichtum und unsere Wertsichtigkeit nicht nur durch zwischenmenschliche Beziehungen, sondern auch in der Auseinandersetzung mit der Kultur und dem »objektiven Geist« (Hegel) schulen und erweitern können. An dieser Stelle wird deutlich, dass das Nichtwissen, hier besonders im Sinne der Wertblindheit, in der Therapie in fortgesetzte Entwicklungs- und Bildungsprozesse einmünden sollte.

Verstellt unser ›Scheinwissen‹ das Verstehen in der Psychotherapie?

Sokrates hat sich die Entlarvung von Scheinwissen zur Aufgabe gemacht, da dies Voraussetzung für die Suche nach wahrem Wissen ist. Er hat gezeigt, dass Scheinwissen ein Kind der Eitelkeit und des Selbstbetrugs ist. Nichtwissen und die fragende Haltung passen oft nicht in unser Selbstbild.[47]

Gibt es Scheinwissen in der Psychotherapie?

Theoretisches Wissen, Fachwissen und Berufskenntnis sind für Psychotherapeuten und Psychotherapeutinnen fundamental wichtig; denn sie verhelfen ihnen zu Orientierungs- und Strukturwissen und sie können in den Sitzungen darauf zurückgreifen. Ohne dieses könnten sie ihren Patienten nicht weiterhelfen. Scheinwissen wird ihr Wissen nur dann, wenn sie dieses unkritisch verwenden und wenn es dazu führt, dass sie sich von der Sicht auf den einzelnen, individuellen Menschen und die konkreten geschilderten Szenen entfernen. Es

---

47 Die durch das Patriarchat geprägten Werte und Ideale unserer Kultur und Gesellschaft spielen an dieser Stelle eine entscheidende Rolle – und zwar in doppeltem Sinne: durch das, was sie ›verzerrt‹ darstellen, weil sie nur eine, die patriarchale, Perspektive, gelten lassen, und durch das, was sie vollständig ausblenden.

besteht dann die Gefahr, dass sie mit einem festgelegten kognitiven Wissen Patienten und Patientinnen in ihrer Individualität verfehlen. Karl Popper (1902–1994) hat darauf hingewiesen, dass ein Einzelfall im Kontext von psychoanalytischen Lehrgebäuden als Bestätigung dessen dienen kann, was wir zu wissen glauben.[48] Rattner schreibt in *Existenzielle Hermeneutik* (2000):

> Wichtig ist, dass man sich nach Möglichkeit von Anfang an von Schablonisierungen und Schematisierungen frei hält; der Therapeut läuft oft Gefahr, durch Vorurteile die Individualität des Patienten zu verfehlen. In immer neuen Anläufen muss die einzigartige Persönlichkeit anvisiert werden, die der Patient ist. (Rattner, 2000, S. 204)

Bion zufolge kann das Vorwegwissen eine Abwehr des Unbekannten bedeuten und ist oft auch durchsetzt von Allmachtsphantasien, die wir nicht aufgeben wollen. Er hat auf die Gefahr der Hybris hingewiesen, der wir gerade im Therapeutenberuf stark ausgesetzt sind. Dies kann bei vorschnellen Diagnosestellungen, unkritisch angewandten Krankheitskonzepten und Manualen, aber auch bei Dogmatismus und Systemgläubigkeit eine Rolle spielen.

Man könnte für Scheinwissen aber auch den Begriff der Fiktion verwenden, den Adler von dem Neukantianer Hans Vaihinger (1852–1933) übernommen und in seine Individualpsychologie integriert hat. Gemeint ist hiermit die These, dass wir alle unsere Wirklichkeit selbst konstruieren.[49]

Als Positivist vertrat Freud – und nach ihm bis in der Gegenwart hinein die meisten Psychoanalytiker – noch die Auffassung, dass es eine feststehende Wirklichkeit gibt, die grundsätzlich durch wissenschaftliche Forschung erfasst werden könne. Er entwickelte den Begriff vom »Realitätsprinzip«, auf welches hin sich der gesundende Mensch orientieren solle, um sich von neurotisierenden Illusionen und Selbsttäuschungen zu befreien.

Was ist nun aber wirklich? Hat denn der Psychotherapeut keine Wahrnehmungsverzerrungen? Hat er denn tatsächlich den Schlüssel zur Realität in der Hand? Und wodurch gewinnt er ihn? Freud-Kritiker haben darauf hingewiesen, dass sein Realitätsprinzip weitgehend infiltriert und infiziert sei vom Menschenbild und von der Moral des gehobenen Bürgertums um 1900. Besonders die Sozial- und Humanwissenschaften sind nicht ideologiefrei. Deshalb ist es für einen Psychotherapeuten wichtig, auch sich selbst und sein Weltbild infrage zu stellen und zu reflektieren, wenn er die Meinungen seiner Patienten kritisch beleuchtet.

Im Unterschied zu Freud ist Adlers Erkenntnistheorie, die einige Gedanken von Friedrich Nietzsche übernommen hat, subtiler, indem sie eine Außen- und

---

48 Popper zufolge beschreiben tiefenpsychologische Theorien einige Fakten in der Art von Mythen. Sie enthalten zwar interessante psychologische Annahmen, jedoch nicht in überprüfbarer Form (vgl. Popper, 1991).

49 Vgl. hierzu Rattner, 2000, S. 199–206.

Innenwelt des Menschen annimmt, über die wir uns nur über Phantasien und Fiktionen zu verständigen pflegen. Beim Wahrnehmen und Denken spielen die Phantasie und – wie Adler sagt – die unverstandenen Ziele, die Leitlinien, die Werthaltungen, die er mit dem Begriff des Lebensstils bezeichnete, eine ganz entscheidende Rolle. Jeder lebt in seiner selbst geschaffenen Welt und hat seine Perspektive, unter welcher sich ihm die Welt zeigt. Es gibt ebenso viele Sinnhorizonte, wie es Individuen, Gruppen und Völker gibt. Dies sollte man sich als Therapeutin oder als Therapeut stets vor Augen halten, um mit der notwendigen Bescheidenheit an das psychotherapeutische Geschehen heranzugehen.

Es ist sinnvoll, von der adlerschen Prämisse auszugehen: Es kann immer alles auch ganz anders sein.

Wie kommen wir vom Nichtverstehen zum Verstehen?

Von dem Hermeneutiker Hans-Georg Gadamer (1900–2002) stammt der Gedanke, dass alles Verstehen mit dem Missverstehen beginnt und dass wir sehr viel mehr missverstehen, als wir verstehen.

Damit ist ein Adept der Hermeneutik per se Sokratiker. Weiß er nicht wie Sokrates, dass er nicht weiß, verfehlt er den Verstehensvorgang schon im Ansatz. Er muss immer wieder darum kämpfen, aus dem Nichtwissen ein relatives Wissen zu machen; aber er muss auch begreifen, dass auch dieses stets nur unzulänglich ist und ständig überprüft und erweitert werden muss. Glaubt der Therapeut, die Wahrheit schon zu besitzen, kann er seinem Patienten nicht viel vermitteln. Im Analysanden sollte die Hoffnung geweckt werden, im Gespräch neue Wahrheiten für sich zu entdecken. Er muss sie selbst entdecken dürfen, nur dann wird er sie als seine eigenen erleben können.

Verstehen ist nur auf der Ebene der Gleichwertigkeit denkbar. Eine solidarische Grundeinstellung ist für das Verstehen unabkömmlich. Schon Freud und Adler haben darauf hingewiesen, dass wir in unserer Kultur alle halb krank und halb gesund und von ähnlichen Lebensproblemen betroffen sind.

Das Verstehen des Analysanden, das sich in einer hermeneutischen Zirkelbewegung vollziehen sollte, muss immer auch die Welt umfassen, in der er lebt, sowohl die imaginäre als auch die reale. Hierbei ist die Person des Interpreten von entscheidender Bedeutung. Er kann nur insoweit verstehen, wie die Weite seines Horizonts und seine Selbsterkenntnis es ihm ermöglichen. Rattner schreibt in *Existenzielle Hermeneutik* (2000):

> Der innere Reichtum des Betrachters begrenzt die Möglichkeiten seines Verstehenshorizontes; ein stumpfes Gemüt wird kaum je die »innere Unendlichkeit« eines Kunstwerkes oder einer Persönlichkeit oder einer Epoche nachempfinden können. Das

> wichtigste Forschungsinstrument in den Geisteswissenschaften ist der Forscher selbst. Sein Fremdverstehen ist an das Selbstverstehen gebunden. Es kommt bei jeder Verstehens-Bemühung zu einem Kreisprozess, worin die Kenntnis unserer selbst uns den jeweiligen Gegenstand erschließt, zugleich aber auch vom Gegenstand her unsere Selbsterkenntnis gefördert wird. (Rattner, 2000, S. 203)

Josef Rattner führt diese Gedanken hier noch weiter in die Richtung, dass Therapeuten und Therapeutinnen das Verstehen in der Auseinandersetzung mit dem objektiven Geist (Kultur)[50] üben und schulen sollten. Rattner versucht hiermit, den auf Hegel zurückgehenden Begriff des objektiven Geistes für die Psychotherapie fruchtbar zu machen. Denn der objektive Geist ist letztendlich die Stätte der seelischen Gesundheit und Psychohygiene. Ein Ziel der Therapie wäre demnach, dass sich sowohl Therapeuten als auch Patienten für den objektiven Geist öffnen lernen. Damit gewinnt die Psychotherapie eine unmittelbare Nähe zu einem Bildungsgeschehen, wobei allerdings Lebenswissen wichtiger ist als abstraktes oder normatives Bildungsgut.

Schlussgedanke

Es sollte deutlich werden, dass die Konfrontation mit dem Nichtwissen zwar immer wieder eine Beunruhigung darstellt, diese sollte aber ausgehalten und produktiv genutzt werden; denn sie hält unendliche Entwicklungsanreize für Therapeuten und Patienten bereit, die einander wechselseitig anregen und in ihrer Zusammenarbeit wachsen können.

Um das Therapiegeschehen in diesem Sinne fruchtbar gestalten zu können, benötigten Therapeuten und Therapeutinnen neben ihrer fachlichen Ausbildung möglichst einen wachsenden Zugang zu ihrem eigenen Unbewussten, Wertsichtigkeit, fortgesetztes Lernen, Weltoffenheit, eine fragende Haltung, Selbstkritik sowie die Steigerung der eigenen Beziehungsfähigkeit, Lebenskompetenz und ihres Gefühlsreichtums. Sie können damit unter anderem durch ihr eigenes *Vorbild* für ihre Patienten und Patientinnen nützlich werden, die sich für ihre Entwicklung und Bildung anregen und ermutigen lassen können.

Damit wird die Herausforderung, die dieser verantwortungsvolle und lehrreiche Beruf bedeutet, sichtbar. Er verweist uns auf unsere fortgesetzte Selbstentwicklung und Selbstbildung.

50 Auch Hartmann hat Hegels Begriff vom objektiven Geist übernommen und gezeigt, dass die Auseinandersetzung mit diesem für die Entwicklung unserer Wert- und Gefühlsfähigkeit von entscheidender Bedeutung ist. Er unterscheidet in *Das Problem des geistigen Seins* (1949) zwischen »Echtem« und »Unechtem« im objektiven Geist, was in der Auseinandersetzung mit ihm eine wichtige Orientierung bedeutet.

Bildung und Eros in Platons *Symposion*

Es geht in diesem Kapitel um den Bildungsbegriff Platons. Ich habe hierfür nicht Platons vielleicht bekanntesten Text zum Thema Bildung – das Höhlengleichnis – ausgewählt, sondern konzentriere mich auf das *Symposion (Das Gastmahl)*, eine Abhandlung, die vielfältige Spuren in unserer abendländischen Kultur hinterlassen hat.

Mit diesem Text wurden erste Anfänge einer Bildungstheorie aus der Wiege gehoben, die Ansätze eines ganzheitlichen Bildungsverständnisses enthalten. Im *Symposion* hat Platon die Bedeutung von Gefühlen und Leidenschaft (Eros) für die Bildung veranschaulicht. Es gibt hier bereits auch Hinweise auf ein mögliches Zusammenspiel von Bildung und ›Seelenheil‹, die ich am Text entlang herauszuarbeiten versuche. Damit kann dieser Text als Vorläufer für ein tiefenpsychologisches Bildungsverständnis verstanden werden.

Interessant ist das *Symposion* für Psychotherapeutinnen und Psychotherapeuten auch deshalb, weil in einigen frühen Texten der Tiefenpsychologie Denkfiguren aus diesem Text Eingang gefunden haben. So griff Freud mit seiner Libidotheorie auf den Erosbegriff Platons zurück.[51] Auch bei seinem Konzept der Sublimierung haben Gedanken aus dem *Symposion* Pate gestanden. Das *Symposion* beinhaltet auch Gedanken, die Vorlage und Anregung für Freuds Begriffe der Übertragung und Übertragungsliebe gewesen sein könnten. Sie werden hier in der Beziehung von Alkibiades zu Sokrates veranschaulicht.

Ebenso findet Adlers Annahme eines grundlegenden Minderwertigkeitsgefühls mit dem daraufhin einsetzenden Streben nach Geltung oder ›Vollkommenheit‹, welches er neben dem Gemeinschaftsgefühl als ein zentrales Motiv für Lern- und Bildungsprozesse ansah, eine bildhafte Entsprechung in der Bildungsidee im *Symposion*. Eros wird bei Platon nicht nur als Liebessehnsucht, sondern auch als Begehren verstanden, einem Vorbild oder einer Idee nachzustreben. Eros kann in Motivation münden, sich selbst weiterzuentwickeln.

51 Eros spielt nicht nur in Freuds Theorie der Übertragung und der Übertragungsliebe, sondern auch in seinem Neurosenverständnis und seiner Triebtheorie eine zentrale Rolle.

Im *Symposion* tritt uns auch das Dialogische in seiner Bedeutung für Bildung entgegen. Die philosophischen Redner bilden sich hier im Gespräch und im Austausch miteinander. Bemerkenswert ist, dass trotz der patriarchalisch ausgerichteten Leitkultur im damaligen Griechenland der wichtigste Dialog zwischen Sokrates und Diotima, einer Frau, stattfindet. Sie ist es, welche Sokrates die sich auf einen weiten Bereich erstreckende, über den Sexus hinausreichende Bedeutung des Eros nahe bringt.

Das *Symposion* ist einer der faszinierendsten und schönsten Texte in der Geschichte der Philosophie. Platons tiefgründige Gedanken sind hier in eine lebendige Erzählung eingebunden. Das *Symposion* wirkt wie ein »Ton aus einem fernen Land«[52] und löst Staunen und vielleicht auch Sehnsucht in uns aus.

Platon entwirft hier in der Gestalt des Sokrates einen menschlichen Philosophentypus, der sich seiner Unzulänglichkeit und seines Nichtwissens bewusst ist und dessen Bildungsweg eine permanente Suche nach Wahrheit und Wissen bedeutet. Hierdurch unterscheidet er sich von der Mehrheit der Menschen, die meinen wissend zu sein und deshalb nicht mehr ernsthaft nach Wissen, Bildung und Erkenntnis streben.

Auch der Gedanke, dass Bildung die »Umwendung der Seele und des ganzen Menschen« (Lessing/Steenblock, 2010, S. 17) bedeutet[53] – ein Gedanke, den Platon später als Ideenlehre in seinem Höhlengleichnis bildhaft darstellt –, wird uns im *Symposion* bereits ansatzweise vermittelt.[54]

Im Zentrum der Bildungsidee Platons steht die Erfahrung, dass das rechte Denken und Sich-Bilden mit der Fähigkeit einhergeht, eine festgelegte Meinung zu überprüfen oder gar aufzugeben. Man muss sich selbst infrage stellen und *sich ergeben*, um andere Gedanken in sich aufnehmen zu können. Wir verschließen uns sonst der fortgesetzten Suche nach Erkenntnis und Wahrheit. Dieser Prozess wirkt erzieherisch, denn ›es läutert sich die Seele‹, weil sie das Wahre dem eigenen Standpunkt vorzieht. So betrachtet ist die ganze Philosophie Platons mehr als eine Lehre. »Sie ist eine Übung in diesem Sinn (…). Der Prozess des Denkens selber formt die Seele.« (Hersch, 1996, S. 29)

Für diese Zeit ungewöhnlich ist in Platons Text auch, dass Sokrates sich im Gespräch mit einer Frau, Diotima, bildet. Er kann ihr sein Nichtwissen einge-

52 W. von Humboldt schrieb in einem Brief an Goethe, dass »ein Vers Homers (…) wie ein Ton aus einem anderen Lande« (Humboldt (23.8.1804), 1957, S. 175) sei, das wir als ein besseres und doch uns nicht fernes anerkennen, der uns ergreift mit einem Gefühl der Götterehrfurcht und Heimatsehnsucht. Die griechische Antike fasziniert u.a. auch deshalb, weil ihre Kulturleistungen noch vor einem Bruch zwischen Sinnlichkeit und reiner Geistigkeit liegen und von deren schöpferischem Zusammenspiel Zeugnis ablegen.

53 Dieser Prozess wurde in der griechischen Antike als Paideia (παιδεία: Erziehung) bezeichnet.

54 Platons Höhlengleichnis gilt bis heute als eine wichtige Bildungsmetapher (vgl. Lessing/Steenblock, 2010, S. 13ff.).

stehen, praktiziert die fragende Haltung und kann sich von ihr führen lassen. Sokrates stellt hiermit das männliche Ideal des uneingeschränkten Oben-sein-Wollens (A. Adler) infrage, welches für Lern- und Bildungsprozesse unproduktiv ist. Es wird hiermit deutlich gemacht, dass Bildsamkeit mit einem partiellen Aufbrechen der polarisierten Geschlechtsrollen einhergeht, weil sie die Fähigkeit beinhaltet, Nichtwissen, Schwächegefühle und eine Suchbewegung einzugestehen.

Wie vermittelt uns Platon seine Vorstellung von Bildung im *Symposion?* Wie vollzieht sich Bildung und wie hängt sie mit dem ›Seelenheil‹ eines Menschen zusammen?

Bevor ich diesen Fragen anhand des Textes nachzugehen versuche, sei eingangs auf zwei Philosophen hingewiesen, die sich in ihren Bildungstheorien von Platons *Symposion* inspirieren ließen:

Wilhelm von Humboldt (1767–1835), Ideengeber für das humanistische Bildungsideal, befasste sich unter Bezugnahme auf das *Symposion* besonders mit der Frage nach der *Motivation* für Bildung. Was bewegt uns Menschen dazu, uns auf das mühsame Geschäft der Bildung und Selbsterziehung einzulassen? Humboldt sieht in dem Motiv der ›Sehnsucht‹ (orexis [lat.]: Verlangen, Begierde) die Grundlage und Voraussetzung für Bildung. Platon hat uns diese Sehnsucht im *Symposion* in Gestalt des Eros eindrucksvoll vor Augen geführt.[55] Humboldt schreibt in seinen Griechenstudien: »Die Idealität eines Charakters hängt von nichts so sehr ab als der Tiefe und Art der Sehnsucht, die ihn begeistert. (…) Sie bestimmt die Eigentümlichkeit und Art der Bildung.« (Humboldt, 1957, S. 9)

Das brennende Begehren nach Wissen und Wahrheit, von dem im *Symposion* erzählt wird, unterliegt noch keinem Tabu und hat hier eine uneingeschränkt positive Bedeutung.[56]

Der zweite Philosoph, der sich mit seinen Überlegungen zur Bildung unter anderem auch auf Platon bezieht, ist Max Scheler (1874–1928). Er unterschied im Rahmen seiner Wissenssoziologie drei verschiedene Formen von Wissen: Das »Herrschaftswissen«, das »Bildungswissen« und das »Erlösungswissen«. Beim Bildungswissen geht es im Unterschied zum Herrschaftswissen, welches von vorhersagbaren Gesetzmäßigkeiten ausgeht, darum, »in liebender Einstellung die Wesensstrukturen des Seienden zu erforschen« (Sander, 2001, S. 114). Hierzu gehören auch Selbstreflexion und ethisches Bewusstsein. Im Zentrum des Bildungswissens stehen die Auseinandersetzung und das Nachdenken über *Wesenheiten* und metaphysische oder existenzielle Fragen, wie es uns im *Sym-*

55 Die orexis wurde zu einem zentralen Begriff des platonischen Humanismus.

56 Im Christentum verlor die Begierde nach Erkenntnis und Wissen ihre positive Konnotation. Der Mythos von der Vertreibung Adams und Evas aus dem Paradies bewertet das Streben nach Erkenntnis als Sündenfall. Es war Adam und Eva verboten, den Apfel vom Baum der Erkenntnis zu essen. Freud fasst dies in seinen Topos von der »religiösen Denkhemmung«.

posion vorgeführt wird. Besonders diese Art von Bildungswissen ist Scheler zufolge geeignet, die Person eines Menschen zur Entwicklung zu bringen.[57] Es ist getragen von dem Affekt des *Staunens*. An dieser Stelle bezieht sich Scheler auf Platon, der uns das Staunen und die Verwunderung, verkörpert in der Gestalt des Sokrates, im *Symposion* eindrucksvoll vor Augen geführt hat.[58]

Das *Symposion*

Die Entstehungszeit von Platons *Symposion* ist schwer zu bestimmen. Man geht in der Forschung davon aus, dass das *Symposion* in der zweiten Hälfte der Achtzigerjahre des 4. Jahrhunderts v. Chr. geschrieben wurde (vgl. Paulsen/Rehn, in: *Symposion*, 2006, S. 198). Das fällt in die Zeit zwischen der Gründung der Platonischen Akademie und dem Erscheinen von *Politeia (Der Staat)*. Das *Symposion* sollte in die Ideenlehre von Platon einführen, und deshalb könnte man diesen Text fast als eine Art Gründungsurkunde für die Akademie bezeichnen.[59]

Den erzählerischen Rahmen des *Symposions* bildet eine Feier im Hause des Dichters Agathon, dessen erster Sieg bei einem Tragödienagon gewürdigt und gefeiert werden soll.[60] Es ist eine Reihe von Freunden zu diesem Fest geladen, bei dem kräftig gegessen, getrunken und gefeiert wird. Auf Vorschlag des anwesenden Arztes Eryximachos hin wollen sich die Feiernden ihre Zeit mit Reden-Halten vertreiben. Eros, der Gott der Liebe, soll gepriesen werden, da »bis auf den heutigen Tag noch kein Mensch es gewagt hat, den Eros würdig zu besingen.« (Platon, 2006, S. 21) Auch Sokrates ist zu diesem Fest geladen und wird zu den Reden der erlesenen Festteilnehmer einen eigenen Beitrag beisteuern.

Die Redner sind noch geschwächt vom Trinkgelage des letzten Abends und

57 Danzer schreibt über Schelers Begriff des Bildungswissens: »Dieses ist darauf ausgerichtet, den Wert von Dingen, Menschen, Natur und Kultur zu erfassen, ohne dieselben in die Kategorien von Nutzen, Konsum, Genuss und Verbrauch einzustellen. Dies gelingt am ehesten jenen, die emotional, sozial und intellektuell gebildet sind – eine seltene Konstellation, die nur zu erwarten steht, sofern der einzelne zur Person heranreift.« (Danzer, 2011, S. 95)

58 Im Gespräch mit Theätet sagt Sokrates: »Denn gerade den Philosophen kennzeichnet diese Gemütsverfassung, die Verwunderung. Denn diese, und nichts anderes, ist der Anfang der Philosophie (…).« (Platon: Theätet {155 St}, 1988, S. 51)

59 Die Gründung der Platonischen Akademie gilt als eines der bedeutendsten Ereignisse der europäischen Kulturgeschichte. Hier wurden Wissen, Reflexion und Orientierung zum ersten Mal systematisch etabliert. Die Platonische Akademie gilt deshalb als die erste Universität.

60 Die ganze Erzählung ist nochmals in eine Rahmenhandlung eingebettet: Der begeisterte Sokrates-Anhänger Apollodorus berichtet einigen Freunden von dem Symposion, an welchem ein Bekannter von ihm, Aristodemos, selbst teilgenommen hatte.

versuchen ihren Kater in den Griff zu bekommen. Einer von ihnen kämpft mit einem Schluckauf, andere sind eifersüchtig aufeinander und buhlen um die Zuwendung Sokrates'. Es geht sehr menschlich zu, die Leserin oder der Leser können sich einfühlen und werden angeregt, über sich selbst und grundlegende Fragen nachzudenken. Dadurch wirkt dieser Text nicht nur auf der intellektuellen Ebene auf uns ein, sondern er erreicht uns auch emotional.[61] Platon zeigt, dass Philosophie eine Anleitung zur Selbsterkenntnis und Selbsterziehung bedeutet. Dies ist ein erster Aspekt der Bildungsidee, die im *Symposion* vermittelt wird.

Die einzelnen Reden greifen verschiedene Aspekte zur Beschaffenheit des Eros heraus. Sie fügen sich wie Bausteine eines Mosaiks zu einem kunstvollen Gesamtbild zusammen und versuchen das Wesen der Liebe zu beschreiben. Es geht in den ersten fünf Reden um den Eros als Liebe unter den Menschen. Erst Sokrates definiert Eros dann als Philosophie und entwickelt damit Gedanken zu einer Bildungstheorie.

Leidenschaftliche Bildung – Reden über den Eros

Der jugendlich-schwärmerische Phaidros, ein Freund und Schüler Sokrates', hält die erste Rede.

Eros sei der mächtigste und der älteste Gott. Seine Größe zeige sich darin, dass die Liebe Menschen zum Guten zu führen vermag. Weder Verwandtschaft noch Reichtum können so viel bewirken wie der Eros. Ein wahrhaft Liebender möchte für seinen Geliebten gut sein und schämt sich, wenn er schlecht handelt. Das moralische Schamgefühl und der Wunsch, dem Geliebten gewachsen zu sein, fordern zu Veränderung und zur Arbeit an uns selbst auf. Deshalb ist das Lieben produktiv, es ist dem Geliebt-Werden überlegen.

Für Bildung und Psychotherapie könnte dies bedeuten: Wir verändern, entwickeln und bilden uns im Hinblick auf einen geliebten Menschen, dem wir gewachsen sein möchten. Die Scham gewinnt in diesem Zusammenhang eine positive Bedeutung. »Wir lieben uns hinauf«, so formulierte es Scheler.[62] Auch bei Freud ist die Psychotherapie eine »Kur durch Liebe«.

Nach Phaidros spricht Pausanias. Er geht davon aus, dass es zwei verschie-

61 Ein zentraler Gedanke aus Kants *Kritik der reinen Vernunft* (1781) ist, dass die bloße Anschauung, die reine Empirie, blind und die bloße Begrifflichkeit, die pure Theorie, leer sind. Das Besondere an Platons *Symposion* ist, dass hier die Veranschaulichung eines theoretischen Diskurses ausgezeichnet gelungen ist. Deshalb ergreift uns der Text auf mehreren Ebenen.

62 Vgl. Max Scheler: *Wesen und Formen der Sympathie* (1928), 1999.

dene Eros-Götter gibt, den himmlischen und den gewöhnlichen. Nur der himmlische Eros sollte gepriesen werden.

Der himmlische Eros ist im Spiel, wenn jemand »auf gute Weise« liebt. Der gewöhnliche Eros kommt zum Tragen, wenn man »schlecht« liebt und sich einem der Liebe wenig würdigen Menschen hingibt. Er ist hauptsächlich auf eine schnelle Befriedigung des körperlichen Begehrens aus und lässt sich oft durch materielle Werte, Geld oder Macht blenden.

Der himmlische Eros hingegen verbindet die Liebe mit Tugenden und Haltungen, die sich neben der sinnlichen Leidenschaft auf seelisch-geistige Werte beziehen. Er zielt auf die ganze Person und führt deshalb zu Treue und zu langdauernder Freundschaft.[63] Verbunden mit dem Impuls, sich selbst im Sinne der Tugenden zu formen, ist er die Suche nach einem Geliebten, mit dem sich die Liebe zur gemeinsamen Entwicklung steigert. Der Geliebte sollte auf Unbestechlichkeit und Standhaftigkeit hin geprüft werden. Wer um der Tugend willen liebt, kann sich ohne Reue hingeben.

> So ist es in jeder Hinsicht ganz und gar schön, sich um der Tugend willen hinzugeben. Dieses ist die Liebe der *himmlischen* Göttin und (sie ist selbst) himmlisch und viel wert für die Stadt und die Einzelnen, weil sie den Liebenden und den Geliebten drängt, selbst von sich aus viel Sorgfalt auf die Tugend zu verwenden. (Platon, 2006, S. 43)

Pausanias entwickelt in seiner Rede auch kulturkritische Gedanken: Der himmlische Eros werde in tyrannischen Staaten kaum geschätzt, weil Liebende sich weniger beherrschen lassen als Nichtliebende.[64] Eros verleiht Menschen die Kraft, gegen den Strom zu schwimmen und schöpferische Ideen zu entwickeln.

> Denn es ist, glaube ich, für die Herrschenden nicht nützlich, dass bei den Beherrschten große Ideen entstehen, auch nicht feste Freundschaften und Verbindungen, was ja neben allem anderen die Liebe in besonderem Maße zu bewirken pflegt. (Ebd., S. 35)

Die Habsucht der Herrschenden und die Feigheit der Beherrschten führen dazu, dass Liebe und Eros für schlecht gehalten werden.

Es folgt die Rede des Arztes Eryximachos, der sich als ein etwas trockener Naturwissenschaftler gibt. Er tritt außerdem als Arzt handelnd in Erscheinung: Der Komödiendichter Aristophanes, der nach ihm sprechen soll, wird durch einen Schluckauf gequält, den Eryximachos zu bekämpfen versucht.

Eryximachos knüpft an Pausanias' Unterscheidung von zwei verschiedenen Erosformen an. Er unterscheidet den ordnenden Eros von dem unmäßigen Eros.

---

63 In der patriarchalischen Tradition des antiken Griechenlands stehend, sieht Pausanias im himmlischen Eros ein Überwiegen des Begehrens von Männlichem – als des von Natur aus Vernünftigeren und Stärkeren – und im gewöhnlichen Eros ein Überwiegen von Weiblichem.

64 Dieser Gedanke ist in dem Roman *1984* von George Orwell als beklemmende Zukunftsvision ausgemalt worden.

Heilkunst bedeute, in den Menschen das Verlangen nach dem ordnenden Eros zu stärken, damit der unmäßige Eros zurückgedrängt wird. Bei jedem Menschen sind immer beide Erosformen im Spiel, die in ihrem Mischungsverhältnis über Krankheit oder Gesundheit entscheiden. Überwiegt der ordnende Eros, nähert sich der Mensch der Gesundheit an, nimmt der unmäßige Eros überhand, entstehen Krankheiten. Das Überwiegen des ordnenden Eros bedeutet, dass ein Mensch in sich eine Harmonie erreicht zwischen widerstrebenden, gegensätzlichen Kräften.[65] Ein Arzt solle bewirken, »dass das einander Feindlichste im Körper freundlich ist und sich liebt« (ebd., S. 47). Die Harmonie des Eros bezieht sich einerseits auf den Körper,[66] andererseits aber auch auf die Seele und auf die ethische Ausrichtung eines Menschen. Sein Überwiegen führt zu Gerechtigkeit und Besonnenheit in der Lebensführung und damit letztendlich auch zu Lebenszufriedenheit – »der (Eros [K.K.]) hat die größte Macht und verschafft jegliche Glückseligkeit und bewirkt, dass wir miteinander verkehren und befreundet sind ...« (ebd., 2006, S. 53).

Der beste Arzt ist derjenige, der den ordnenden vom unmäßigen Eros klar unterscheiden kann. Denn der Arzt kann eine Veränderung bei seinem Patienten nur dann bewirken, wenn er im Patienten das »schöne Verlangen« stärkt, damit es an die Stelle des anderen, des unmäßigen Strebens treten kann. Es kommt somit auch auf die Persönlichkeit des Arztes an, ob er seinem Patienten helfen kann oder nicht. Er muss selbst in Ethik geschult sein und sich im eigenen Leben um ein Überwiegen des ordnenden Eros bemühen.

Die hier von Eryximachos eingeführte Unterscheidung in den ordnenden und unmäßigen Eros lassen an Freuds Unterscheidung in Eros und Thanatos denken, die dieser im Rahmen seiner dritten Triebtheorie in *Jenseits des Lustprinzips* (1920) eingeführt hat. Eros und Thanatos entscheiden auch Freud zufolge in ihrem spezifischen Mischungsverhältnis über das Ausmaß von Krankheiten und psychischen Symptomen.

In der Rede Eryximachos' ist sowohl die Vorbildfunktion der Arztpersönlichkeit als auch die Bedeutung der Identifikation des Patienten mit seinem Arzt angesprochen.

Der nächste Redner ist Aristophanes, der humorvolle Autor von *Die Wolken*, einer Komödie, in deren Zentrum die Gestalt Sokrates' steht. Aristophanes

65 Das durch Eros motivierte Ordnen versteht Eryximachos als ›Kunst‹, er vergleicht es mit der Komposition eines Musikstücks.

66 »Und wenn dem, was ich eben genannt habe, im Verhältnis zueinander der ordnende Eros zuteil wird, (nämlich) dem Warmen und Kalten und Trockenen und Feuchten, und sie zur Harmonie und einer vernünftigen Mischung gelangen, dann bringen sie mit ihrem Kommen Gedeihen und Gesundheit für Menschen und die anderen Lebewesen und richten keinerlei Schaden an. Wenn aber der unmäßige Eros die Oberhand (...) gewinnt, zerstört er vieles und richtet großen Schaden an.« (Platon, 2006, S. 51)

meint, dass die Menschen die Macht des Eros noch nicht begriffen hätten. Er sei der menschenfreundlichste aller Götter, »ein Helfer der Menschen und Arzt für das, dessen Heilung wohl das größte Glück für das Menschengeschlecht bedeute« (ebd., S. 55). Aristophanes malt nun den Mythos vom »Kugelmenschen« aus, der häufig zitiert wird.

Ursprünglich fanden sich drei Menschenarten. Neben dem männlichen und dem weiblichen Geschlecht gab es Menschen, die beide Geschlechter gleichzeitig in sich vereinten. Alle Menschen waren kugelrund und hatten vier Arme und vier Beine sowie zwei Gesichter und zwei Geschlechtsteile. Sie konnten zwar aufrecht gehen, bewegten sich aber überwiegend Rad schlagend fort. Da sie sehr stark waren und großes Selbstvertrauen besaßen, legten sie sich mit den Göttern an und versuchten, sich Zugang zum Himmel zu verschaffen. Die Götter waren beunruhigt und beratschlagten, was zu tun sei. Zeus entschied, dass alle Menschen in zwei Hälften geteilt werden sollten, damit sie schwächer und wieder nützlicher für die Götter würden. Ihr Gesicht sollte zur Schnittfläche hin gedreht werden. So hätten sie stets ihre eigene Teilung vor Augen und blieben bescheiden.

Nachdem die Menschen auseinandergeschnitten waren, entstand in den halbierten Menschen eine starke Sehnsucht (orexis), sich wieder mit der verlorenen Hälfte zu vereinigen. Aus Mitleid verlegte Zeus die Geschlechtsorgane in die Mitte der Schnittfläche, sodass die Menschenhälften im Geschlechtsakt zusammenfinden konnten. Die Sexualität bedeutete seither eine große Lust für die Menschen, weil dadurch der ursprüngliche Ganzheitszustand, das Kraft- und Hochgefühl sowie die Vertrautheit wieder erreichbar wurden.[67] Das Menschengeschlecht könnte demnach glücklich werden, wenn jeder Mensch seine verlorene Hälfte finden und sich mit ihr wiedervereinigen könnte.

Entscheidend ist Aristophanes zufolge nicht nur die körperliche Vereinigung, sondern auch die Suche nach der Vertrautheit und der Ganzwerdung der Person. Eros ist ein Trachten und Verlangen nach dem Ganzen, weil wir ursprünglich Ganzheiten waren. Dies ist das Fazit seiner Rede.

Finden wir hier Adlers Idee vom Minderwertigkeitsgefühl und dem unausgesetzten, kompensierenden Streben nach Vollkommenheit wieder, welches uns nicht nur zur Suche nach einem Liebespartner, sondern auch zu unserer Selbstentwicklung motiviert?

Nach Aristophanes folgt die glanzvolle Rede des Gastgebers Agathon, der

---

67 Männer, die Frauen lieben, und Frauen, die Männer lieben, stammen aus dem ehemals mann-weiblichen Geschlecht, homosexuelle Menschen sind aus dem entweder rein-weiblichen oder rein-männlichen Geschlecht hervorgegangen, weil jeder seine ehemals verlorene Hälfte sucht, begehrt und wiederzufinden sich sehnt. An dieser Stelle wird deutlich, dass im antiken Griechenland die Homosexualität gleichwertig neben der Heterosexualität Bestand hatte.

offenkundig bei dem Prunkredner Georgias in die Lehre gegangen ist (ebd., S. 196). Agathon bekommt vor seiner Rede bereits einen kleinen Dämpfer von Sokrates, der ihn auf seinen Hochmut hinweist.

Agathon preist Eros als den Glücklichsten unter den Göttern, weil er der Schönste und der Beste sei. Er sei auch der jüngste Gott. Denn Eros flieht vor dem Alter, er gesellt sich zu jungen Menschen. Und weil er jung ist, ist er beweglich und tritt oft schneller an uns heran, als wir ahnen. Eros sei auch sehr zart und bevorzugt die weichen Seelen.

> Er wandelt nämlich nicht auf der Erde und nicht auf Schädeln, die ja nicht besonders weich sind, sondern im Weichsten, was existiert, wandelt und wohnt er, denn in den Charakteren und Seelen der Götter und Menschen hat er seine Heimstatt errichtet. Und wiederum nicht, wie es gerade kommt, in allen Seelen, sondern, wenn er einer mit einem harten Charakter begegnet, entfernt er sich, wenn aber einer mit einem weichen, nimmt er dort seine Wohnung. (Ebd., 2006, S. 75)

Auch anmutig und schön ist Eros, denn Hässlichkeit und Eros liegen in permanentem Streit miteinander: »Im Blütenlosen oder Verblühten, sei es Körper oder Seele oder etwas anderes, nimmt Eros nicht seinen Sitz.« (Ebd., S. 75) Eros tut weder Unrecht, noch erleidet er Unrecht, er übt keine Gewalt aus und handelt auch nicht unter Gewalt, denn Menschen dienen dem Eros ausschließlich freiwillig.

Die Weisheit des Eros besteht nicht nur darin, dass durch ihn alle Lebewesen entstehen und wachsen, sondern auch darin, dass jeder Künstler, dessen Lehrer Eros ist, zu Glanz und Ansehen kommt. Ein Künstler, der sich nicht von Eros berühren lässt, fällt ins Dunkel zurück. Aus der Liebe zum Schönen entsteht alles Gute für die Menschen. Eros bewirkt »Frieden unter den Menschen, für das Meer aber Ruhe, Windstille, Ruhe der Stürme und Schlaf in den Sorgen.« (Ebd., S. 79) Er befreit uns von Fremdheit, schenkt Vertrautheit, Mildheit und Wohlwollen.

> (…) er umsorgt die Guten, vernachlässigt die Schlechten, in Pein, in Angst, in Sehnsucht, im Nachsinnen ist er Steuermann, Mitkämpfer, Beistand und bester Retter, aller Götter und Menschen Zierde, schönster und bester Leiter, dem ein jeder Mann unter schönen Preisgesängen folgen und in das Lied mit einstimmen soll, das Eros singt, aller Götter und Menschen Sinne bezaubernd. (Ebd., S.79)

Die glänzende Rede des preisgekrönten Agathon wird mit heftigem Beifall honoriert, bevor Sokrates zum Reden ansetzt.

Die ersten fünf Sprecher – Phaidros, Pausanias, Eryximachos, Aristophanes und Agathon – preisen den Gott Eros unter Beibehaltung der traditionellen Redeform und stellen jeweils eigene Gedanken zu seinem Wesen und zu seiner Größe zusammen.

Die Rede Sokrates' stellt auf mehreren Ebenen einen Höhepunkt dar und leitet eine gedankliche Wende ein: Sokrates trägt seine Rede als *Dialog* vor.

Platon verstand Philosophie hauptsächlich als ein »gemeinschaftliches Selbstdenken« (Friedrich Schlegel), das nur im Gespräch stattfinden kann. Sokrates erzählt von seinem Gespräch mit der Priesterin Diotima, die ihn in das Wesen des Eros einführte.

In diesem Dialog wird Eros nicht mehr nur als Liebe abgehandelt, sondern entpuppt sich als eine philosophische Grundhaltung. Er wird zum Liebhaber der Weisheit als dem Schönsten und Besten und ist auf die Geburt des Schönen aus. Eros ist Philosophie, und das ist der Aspekt, der für die Frage nach der Bildungsidee besonders interessant ist.

Was hat Eros mit Bildung zu tun? Sokrates' Dialog mit Diotima

Noch vor Beginn seiner Rede macht Sokrates den neben ihm liegenden Agathon darauf aufmerksam, dass es bei dem Erwerb von Wissen und Bildung nicht darum gehe, dass die Weisheit ein Ding sei, das von dem Volleren in den Leereren überfließe »wie das Wasser in den Bechern, das durch den Wollfaden aus dem volleren Becher in den leereren fließt« (ebd., S. 17). Wissen ist vielmehr das Ergebnis eigener Denkanstrengungen. Der Lehrer solle wie ein Geburtshelfer durch geschicktes Fragen helfen, das verborgene Wissen seines Schülers zutage zu fördern. Wissen kann so gesehen nicht vom Lehrer auf den Schüler übertragen, sondern nur in diesem evoziert und erweckt werden. Der »Dialog« ist das Medium, in welchem sich dieser Prozess vollziehen kann.[68]

Agathon, so Sokrates, habe mit seiner glänzenden Rede zwar begeistert, aber auch eingeschüchtert. Es besteht die Gefahr, dass die Zuhörer dabei passiv bleiben und nicht genügend in ihrem eigenen Denken gefordert sind.

Sokrates wählt daher bewusst einen anderen Redestil. Er wird einen Dialog vortragen, in welchem er selbst der Fragende, Nichtwissende, Lernende ist, der sich von der weisen Priesterin Diotima in Liebesdingen unterrichten lässt. Sokrates will nicht beeindrucken, es geht ihm um die Wahrheitssuche:[69] »Aber die Wahrheit bin ich bereit zu sprechen, wenn ihr wollt, auf meine Art, nicht im Wettstreit mit euren Reden.« (Ebd., S. 83)

Hiermit vermittelt Sokrates bereits vor Beginn seines Dialogs einen zentralen Gedanken der Platonischen Bildungsidee: Beim Lernen und mich Bilden befrage ich mich selbst über mein eigenes Wissen und entdecke, dass mein Wissen in großem Ausmaß ein Nichtwissen ist. Sokrates verkörperte »eine Pädagogik des

68 Sokrates bezeichnete diesen Prozess auch als »Maieutik« (μαιευτική: Hebammenkunst).

69 Wahrheit heißt im Griechischen Aletheia (Ἀλήθεια: das Unverborgene), also die Vorstellung, dass sich die Wahrheit immer wieder aufs Neue verbirgt, um fortwährend aus dem Dunkel hervorgeholt zu werden. Im Mittelpunkt stehen Authentizität und sachliches, kritisches Fragen (vgl. Hersch, 1996, S. 22).

schöpferischen Wissens, eine Aufdeckung des Nicht-Wissens, die beim Schüler das wirkliche, wahre Bewusstsein erschafft« (Hersch, 1996, S. 22).

Nun zum Inhalt des Dialogs:

Anders als Agathon sehen Sokrates und Diotima in Eros weder den schönsten noch den größten Gott. Sie verstehen ihn anders: Eros *begehrt* das Schöne und, weil man nur dasjenige begehren kann, das man *nicht* hat, kann Eros weder schön noch vollkommen sein. »Nicht wahr, Eros ist erstens (das Verlangen) nach etwas, zweitens nach dem, woran er einen Mangel hat.« (Platon, 2006, S. 89)

Ebenso ist Eros auch nicht gut, er ist des Guten *bedürftig*, denn er strebt nach dem Guten und will es erlangen. Sokrates entwirft Eros als eine Art Zwischenwesen. Wie ein Dämon steht er zwischen Göttern und Menschen und vermittelt zwischen ihnen. Er steht auch zwischen Schönem und Nicht-Schönem, zwischen Gutem und weniger Gutem und zwischen Wissen und Nichtwissen.

Um das Wesen Eros' verstehbar zu machen, berichtet Sokrates nun von der Herkunft Eros', über die er im Gespräch mit Diotima erfahren hat.

Am Tag der Geburt Aphrodites feierten die Götter ein Festmahl. Unter ihnen war Poros, der Gott des Auswegs, der Erfindungsgabe, des Reichtums und der Klugheit. Auch Penia, die personifizierte Armut und Bedürftigkeit, kam zum Fest, um sich etwas zu erbetteln. Als Poros im Garten seinen Rausch ausschlief, legte sich Penia zu ihm, um ein Kind von ihm zu empfangen. So wurde sie schwanger mit Eros.

> Deshalb also wurde Eros ein Begleiter und Diener der Aphrodite, weil er an ihrem Geburtstag gezeugt wurde (…). Da also Eros ein Sohn des Poros und der Penia ist, wurde ihm ein derartiges Los zuteil: Zuerst ist er immer arm und beileibe nicht zart und schön, wie die meisten glauben, sondern rau, ungepflegt, barfuß und ohne Wohnung, immer auf dem Boden liegend und ohne Decken vor Türen und an Wegen unter freiem Himmel schlafend; der Natur seiner Mutter nach ist er stets ein Gefährte der Bedürftigkeit. Vom Vater her andererseits kommt es, dass er den Schönen und Guten nachstellt, tapfer, verwegen und energisch ist, ein gewaltiger Jäger, immer irgendwelche Kniffe ins Werk setzend, begierig nach Einsicht und erfinderisch, sein Leben lang die Weisheit liebend, ein mächtiger Zauberer und Giftmischer und Sophist. (…) was er aber gewinnt, verrinnt ihm stets wieder, so dass Eros weder jemals Mangel leidet noch reich ist und auch in der Mitte zwischen Wissen und Unwissenheit steht. (Ebd., S. 98/99)

Aus dieser Spannung zwischen den Charakteren von Mutter und Vater ergeben sich die Sehnsucht (orexis) und das Streben Eros'. Er ist innerlich zerrissen, aber gerade diese Zwiespältigkeit begründet seine Beweglichkeit und macht seine Anmut aus.

Sokrates überträgt diese Dynamik auf die Philosophie: Der Philosoph ist Eros sehr ähnlich. Auch er hat eine Zwischenstellung. Er gehört weder zu den Wissenden (den Göttern) noch zu den Unwissenden (den durchschnittlichen

Menschen), die beide nicht nach Wissen streben – die einen, weil sie wissend sind, die anderen, weil sie *meinen*, wissend zu sein. Der Philosoph ist sich hingegen seines Nichtwissens bewusst und strebt nach Wissen.[70]

> Wie Eros nämlich steht der Philosoph zwischen Weisheit und Torheit, Wissen und Unwissenheit, und wie Eros fühlt er seine Bedürftigkeit, weiß um seine Torheit und Unwissenheit und strebt deshalb nach Weisheit und Wissen, zählen sie doch wie Diotima (…) betont, zum Schönsten überhaupt. (Ebd., Nachwort, S. 207)

Jetzt begreift der Leser, dass es nicht mehr nur um Liebe, sondern um Philosophie und Bildung geht, die sich hier im Motiv der Sehnsucht (orexis) miteinander verbinden.[71][72]

Aber auch damit ist noch nicht das letzte Wort über Eros gesprochen. Diotima bringt im Gespräch mit Sokrates zusätzlich den Aspekt der Unsterblichkeit ins Spiel. Denn was dem Streben nach dem Guten letztendlich zugrunde liegt, ist der Wunsch nach Unsterblichkeit, um das Wahre und Gute möglichst dauerhaft zu besitzen. Die Priesterin weiß, dass Eros nicht nur das Streben nach dem Guten bedeutet, sondern, dass er auf deren Geburt, die Hervorbringung des Schönen und Guten aus ist (ebd., S. 107). Unsterblichkeit kann nur durch Schaffen im weitesten Sinn realisiert werden. Gemeint ist hiermit nicht Gelderwerb, Besitz oder das Zeugen von Kindern, sondern ein Schaffen, das mit der Idee des Guten verknüpft ist. Auch die Maieutik, die Unterstützung durch einen anderen bei dem Bemühen, sich des eigenen Wissens bewusst zu werden, ist ein *erotisches* Schaffen.

Sokrates berichtet abschließend noch von einem letzten und höchsten Geheimnis Diotimas, nämlich vom Aufstieg der Seele zur Schau des Schönen selbst. Diotima beschreibt hier – ähnlich wie Platon im Höhlengleichnis in *Politeia* (*Der Staat,* 428/27 v. Chr.) – den Weg, den die vom philosophischen Eros ergriffenen Seelen zu nehmen haben, um von den einzelnen Erscheinungen (Dingen) zu den Ideen und von den beliebigen Meinungen zum Wissen und zur Erkenntnis zu gelangen. So kann ein strebender Mensch erkennen, dass es neben dem vielen einzelnen Schönen auch die Idee der Schönheit gibt. Das sinnlich Zugängliche ist schön aufgrund seiner Teilhabe am Schönen selbst (ebd., Nachwort, S. 209).

---

70 Sokrates erzählt damit auch vom mühsamen Geschäft des Philosophen, des »barfüßigen Eros ohne Flügel« (ebd., Nachwort, S. 214).

71 An dieser Stelle wird auch deutlich, warum Humboldt die orexis in den Mittelpunkt seiner Bildungstheorie und seiner Überlegungen zum *Symposion* gestellt hat.

72 Man kann hier wieder eine Parallele zu Adlers anthropologischen Überlegungen zum menschlichen Minderwertigkeitsgefühl und dem daraufhin einsetzenden Geltungs- und Vollkommenheitsstreben als Grundlage und Motiv für Bildungsprozesse herstellen. Dieser Zusammenhang wird an drei verschiedenen Textstellen im *Symposion* – in jeweils unterschiedliche Bilder eingekleidet – nahegelegt. Ich nehme an jeder der entsprechenden Textstellen darauf Bezug.

> Das ist nämlich die richtige Art, an die Dinge der Liebe heranzugehen oder sich von einem anderen (dorthin) führen zu lassen, beginnend mit dem vielfältigen Schönen hier, um jenes Schönen willen immer weiter emporzusteigen wie auf einer Leiter (...) um schließlich zu jener Kenntnis zu gelangen (...) was das Schöne selbst ist. An diesem Punkt des Lebens (...) ist das Leben für den Menschen lebenswert, im Schauen des Schönen selbst. (Ebd., S. 122/123)

Den Aufstieg von den einzelnen Dingen zu den Ideen beschreibt Platon nicht nur als Erkenntnis- und Bildungsprozess, sondern auch als Entfaltung einer philosophischen, produktiven Lebensform. Der Erkennende wird »dem weiten Meer des Schönen zugewandt (...) viele schöne und prächtige Worte und Gedanken in unerschöpflichem Streben nach Weisheit gebären.« (Ebd., S. 119)

Sokrates und Diotima zeigen die lebensverändernde Kraft, die von der Erkenntnis der Ideen ausgehen kann. Eros ist in diesem Sinn der große Helfer, die Idee des Guten zu erschauen. Er öffnet die Augen für das Wertvolle und führt uns dadurch zum Guten. Dies vollzieht sich nicht nur durch das reine Denken, sondern auch durch das Erkennen von Werten, was ein wesentliches Motiv für unsere Handlungen ist.[73] Eros fordert uns zum Schaffen auf, zur Bewahrung des Lebens und zum Aufbau von Kultur.[74]

Die von Sokrates und Diotima beschriebene »Umwendung der Seele« bedeutet somit auch eine Erweiterung des Werthorizonts und der Wertsichtigkeit – ein Perspektivwechsel, der sowohl in der Bildung als auch in der Psychotherapie eine entscheidende Rolle spielt. Platons Ideenlehre überschneidet sich an dieser Stelle mit Gedanken der Wertphilosophen Nicolai Hartmann und Max Scheler. Sie lehrt, dass menschliche Entwicklung und Bildung mit der Steigerung von Wertsichtigkeit einhergehen kann.

Aber im Verlauf der weiteren Handlung können wir ansatzweise auch die Ambivalenz Platons bezüglich des Wirkens der reinen Ideen heraushören. Durch das Auftreten Alkibiades' wechselt Platon seine Perspektive und macht deutlich, dass auch Sinnlichkeit und Leiblichkeit auf unsere Entwicklung und Bildung einen entscheidenden Einfluss nehmen.

---

73 So könnte man es im Sinne von Nicolai Hartmann und Max Scheler interpretieren.

74 Der Gedanke, dass Eros zum Kulturschaffen hinlenkt, erinnert an Freuds Sublimierungstheorie, die bei ihm in seine Triebtheorie eingebunden ist. Im Zentrum des Sublimierungstheorems steht die Annahme von der Umwandlung sexueller Begierde in Kulturarbeit. Freud verwendet eine ähnliche Denkfigur wie Sokrates (Platon), der Eros als Geburtshelfer menschlicher Kulturschöpfungen bezeichnet. Sokrates allerdings nimmt Eros lediglich als Phänomen und beschreibt sein Wesen in Bildern, ohne dass er genauer nach Begründungszusammenhängen fragt.

Scheitert Alkibiades an der Bildung?

Nachdem Sokrates gesprochen hat, stürzt der volltrunkene Alkibiades[75] mit Zechgenossen und Flötenspielerinnen in das Haus Agathons und erobert sich das Wort. Es folgt eine ergreifende Rede: Alkibiades gesteht seine Liebe zu Sokrates, aber auch seine Affekte und seine bittere Enttäuschung über die Zurückweisung seiner Liebe. In keiner Schrift – abgesehen von Platons *Apologie* (395–390 v. Chr.) erfahren wir mehr über die Person Sokrates' als in der Rede seines glühenden Verehrers Alkibiades.

Von welchem Eros erzählt uns Alkibiades? Ist es der ›gewöhnliche Eros‹, den Pausanias vom ›himmlischen‹ unterschied? Macht er uns vor, in welche Verwirrungen Eros uns führen kann? Alkibiades liebt sehr menschlich und lässt die Übergänge zwischen dem himmlischen und dem gewöhnlichen Eros in der Realität als fließend erscheinen. Deshalb fühlen wir mit ihm und identifizieren uns mit ihm.

Nachdem Alkibiades alle Anwesenden zum Trinken animiert hat, weil er nicht der einzige Volltrunkene unter ihnen sein möchte, beginnt er, Sokrates »in Bildern« zu preisen.

Sokrates bezaubere die Menschen durch seine Reden und durch seine Art, mit Menschen ins Gespräch zu kommen. Er begeistere durch Gedanken wie ein Flötenspieler durch seine Musik. Sein Aussehen sei dagegen nicht besonders rühmlich. Er gleiche einem Silenen und dem Satyr Marsyas. Alkibiades erzählt:

> Immer wenn ich ihn höre, hüpft mir viel mehr als tanzenden Korybanten das Herz im Leibe, und Tränen strömen hervor unter dem Eindruck seiner Worte. Ich sehe aber, dass es auch sehr vielen anderen genauso ergeht. (Platon, 2006, S. 135)

Was macht Sokrates' Faszination für Alkibiades genauer aus? Alkibiades bemüht sich um Selbsterkenntnis. Er denkt über seine Motive nach und beschreibt seine Gefühle offenherzig: Er liebe Sokrates, fühle sich aber ihm gegenüber unterlegen, fast in den Zustand eines Sklaven versetzt, denn von der Persönlichkeit Sokrates' und seiner Philosophie gehe die dringliche Aufforderung aus, sich zu verändern, besser zu werden.

> Da ich von etwas noch Schmerzhafteren gebissen wurde und an der schmerzhaftesten Stelle, an der einer wohl gebissen werden könnte, da ich nämlich im Herzen oder in der Seele oder wie man das sonst nennen soll, getroffen und gebissen wurde von den Gedanken der Philosophie, die heftiger zupacken als eine Schlange, wenn sie eine junge, nicht unbegabte Seele zu fassen bekommen, und sie veranlassen, alles Mögliche zu tun und zu sagen. (Ebd., S. 143)

75 Alkibiades war ein bedeutender Redner, Feldherr und Staatsmann in Athen, der aufgrund seiner aggressiven Außenpolitik nach Sparta floh, sich auch hier wieder Feinde machte und schließlich verbannt wurde.

Er sieht in Sokrates eine Persönlichkeit, die Maßstäbe setzt, die ihn erheben, aber gleichzeitig auch zu erdrücken drohen. Alkibiades fühlt sich seinem Vorbild nicht gewachsen. Er flieht vor der erahnten schwierigen Aufgabe eines philosophischen Lebens in die Tagesgeschäfte Athens, die ihm schnellen Ruhm und Erfolg versprechen.

> Ich wurde häufig in einen solchen Zustand versetzt, dass mir das Leben nicht lebenswert zu sein schien, wenn ich mich (weiter) so verhielte, wie ich mich verhielt. (...) Er zwingt mich nämlich, einzugestehen, dass ich mich, obwohl es mir selbst noch an vielem mangelt, vernachlässige und mich stattdessen um die Angelegenheiten der Athener kümmere. (Ebd., S. 137)

Seine ambivalenten Gefühle Sokrates gegenüber sind quälend:

> Und häufig würde ich wohl gerne sehen, wenn er nicht unter den Menschen wäre, wenn dies aber wirklich geschähe, weiß ich genau, dass ich noch viel mehr Kummer empfände, so dass ich nicht weiß, was ich mit diesem Menschen anfangen soll. (Ebd., S. 137)

Das entspricht einer Erfahrung, die uns Menschen vertraut ist. Es kann schwer sein, der geistigen Überlegenheit und echten Größe eines Menschen sowie den durch ihn verkörperten Ideen standzuhalten, weil wir uns klein fühlen. Wenn es allerdings gelingt, diese Erfahrung produktiv umzusetzen, an dem Vorbild und dessen geistigem Horizont zu wachsen, kann dies zum wesentlichen Motiv unserer Selbstentwicklung und Bildung werden.

An dieser Stelle sei wiederum an Adlers Anthropologie erinnert. Dieser zufolge erleidet jeder Mensch aufgrund seiner »biologischen Frühgeburt« und des hiermit zusammenhängenden existenziellen und lang anhaltenden Angewiesenseins auf die Betreuung durch seine Bezugspersonen ein »Minderwertigkeitsgefühl«, dem er mit ausgeprägtem Macht- oder Geltungsstreben beizukommen versucht. Dieses Gefühl der Minderwertigkeit den sozialen und kulturellen Anforderungen gegenüber ist eins der grundlegenden Elemente des Menschseins. Die tragfähigste Kompensation der Minderwertigkeits-Geltungsdynamik ist Adler zufolge das Lernen.[76]

Die Geschichte der Beziehung zwischen Alkibiades und Sokrates erzählt uns davon, wie nahe die Möglichkeit einer gelingenden Kompensation neben ihrem Scheitern liegen kann und auch, wie viele Zwischentöne es hierbei gibt. Damit

---

76 Ein Mensch sollte durch umfängliches sozial-kulturelles Training in die Kultur hineinwachsen, und alles hängt hierbei von seiner Lernwilligkeit ab. Dabei erwirbt er Maßstäbe, seine oft verborgenen Größenträume (Machtstreben) zu mildern und ›seine Rechnung mit der Wirklichkeit zu machen‹. Bildung mäßigt den verborgenen Größenwahn und erzieht bis in die Affekte und Gefühle hinein. Dadurch kann eine Charakterdeformation abgemildert werden (vgl. Neiß, R., Psychotherapie und Bildung. Unveröffentlichtes Manuskript, 2014).

ergänzt Alkibiades die in den ersten Reden eher polarisierend dargestellten Eros-Formen um einen wichtigen Aspekt.

Alkibiades wählt in der Beziehung zu Sokrates einen Weg, der ihn in eine schmerzliche Sackgasse führen wird: Um seine quälenden Gefühle des Unterlegen-Seins zu überwinden, versucht er Sokrates zu verführen und setzt hierbei auf seine »jugendlichen Reize« (Platon, 2006, S. 139). Listig und berechnend sucht er Sokrates' Nähe, schmeichelt ihm und verbringt sogar eine Nacht mit ihm. Doch als er nachts seine Arme um Sokrates schlingt, bleibt dieser ungerührt, und als die Nacht vorbei ist, »stand ich mit Sokrates wieder auf, wie wenn ich mit meinem Vater oder älteren Bruder geschlafen hätte.« (Ebd., S. 147)

Wir erleben Alkibiades wie besessen von der Idee, Sokrates an Format ähnlich werden zu können, wenn er sein Geliebter wird und ihm körperlich zu Willen ist. Äußerlich ungerührt hält Sokrates dem Liebeswerben stand: Alkibiades hätte versucht, »Gold gegen Erz« einzutauschen, indem er statt einer Selbstentwicklung die körperliche Vereinigung anzusteuern versuchte.

Es sei an dieser Stelle an Freuds Konzept von der Übertragungsliebe erinnert, die er als Widerstand einordnet. Bei der Übertragungsliebe verlieben sich die Patientin oder der Patient in den Therapeuten, um der eigenen Entwicklung auszuweichen. Sie suchen »Heilung durch Liebe«[77]. Das erotische Motiv verdeckt einen Machtaspekt: Indem sie den Therapeuten in sich verliebt machen, bringen sie diesen zu Fall und erreichen dadurch ein »schnelles« Überlegenheitsgefühl. Der Selbstentwicklungsimpuls droht hiermit verloren zu gehen.

Indem Sokrates Alkibiades zurückweist, konfrontiert er diesen nicht nur mit seinem Hochmut bezüglich Schönheit und Jugend, sondern er verweist ihn auch auf dessen eigene Entwicklungsaufgabe. Durch Standhaftigkeit und moralische Überlegenheit bewahrt sich Sokrates seine positive Autorität, die Voraussetzung dafür ist, dass seine Schüler von ihm lernen können.

Am Ende zeigt sich, dass Alkibiades kein Philosoph, sondern eher ein Sophist[78] ist, der den Beifall der Menge sucht und sich nicht mit dem mühsamen Prozess des Lernens und der Bildung anfreunden kann.

Übertragen und angewandt auf das Bildungs- und Entwicklungsthema bedeutet dies: Bei der Bildung geht es auch darum, dass wir Wertvolles und Überlegenes – wie im Text die Persönlichkeit Sokrates' – anerkennen. Nur dann sind wir vor der Flucht in Ausweichmanöver geschützt. Am Beispiel von Eros,

77 Vgl. Freuds Schriften zur Behandlungstechnik, insbesondere *Bemerkungen über die Übertragungsliebe* (1915).

78 Sokrates und Platon grenzten sich mit ihrer Philosophie strikt von den Sophisten ab, die sie als käufliche, rhetorisch geschulte Lehrer der Philosophie ansahen, denen es in erster Linie darum ginge, Zuhörer zu beeindrucken und von ihren Standpunkten zu überzeugen. Dieses Urteil über die Sophisten ist allerdings einseitig und bis heute umstritten (vgl. Rattner, 2012 c, S. 65ff.).

»dem barfüßigen Gott ohne Flügel«[79], zeigt uns Sokrates, dass Bildsamkeit im Spannungsfeld von Nichtwissen und Wissen, Kleinheitsgefühl und ›Vollkommenheit‹ entsteht und fruchtbar wird. Unser Streben erlahmt, wenn wir uns dieser Dynamik entziehen. Wir dürfen den Bezug zu unserem allzu menschlichen Schwächegefühl, zu unseren zarten Seiten (›Penia‹, Bedürftigkeit, Nichtwissen) nicht verlieren. Übersteigerte Größengefühle (›Poros‹, Machtgefühl, unhinterfragtes Wissen) erweisen sich für die Selbstentwicklung als gefährliche Hindernisse und konterkarieren unsere Bildung.[80] Alkibiades, in dem wir uns wiedererkennen können, scheiterte an ihnen.

79 Vgl. Platon, Nachwort, 2006, S. 214.

80 Wenn es kaum tragfähige Vorbilder gibt, die entwicklungsfreundliche Werte vorleben können, oder wenn Vorbilder aufgrund von Wertblindheit verkannt werden, geht ein wesentlicher Antrieb zu Bildung verloren.

Wilhelm von Humboldt als Vordenker eines personalen Bildungsbegriffs

Die Auffassung von Bildung als einen Prozess, der den ganzen Menschen betrifft und den jeder im Sinne einer Selbstbildung für sich vollziehen muss, haben wir unter anderem Wilhelm von Humboldt (1767–1835) zu verdanken. Humboldt hat sich von einem einseitig auf das Kognitive ausgerichteten Bildungsverständnis distanziert und kann daher als Vordenker des für die Tiefenpsychologie relevanten personalen Bildungsbegriffs verstanden werden.

Andererseits prägen seinen Bildungsbegriff aber auch übersteigert idealistische und solipsistische Aspekte, die in der Rezeptionsgeschichte Humboldts Einfallstor für eine in konservativer Tradition stehende Auslegung seines Bildungsgedankens wurden, der besonders im Bildungsbürgertum viel Anklang fand. Dies sollte bedacht und berücksichtigt werden, wenn man Humboldts Bildungsverständnis für die Tiefenpsychologie geltend machen möchte. In diesem Sinne beinhaltet die Auseinandersetzung mit Humboldts Bildungsbegriff auch einige kritische Überlegungen.

Was ist Bildung?

Befasst man sich mit der Fragestellung, ob und wie Psychotherapie mit Bildung in Zusammenhang gebracht werden kann, stößt man immer wieder auf die Frage, was wir unter Bildung verstehen wollen. Im Unterschied zur Ausbildung verbinden wir mit Bildung die Vorstellung von einem umfänglicheren Entwicklungs- und Formungsprozess. Ein gebildeter Mensch sollte nicht nur vieles oder auch Vielfältiges wissen, sondern auch in seinem Handeln, Denken und Fühlen einen Maßstab haben, der auf Menschlichkeit oder sogar Weisheit und Geist verweist. Im *Philosophischen Wörterbuch* heißt es:

> Als Bildung bezeichnet man sowohl die geistige Gestalt eines Menschen, die er an den sittlichen und geistigen Werten seines Kulturkreises erworben hat, als auch den Prozess der Erziehung, Selbsterziehung, Beeinflussung, Prägung, der zu dieser Gestalt hinführt.

> Nicht das Maß des Wissens, sondern seine Verschmelzung mit der Persönlichkeit, das selbständige Verfügenkönnen ist dabei entscheidend. (Philosophisches Wörterbuch, 1991, S. 78)

Aber handelt es sich hierbei nicht eher um ein Ideal, das der Wirklichkeit oft nicht standhält oder standhalten konnte? Wie viele Menschen gab und gibt es noch immer, die als gebildet gelten und trotzdem zu groben Verstößen gegen die Menschlichkeit fähig sind? Woran liegt es, dass Ideal und Realität an dieser Stelle so weit auseinanderklaffen?

Daniel Goeudevert stellt seinem Bildungs-Buch *Der Horizont hat Flügel* den Satz voran: »Ausbildung ohne Bildung führt zu Wissen ohne Gewissen« (Goeudevert, 2001, S. 5). Demnach sollte Bildung an eine Ethik gebunden sein. Aber wie verhalten sich Bildung und Ethik zueinander? Wie kann Ethik im Zusammenhang mit Bildung vermittelt werden? Und was könnte dies für die Psychotherapie bedeuten?

Das sind Fragen, die weit in die Kulturgeschichte zurückreichen und in unterschiedlichen Epochen bei Philosophen, Pädagogen, Psychologen und Erziehungswissenschaftlern different behandelt wurden. Bei genauerer Betrachtung der vielfältigen Bildungsbegriffe und Gedankenwelten ihrer Vertreter können Bildungstheorien, die in konservativer Tradition stehen, von kulturkritischen, fortschrittlichen, emanzipativen Bildungsvorstellungen unterschieden werden. Die Übergänge hierbei sind fließend.

Dass Bildung heute ein Begriff ist, der zwiespältige Empfindungen hervorruft, verweist auf ambivalente Aspekte in seiner Bedeutungsgeschichte. Friedrich Nietzsche hat etwa mit seinem Begriff des »Bildungsphilisters« in *David Strauss der Bekenner und der Schriftsteller* (*Erste Unzeitgemäße Betrachtung*, 1873) darauf hingewiesen, dass Bildung gepaart sein kann mit engstirniger Lebensfremdheit und gekünstelter Schwärmerei und dass sie oft durchdrungen ist von dem Streben nach Prestige, Macht und Schein. Er schreibt:

> Diese Macht, diese Gattung von Menschen will ich beim Namen nennen – es sind die B i l d u n g s p h i l i s t e r. Das Wort Philister ist bekanntlich dem Studentenleben entnommen und bezeichnet in seinem weiteren, doch ganz populären Sinne den Gegensatz des Musensohnes, des Künstlers, des ächten Kulturmenschen. Der Bildungsphilister aber (…) unterscheidet sich von der allgemeinen Idee der Gattung »Philister« durch Einen Aberglauben; er wähnt selbst Musensohn und Kulturmensch zu sein; ein unbegreiflicher Wahn, aus dem hervorgeht, dass er gar nicht weiss, was der Philister und was sein Gegensatz ist. (…) Er fühlt sich (…) fest überzeugt, dass seine »Bildung« gerade der satte Ausdruck der rechten deutschen Kultur sei. (Nietzsche: *David Strauss der Bekenner und der Schriftsteller. 2,* KSA Bd. 1, S. 165)

Auch der Individualpsychologe Alfred Adler, ein leidenschaftlicher Vertreter eines Bildungsgedankens im Dienste der Mitmenschlichkeit, stellt kulturkritische Überlegungen in Bezug auf die Bildungspraxis an. Er weist in *Menschenkenntnis* (1927) darauf hin, dass unsere Kultur von Größenideen durchzogen ist und dass deshalb Eltern ihre Kinder häufig zu Ehrgeiz anstacheln. Hierdurch wird die Bildsamkeit der Kinder schon früh mit Machtstreben infiziert (vgl. Adler, 1974, S. 170 ff.). Mit überspitzt ehrgeizigen, konkurrenzorientierten Bildungsbemühungen wollen Eltern und Lehrer Kindern zu gesellschaftlichem Erfolg verhelfen, stören hierdurch aber oftmals gerade deren Fähigkeit zu sachbezogenem und hingebungsvollem Lernen, was Voraussetzung für Bildung in Adlers Sinne ist. Diese sollte uns verbinden, anstatt uns voneinander zu trennen.

Für einen kulturkritischen, fortschrittlichen und emanzipativen Bildungsbegriff ist entscheidend, dass Bildung nicht zur Erhebung eines (gebildeten) Einzelnen über andere – diese ausgrenzend oder abwertend – führt, sondern sie sollte an die Werte der Solidarität, Freiheit und Gerechtigkeit gebunden und am »Gemeinschaftsgefühl« (Alfred Adler) orientiert sein.

Für die Psychotherapie kann nur ein in dieser Tradition stehender Bildungsbegriff in Betracht gezogen werden; denn Psychotherapie zielt von ihren Wurzeln her auf die Emanzipation und Entwicklung des Einzelnen, was ohne eine Stärkung von sozial und ethisch durchwirkter Bildung nicht denkbar ist.

Es ist interessant, dass gerade in der gegenwärtigen Debatte um den Notstand in der Bildung Wilhelm von Humboldt und sein Bildungsbegriff häufig erwähnt werden. Besonders bei der Frage, ob nicht wieder mehr Bildung in die Ausbildung integriert werden sollte, wird unter anderem auf dessen Gedankenwelt zurückgegriffen.[81] Humboldt soll für unsere Zeit fruchtbar gemacht werden. So zeigte etwa der Psychiater und Neurowissenschaftler Manfred Spitzer mit Bezugnahme auf die von ihm kritisch bewertete Bologna-Reform der deutschen Universitäten, dass die implizite Lerntheorie Wilhelm von Humboldts sogar durch neurowissenschaftliche Erkenntnisse bestätigt wird: »Wer proklamiert, Humboldt sei tot, seine Ideen würden nicht mehr gelten, der hat offensichtlich aus der Geschichte nicht gelernt.« (Spitzer, 2004, S. 198) Dieter Lenzen schlussfolgert in *Bildung statt Bologna* in diesem Zusammenhang: »Also: zurück zu Humboldt? Sicher nicht. Aber vielleicht mit Humboldt in die Zukunft.« (Lenzen, 2014, S. 40)

Zentrales Anliegen einiger Autoren, die sich an der gegenwärtigen Bildungsdebatte beteiligen,[82] ist, Menschen mithilfe von Bildung zu befähigen, dem heute dominierenden ›Ökonomisierungswahn‹ etwas Eigenes entgegensetzen zu

81 Nietzsche spitzt den Gegensatz zwischen Bildung und Ausbildung in einem Aphorismus so zu: »Man sehe nur erst in der Bildung etwas, was Nutzen bringt: so wird man bald das, was Nutzen bringt, mit der Bildung verwechseln.« (Michels-Wenz (Hg.): *Nietzsche, Wie man wird, wie man ist.* 1988, S. 107)

82 Vgl. Lenzen, 2014, Nida Rümelin, 2006, 2013, Liessmann, 2012.

können. Bildung ist nicht gleichbedeutend mit Vielwissen, sondern sie soll uns – wie Humboldt es formulierte – zu mehr Selbstbestimmung, besserer Urteilsfähigkeit und größerer Autonomie verhelfen. Dies sei auch in Hinblick auf die Aufrechterhaltung unserer Demokratiefähigkeit von großer Bedeutung, schreibt die amerikanische Philosophin Martha Nussbaum in *Nicht für den Profit*, wobei sie zu den von Humboldt genannten Fähigkeiten die Orientierungsfähigkeit, das kritische Denken und die Empathie hinzufügt (vgl. Nussbaum, 2012, S. 15ff.).

Man könnte an dieser Stelle fragen, ob Humboldts Bildungsbegriff und Gedankenwelt für diese Zielsetzung zukunftsweisend sein können. Besteht nicht die Gefahr, die für uns alle so notwendige Bildung hierdurch mit fortschritts- und modernekritischem Gedankengut zu verschmelzen? Denn Wilhelm von Humboldts Bildungsbegriff ist besonders in seiner Rezeptionsgeschichte eher der konservativen Begriffstradition zuzuordnen.

Bedeutung und Geschichte des Begriffs Bildung

Bei der Erforschung der Sprachbedeutung von Bildung ergibt sich, dass es für den deutschen Begriff kaum ein Begriffs-Äquivalent in den Sprachen unserer europäischen Nachbarländer gibt. Bildung wird mit Vokabeln übersetzt, die unserem Begriff ›Erziehung‹ entsprechen (engl. education, franz.: éducation, ital.: educazione, span.: educación). Am ehesten trifft noch das englische, heute eher ungebräuchliche, auf den Philosophen Shaftesbury (1671–1713) zurückgehende Wort ›formation‹ die deutsche Begriffsbedeutung ›Bildung‹ (vgl. Horlacher, 2011, S. 30). Es handelt sich demnach um eine in deutscher Tradition wurzelnde Begriffsbildung, sodass man im englischsprachigen Raum heute sogar von »German Bildung« spricht (vgl. Reichenbach, 2007, S. 126ff.).[83]

In Bildung enthalten ist zunächst das Verb ›bilden‹ im Sinne von ›formen‹. Aber auch das Substantiv ›Bild‹ mit seinen verwandten Bedeutungen ›Abbild‹ und ›Vorbild‹ ist Bestandteil des Begriffs. Diese Bedeutungen verweisen auf eine theologische Begriffstradition. Im Unterschied zum Tier ist der Mensch ›bildsam‹ und kann sich auf ein Vorbild, auch auf das Vorbild Gottes hin bilden und vervollkommnen (vgl. Lenzen, 2012, S. 47). Ursprünglich stammt der Begriff aus der deutschen Mystik und wird erstmals bei Meister Eckhart (1260–1328) in diesem Sinne verwendet.

Man kann sich in diesem Zusammenhang fragen, ob die ursprünglich theologische Bedeutungsschattierung bis heute noch unterschwellig im Bildungs-

83 Georg Bollenbeck verwandte in diesem Zusammenhang als Untertitel zu seinem Buch *Bildung und Kultur* sehr treffend die Formulierung *Glanz und Elend eines deutschen Deutungsmusters* (vgl. Bollenbeck, 1996).

begriff mitschwingt. Wird Bildung unter anderem mit religiösen Erlösungsphantasien verknüpft? Verbinden wir mit Bildung unbewusst auch die der menschlichen Natur widersprechende Vorstellung von souveräner Unantastbarkeit bzw. Gottähnlichkeit?

Nach seinen Anfängen in der Mystik wurde der Bildungsbegriff erst im 18. Jahrhundert mit Beginn der Aufklärung besonders durch Immanuel Kant (1724–1804) und die Aufklärungspädagogik in Deutschland wieder aufgegriffen, als deren wichtigste Vertreter Johann Bernhard Basedow (1724–1790), Christian Gotthilf Salzmann (1744–1811), Johann Heinrich Pestalozzi (1746–1827) und Johann Heinrich Campe (1746–1818) gelten. Auch für den sich etwas später etablierenden Neuhumanismus, für den unter anderen auch der Name Wilhelm von Humboldt (1767–1835) steht, wurde das Bildungsthema bedeutsam.

Der Begriff wurde in diesem Zusammenhang säkularisiert und entfernte sich von der ursprünglich theologischen Tradition. Bildung hatte nun das Ziel der Stärkung von Autonomie und Selbstverantwortung von Personen, die sich als gebildete Individualitäten auch gegen Autoritäten wie Kirche oder Staat auflehnen und sich von ihnen abgrenzen konnten. Bildung, die hier hauptsächlich im Sinne von Selbstbildung verstanden wurde, befähigte auch zu Kreativität und Kulturschöpfertum. Ideengeber für diese Vorstellung von Bildung war in erster Linie Immanuel Kant mit seinem Gedanken, dass jeder Mensch die Fähigkeit und Aufgabe hat, sich selbst zu einem eigenständig denkenden Individuum heranzubilden. Aufklärung im Sinne Kants bedeutete Mut, sich seines eigenen Verstandes zu bedienen. Mut, Verstand und Autonomie sollten durch Bildung gestärkt werden. Die Aufgabe der Selbstbildung blieb bei Kant an den kategorischen Imperativ gebunden und war dadurch auch in einen ethischen Kontext gestellt.

Möglicherweise ergeben sich an dieser Stelle erste Überschneidungen zwischen Bildung und den Anfängen der Psychoanalyse/Psychotherapie. Geht es doch in beiden Denktraditionen um die Stärkung der Autonomie oder gar Personalität des Menschen, was ihn letztendlich freier, selbstbestimmter, kulturfähiger und wertsichtiger werden lassen sollte.

Charakteristisch für die deutsche Begriffstradition war, dass der aufklärerische Bildungsbegriff und die Aufklärungspädagogik durch den sich zunehmend durchsetzenden neuhumanistischen Bildungsbegriff in den Hintergrund gedrängt wurden. Während der Philanthropismus (Aufklärungspädagogik) an die Werte der Aufklärung gebunden blieb (praktische Umsetzung von Vernunft, soziale Ausrichtung der Erziehung, Bildung für möglichst viele, Bedeutung der Empirie), fand der Neuhumanismus einen wichtigen Schwerpunkt in der Idealisierung der Antike. Unter dem Einfluss des deutschen Idealismus wurden im Neuhumanismus der Bezug zu praktischen Erziehungsfragen und eine soziale Ausrichtung der Bildungsidee tendenziell schwächer. In Deutschland um

1800 sprach man kaum noch von Erziehung und Aufklärung, sondern eher von Bildung und Kultur, was bestätigt, dass sich neuhumanistisches Gedankengut stark verbreitet hatte (vgl. Bollenbeck, 1996, S. 164). Besonders die Bildungstheorie Wilhelm von Humboldts hatte in Deutschland eine nachhaltige Wirkung. Sie wurde ein zentrales Deutungsmuster für Intellektuelle und für die wachsende Schicht der Bildungsbürger. Sie sahen in seiner Bildungsidee eine Möglichkeit zur gesellschaftlichen Emanzipation durch Bildung.[84]

Der Bildungsbegriff im Neuhumanismus

Der Neuhumanismus, der seinen Ausgangspunkt unter anderem auch von der Gedankenwelt Wilhelm von Humboldts nahm, bezeichnet die Wiedererweckung der humanistischen Bewegung in Deutschland etwa ab 1750. Wichtige Vorläufer waren pädagogische Abhandlungen aus Frankreich und England wie etwa John Lockes *Some thoughts concerning education* (1693) sowie Jean-Jacques Rousseaus *Émile* (1762). Auch zentrale Gedanken der Aufklärung flossen in den Neuhumanismus ein. Hinzu kamen Erkenntnisse durch die archäologischen Forschungen Johann Joachim Winckelmanns (1717–1768) und die von Friedrich August Wolf (1759–1824) begründete Altertumswissenschaft, Schöpfungen des deutschen Idealismus sowie Elemente des klassischen Bildungsbegriffs von Johann Wolfgang von Goethe (1749–1832) und Friedrich Schiller (1759–1805). Humboldts Bildungsreform versuchte diese Einflüsse zu bündeln und in ein dreigliedriges Schulsystem einzuarbeiten. Die Reform war geleitet durch das Ziel, begabte (und begüterte) Männer zu einer von ihrer Vernunft geleiteten gebildeten Persönlichkeit zu erziehen.[85] Die christliche Religion, die lange Zeit im Mittelpunkt der Bildung gestanden hatte, trat in den Hintergrund. Im Zuge der Säkularisierung konnten sich große Teile der europäischen Kulturtradition aus der Umklammerung durch das Christentum lösen. Mathematik und Physik nahmen gewaltigen Aufschwung und anstelle der Bibel gewann die an der Philosophie orientierte Ethik an Bedeutung.

Im Zentrum des Neuhumanismus stand, dass mit dem Ideal der Antike eine idealisierte Gegenwelt geschaffen wurde, die zum wichtigsten Studienobjekt

84 Es wird vermutet, dass gerade in Deutschland ein zunehmend elitärer, konservativer Bildungsbegriff dazu beigetragen hat, dass die Schicht der Intellektuellen etwa anderthalb Jahrhunderte später den Ausbruch beider Weltkriege und die Gräueltaten des Nationalsozialismus zu erschreckend großen Teilen mitgetragen hat. Bollenbeck bezeichnet das deutsche Bildungsbürgertum zwar als eine keineswegs unpolitische, wohl aber politisch gehemmte Führungsschicht (vgl. Bollenbeck, 1996).

85 Frauen hatten (von sehr wenigen Ausnahmen abgesehen) in Deutschland erst ab 1896 die Möglichkeit, an einer Universität zu studieren.

avancierte. Das Lernen der lateinischen und griechischen Sprache wurde bedeutsam und im Schulunterricht rückte die Übersetzung und Lektüre antiker Autoren zum Haupt- und Selbstzweck auf. Die schwärmerische Idealisierung der Antike beinhaltete allerdings auch die Gefahr einer Entfernung oder sogar Entwertung der Realität durch die Übersteigerung des Idealen. Man kann sich an dieser Stelle etwa fragen: Hilft uns ein Ideal? Spornt es uns an? Oder bedeutet es eher die Aufblähung einer Illusion, die zwar unserer Eitelkeit schmeicheln kann, die aber auch Gefahr läuft, uns von uns selbst inclusive unserer Körperlicheit zu entfremden?

Dass sich das neuhumanistische Bildungsideal gerade in Deutschland etabliert hat, mag mit daran gelegen haben, dass Deutschland durch den Dreißigjährigen Krieg (1618–1648) schwer heimgesucht und geschwächt war. Hier hatte sich seither ein verknöcherter, pedantischer Betrieb, eine zweite Scholastik eingenistet, und die lutherische Orthodoxie verdrängte die Lektüre antiker Autoren, die in anderen Ländern bereits größeren Einfluss gewonnen hatten. Mit dem Bestreben, die Bildung zu reformieren, versuchte Deutschland seinen Rückstand aufzuholen und mit den Nachbarstaaten gleichzuziehen (vgl. Fuhrmann, 2002, S. 26 ff.).

Mit Beginn des Neuhumanismus wurde in Deutschland, das in Einzelstaaten aufgeteilt war, Bildung zunehmend auch *national* gedacht. In Fichtes *Reden an die deutsche Nation* (1803) entwickelte der Philosoph ein Konzept nationaler Bildung, um das zersplitterte Deutschland zusammenzuschweißen. Im Unterschied zu Frankreich gab es in Deutschland vor 1848 keine bürgerliche Revolution und man versuchte, die Ideale der französischen Revolution durch Reformen, besonders auch Bildungsreformen, umzusetzen.

Die klassische Bildungsidee, die in ihren Anfängen auch von Goethe und Schiller repräsentiert wurde, richtete sich gegen das Leitbild, durch Spezialistentum ein nützliches Glied der Gesellschaft zu sein. Im Mittelpunkt stand das – allerdings hauptsächlich für bürgerliche Männer geltende – Ideal, sich zu einer *Persönlichkeit* heranzubilden, die ihre Anlagen und Kräfte zu einer harmonischen Einheit gestaltet. Dieses Bildungsideal beinhaltete nicht Fortschritte in der materiellen Kultur, sondern es strebte ein sittliches und ästhetisches Ideal menschlicher Vollkommenheit an, für welches besonders die Griechen Vorbild wurden. Auch diese Gedanken flossen in den Neuhumanismus ein.

Neben den großen Errungenschaften dieses Bildungsverständnisses waren die Schwächen der deutschen Bildungsidee schon vor ihrer Deformation durch den Nationalsozialismus ihr distanziertes und unklares Verhältnis zur Politik und ihr negatives Verhältnis zu Ökonomie, Technik und Fortschritt (vgl. Bollenbeck, 1996).

Wie Wilhelm von Humboldt sich selbst bildete

Wilhelm von Humboldt ist uns heute besonders durch seine Beteiligung an der Gründung der Friedrich-Wilhelms-Universität in Berlin (1809) bekannt, die seit 1949 den Namen Humboldt-Universität trägt, sowie durch seine Bildungsreform, die zu dem bereits erwähnten dreigliedrigen Schulsystem führte. Sein Leben ist durch Umwälzungen und häufige Veränderungen seiner beruflichen Tätigkeiten gekennzeichnet. Er war in Preußen als Jurist, Staatsmann, Diplomat und später auch als preußischer Gesandter beim Heiligen Stuhl in Rom tätig. Neben seinen wechselnden Beschäftigungen und ausgedehnten Aufenthalten in Frankreich und Italien zusammen mit seiner Frau und seinen acht Kindern[86] hat er auch ein beachtliches Werk verfasst: Seine gesammelten Werke umfassen sieben Bände, in denen er sich verschiedenen kultur- und geisteswissenschaftlichen Themen zuwendet. Wichtig sind besonders seine Sprachstudien aus den letzten 15 Lebensjahren, die ihn heute als einen wichtigen Mitbegründer der Sprachphilosophie ausweisen. Im Zusammenhang mit der Bildungsthematik wird am häufigsten auf seine kurze, Fragment gebliebene Schrift *Theorie der Bildung des Menschen* (1793) Bezug genommen, in der er die wesentlichen Eckpunkte seiner Bildungstheorie zusammenstellte.

Einige kleinere Werke liegen nur als Fragmente vor. Beim Lesen entsteht ein Bild von Vielfältigkeit und Perspektivenvielfalt, aber auch von Unruhe, Zerrissenheit und einem sehr hohen Anspruch an sich selbst.

Humboldt schrieb in *Bruchstück einer Selbstbiographie* (1816):

> Es ist immer eine innere Plage meines Lebens gewesen, mit Ideen schwanger zu gehen, die ich zum Gegenstande eines Aufsatzes, eines Buches, oft eines bedeutenden Werks machen wollte, und nie dazu zu gelangen. Die Umstände, die es verhinderten, waren nicht gerade äußre, (...). Es waren vielmehr innere, deren (...) Untersuchung den hauptsächlichsten Aufschluss über meine ganze geistige Eigentümlichkeit geben wird. (Humboldt, zit. nach Weinstock, 1957, S. 141)

Humboldts Bildungsidee hat sich aus seinem persönlichen Leben heraus entwickelt. So betont sein Biograf Tilmann Borsche, dass Humboldts Werk in erster Linie sein Leben und sein eigener Selbstbildungsweg gewesen sei. »Das eigentliche Werk ist ihm die eigene Person: *Bildung einer geistigen Individualität durch Worte* – das ist der Sinn und die Botschaft seines Daseins.« (Borsche, 1990, S. 13)

Die Grundmaxime seines eigenen Bildungsgangs beschreibt Humboldt in einem Brief an Schiller:

86 Drei der Kinder sind bereits im Kindesalter verstorben.

> Der Mensch scheint doch einmal da zu sein, alles, was ihn umgibt, in sein Eigentum, in das Eigentum seines Verstandes zu verwandeln, und das Leben ist kurz, ich möchte, wenn ich gehen muss, so wenig als möglich hinterlassen, das ich nicht mit mir in Berührung gesetzt hätte. (Humboldt zit. nach Cassirer: [1916], 1975, S. 329)

Um diese Zusammenhänge genauer zu untersuchen, möchte ich zunächst etwas näher auf die Biografie Wilhelm von Humboldts eingehen. Hierbei soll die Entstehung seines Bildungsbegriffs im Kontext seines Lebens anschaulich werden.

Biografische Skizze

Wilhelm von Humboldt wurde am 22. Juni 1767 als erster Sohn seiner Eltern Major Alexander Georg von Humboldt (1720–1779) und Marie Elisabeth Colomb (1741–1796) in Potsdam geboren. Zwei Jahre nach ihm folgte sein Bruder Alexander (1769–1859), der ein herausragender Naturforscher wurde.

Marie Elisabeth Colomb, die 21 Jahre jünger war als ihr Mann, entstammte einer großbürgerlichen Familie aus hugenottischer Tradition mit multinationaler Ahnentafel. Sie war häufig krank und hatte ein kühles, verschlossenes Temperament.[87] Trotz ihres umfänglichen Vermögens litt sie ihr Leben lang an Verarmungsängsten.

Wilhelm und sein Bruder Alexander haben sich wenig von ihr geliebt und kaum mit ihr verbunden gefühlt. Dennoch hat sie sich mit großem Ehrgeiz der Erziehung ihrer Söhne gewidmet und hierzu ausgezeichnete Hauslehrer engagiert (u. a. Johann Heinrich Campe und Gottlob Johann Christian Kunth).

Alexander Georg von Humboldt, der Vater, arbeitete zur Zeit seiner Eheschließung als Kammerherr bei dem späteren König Friedrich Wilhelm II. Seinen ursprünglichen Beruf als Dragoneroffizier hatte er wegen einer Kriegsverletzung aufgeben müssen. Zwei Jahre nach Wilhelms Geburt wurde er aus der Stellung am Hofe entlassen und lebte seither als Privatier. Er verwaltete seine Ländereien und das Schloss Tegel, welches seine Frau in die Ehe eingebracht hatte und das zum Wohnsitz der Familie wurde. Im Schloss Tegel haben die Brüder Humboldt ihre Kindheit verbracht. Die Familie lebte zurückgezogen und beide Söhne haben nie eine Schule besucht.

Major Alexander Georg von Humboldt war im Unterschied zu seiner Frau warmherzig, fröhlich und gefühlvoll. Er brachte Lebendigkeit und Frohsinn in die sonst eher düstere und freudlose Familien-Atmosphäre. Dennoch standen

87 Eine Zeitgenossin schreibt über sie: »Sie scheint eine jener Naturen gewesen zu sein, die weder sich noch anderen eine Gefühlsäußerung, vielleicht kaum ein lebhaftes Gefühl selbst gestatten.« (Zit. nach Geier, 2013, S. 20)

die Brüder Humboldt durch den strengen Unterricht und die Kontrolle ihrer Mutter fast permanent unter Aufsicht (vgl. Geier, 2013, S. 26). Beide haben auf die erlebte Enge, den Erziehungszwang und das hiermit verbundene Empfinden von Fremdbestimmung sehr unterschiedlich reagiert. Während Alexander sich der häuslichen Enge durch Herumstromern im Schlossgarten und Sammeln von verschiedenen Tieren und Pflanzen entzog (was er später zu seinem Beruf und seiner Lebenspassion machte), trat Wilhelm die Flucht nach innen an. »Ich bin von Natur und von Kindheit an mehr von einer innerlichen Natur gewesen. (…) Ich habe die Erziehung, die man mir gab, in meiner Manier aufgenommen und diese verstärkt«, schreibt er später (9. 10. 1818) an seine Braut Caroline von Dacheröden (zit. nach Geier, 2013, S. 32, [Br. VI, 336f.]). Diese Haltung steht später auch im Zentrum seiner Bildungsidee: Bildung bedeutete für ihn, auf den erlebten Erziehungsdruck mit Ausbau seines Selbstseins und durch Verstärkung seiner Innerlichkeit zu reagieren. Er errichtete sich eine eigene Welt, auf die niemand kontrollierenden Einfluss nehmen konnte. Bereits in seiner Kindheit erlebte er seine Selbstbildung als Kontrapunkt zu einer Anpassung an äußere Anforderungen.

Als Wilhelm zwölf Jahre alt war, starb sein Vater. Dessen plötzlicher Tod war äußerst schmerzlich für den Jungen und bedeutete, fortan der Zwanghaftigkeit, Kühle und Kritiksucht der Mutter noch stärker ausgeliefert zu sein. In dieser Krise verstärkte sich bei Wilhelm ein Hang zur Frömmigkeit, aber auch die Tendenz, seine Schwermut durch Lernen zu bewältigen: »Es war eine tötende Gleichgültigkeit in mir«, schreibt er später (1790) über seinen Zustand in diesen Jahren an seine Braut, »so gar keine Erwartung und kein Bemühen, mir Freude zu machen, so ein bloßes Umtreiben und ein ewiges Studieren. Denn die meisten Menschen und Dinge waren mir nur so weit lieb, als ich an ihnen lernen konnte.« (Zit. nach Geier, 2013, S. 28/29 [Br. I, 258])

Statt sich Menschen zuzuwenden, die langfristig einen gewissen Ersatz für den verlorenen Vater hätten bedeuten können, tauchte er in eine Traumwelt ein. Besonders die erhabenen Gestalten der griechischen und römischen Geschichte und Mythologie bevölkerten seine Phantasie, er idealisierte sie und berauschte sich daran. Mit stoischer Strenge wehrte er zunehmend die Neigung zum gesellschaftlichen Leben ab und entwickelte sich zu einem selbstbeherrschten, introvertierten Menschen. In *Bruchstück einer Selbstbiographie* (1816) beschreibt er dies:

> Die Selbstbeherrschung hat seit meinem 12. Jahre[,] wo ich sie, ganz aus innrem Antrieb, anfieng, bis jetzt, wo ich sie noch nicht verschmähe zu üben, nie einen andren Zweck gehabt, als sich selbst. (Zit. nach Geier, 2013, S. 29 [G.S. XV, 455])

Dies war aber auch eine großartige Leistung: Denn Wilhelm von Humboldt half sich dadurch, seine Krise zu überwachsen: Seine Antikenbegeisterung erweiterte seine Perspektive und er entdeckte Werte, die ihm den Weg wiesen. Durch imaginäre Vorbilder versuchte er, Orientierung und einen Maßstab für seine Selbstentwicklung zu gewinnen.

In *Von dem griechischen Charakter überhaupt und der idealischen Ansicht desselben insbesondere* (1808) setzt er sich später mit der Bedeutung von idealisierten Vorbildern für die Selbstbildung auseinander: Warum ist es so wertvoll, ein ideales Bild von vorbildlichen Menschen und einer verwirklichten Humanität vor Augen zu haben? Sie erheben unser Herz, machen uns Mut, auch, wenn wir eine Diskrepanz zu uns und unserem gegenwärtigen Zustand an verwirklichter Menschenfreiheit wahrnehmen. Sie feuern uns an, uns zu ihrer Höhe emporzuheben. In Humboldts Antikenstudien heißt es:

> Aber ihre Größe [der Griechen, K. K.] ist so rein, wahr und echt entsprungen aus der Natur und der Menschheit, dass sie uns nicht zwingend auf ihre, sondern begeisternd auf unsre Weise anregt, uns anzieht, indem sie unsre Selbständigkeit erhöht und uns mit sich verknüpft nur in der Idee letzter Vollkommenheit, von der sie ein unleugbares Vorbild, nach der aber auch uns, wenn gleich auf andern Wegen, zu streben erlaubt ist. (Zit. nach Weinstock, 1957, S. 75)

Wilhelm von Humboldt entdeckte im Zuge seiner Krise, dass die entscheidenden Empfindungen und Motoren für die Selbstbildung *Sehnsucht* und *Begeisterung* sind.[88] Beides waren Empfindungen, die ihn in seiner Krise stärkten. Die Bedeutung von Sehnsucht entnahm er Platons *Symposion*, einem seiner Lieblingstexte. In *Von dem griechischen Charakter überhaupt und der idealischen Ansicht desselben insbesondere* (1808) schreibt Humboldt: »Die Idealität eines Charakters hängt von nichts so sehr ab als der Tiefe und der Art der Sehnsucht, die ihn begeistert.« (Zit. nach Weinstock, 1957, S. 83) Sie ist »der Grundtrieb«, das Lebensprinzip der Individualität und bestimmt die Kraft der Bildung, die den Menschen davor bewahrt, sich mit seinem bloßen realen Dasein und Sosein abzufinden. Sie treibt ihn an, nach seinem wahren, dem idealen Sein zu trachten (vgl. Weinstock, 1957, S. 9).

Wilhelm von Humboldts Versuch, Krisen und Unsicherheit durch Bildung zu bewältigen, wurde für sein Leben bestimmend und floss in seine Bildungstheorie ein. Bei Sartre gibt es den Gedanken, dass Dichtung eine »Flucht in das Imaginäre« bedeuten kann. Waren Wilhelm von Humboldts Selbstbildung und Antikenbegeisterung Flucht, waren sie Wachstum, waren sie Formen der Selbstvergewisserung?

Die Brüder Humboldt wurden mit 16 und 18 Jahren von zu Hause weggeschickt. Durch ihren Hauslehrer Gottlob Johann Christian Kunth wurden sie in

88 Die neurowissenschaftliche Forschung hat inzwischen den engen Zusammenhang zwischen Begeisterung und den das Lernen begleitenden und dieses stimulierenden Hirnaktivitäten bestätigt (vgl. Spitzer, 2004, S. 198).

die gesellschaftlichen Kreise des Bildungsmilieus der Berliner Aufklärung eingeführt. Noch vor Beginn ihres Studiums in Frankfurt (Oder) und Göttingen wurden sie Mitglieder der »Mittwochsgesellschaft«, eines Lesekreises, der in Berlin von Henriette Herz gegründet worden war und der später zu dem berühmten Salon wurde, den sie gemeinsam mit ihrem Ehemann Marcus Herz führte. In der Mittwochsgesellschaft begegneten die Brüder Humboldt aufgeklärten Freigeistern, die sich in kritischem, offenem und respektvollem Dialog gemeinsam zu bilden versuchten. Ausgangspunkt waren die damals brandaktuellen Gedanken Immanuel Kants. Kants *Kritik der reinen Vernunft* (1871)und später auch seine *Kritik der praktischen Vernunft* (1788) haben auf die Entwicklung von Humboldts Bildungsbegriff einen bestimmenden Einfluss gewonnen.

Wilhelm von Humboldt bekam in der Mittwochsgesellschaft zahlreiche Anregungen. So konnte er etwa an der Entstehung des Bildungsromans *Anton Reiser* (1790) von Karl Philipp Moritz teilhaben, der Mitglied der Mittwochsgesellschaft war (vgl. Geier, 2013, S. 38). Er machte hier auch die Erfahrung, dass fruchtbare Ideen immer *zwischen* den Menschen entstehen, Bildung auf ein geistvolles Miteinander angewiesen ist und die gegenseitige Ermutigung die Kraft zum Denken erhöht. Beeindruckend war für ihn, dass in dieser Bildungsgemeinschaft auch Spiel und Fröhlichkeit, Tanz und Feier gelebt wurden.

Auch über das problematische Verhältnis zwischen (körperlicher) Sinnlichkeit und (vernunftorientierter) Intellektualität wurde gemeinsam nachgedacht. Oft stand die Frage im Raum: Wie kann die Sinnlichkeit in das intellektuelle Denken integriert werden? Welchen Stellenwert hat die Sinnlichkeit bei der Bildung, wie können Sinnlichkeit und Intellektualität in Bezug auf das Bildungsgeschehen zusammengedacht werden?

Wilhelm von Humboldt selbst war sinnenfroh. Besonders die sexuelle Begierde, die er als anregend und steigernd für seine Lebenskraft erlebte, war bei ihm stark entwickelt. Er versuchte, diese Erfahrung in seine Bildungstheorie zu integrieren. Wie später Friedrich Nietzsche sah er Leidenschaften und Affekte als die »Wildwasser der Seele«, die man in Hinblick auf den Bildungsprozess nicht verdrängen oder vernachlässigen darf; im Unterschied zu Nietzsche nahm er allerdings die Zornaffekte davon aus. Humboldt schreibt in *Bruchstück eine Selbstbiographie* (1816):

> Ich lasse der Begierde ungescheut den Zügel schießen und erkenne in dem Genuss, selbst in dem, den viele ausschweifend nennen würden, eine große und wohltätig fruchtbare Kraft; die Begierden aber, wie Zorn, Hass, Rachsucht, durch deren Befriedigung der Mensch bloß gewinnt, dass er sich ihrer kochenden Wut entladet, sind mir teils fremd gewesen, teils habe ich sie von mir willkürlich entfernt. (Zit. nach Weinstock, 1957, S. 145)

Mit diesen Gedanken erreichte er erste Ansätze einer Integration und Neubewertung der leiblichen Sphäre hinsichtlich Bildung und Selbstwerdung, einer Idee, die sich einige Jahre später durch seine Begegnung mit Goethe und dessen Bildungstheorie verstärkte. Mit dieser Wendung in seinem Bildungsverständnis löste sich Humboldt dann auch in einigen Aspekten von Kant, dessen Bildungsidee er zu einseitig an der Ratio ansetzend erlebte. Kant fasste die Sinnlichkeit tendenziell eher als Störquelle der Verstandes- und Vernunftentwicklung auf.

An dieser Stelle stand Humboldts die Sinnlichkeit (teilweise) integrierende Bildungstheorie allerdings fast in Widerspruch zu seiner persönlichen Gangart: Denn in seinem eigenen Leben war er trotz gelegentlicher sexueller Ausschweifungen überwiegend selbstbeherrscht und litt unter einem strengen Gewissen und Perfektionismus.

Zurück zu seiner Biografie: Im Anschluss an seinen lehrreichen, anregenden Berlinaufenthalt studierte Wilhelm von Humboldt in Frankfurt (Oder) und Göttingen Rechtswissenschaft, besuchte aber auch Vorlesungen anderer Fachgebiete, so etwa Veranstaltungen des Physikers Georg Christoph Lichtenberg (1742–1799), des Historikers August Ludwig von Schlözer (1735–1809) und des Altertumswissenschaftlers Christian Gottlob Heyne (1729–1812). Er arbeitete fast verbissen, oft bis zur Erschöpfung. Sein Bruder Alexander, der im Unterschied zu Wilhelm während seines Studiums überall Vergnügungen suchte und das Studieren eher auf die leichte Schulter nahm, schreibt in einem Brief (27. 2. 1789) an seinen Freund Wegener über seinen Bruder:

> Er wird sich tod studiren, mein Bruder. Er hat jetzt alle Werke von Kant gelesen und lebt und webt in seinen Systemen. Aber ich denke viel von ihm zu lernen. Denn jetzt habe ich nicht Zeit, so etwas zu denken. Zu sehr mit individuellen Gegenständen beschäftigt, muss ich die Spekulation an den Nagel hängen. (Zit. nach Geier, 2013, S. 67)

Und Wegener antwortet, Wilhelm sei

> zu kalt und zu fleißig, um irgend jemals Freundschaft zu suchen. (…) Früh um fünf Uhr steht er auf, liest einige Stunden, besucht Vorlesungen, (…) geht mittags ein wenig spazieren, (…) um bis in den Abend noch (…) Seminare zu besuchen. (…) Meist arbeitet er noch bis elf Uhr nachts, manchmal auch länger. Er weiß selbst, dass er zu viel sitzt, sich in sich selbst zurückzieht und bei den Büchern sucht, was er bei Menschen nicht findet. (Zit. nach Geier, 2013, S. 63)

In Göttingen verliebte sich Wilhelm von Humboldt in seine spätere Frau Caroline von Dacheröden (1766–1829), Tochter des preußischen Kammerpräsidenten Carl Friedrich von Dacheröden (1732–1809), die er bereits in Berlin durch Verbindungen der Mittwochsgesellschaft kennengelernt hatte. Wie er selbst hatte auch sie früh einen Elternteil verloren und versuchte, diesen Verlust und ihre Einsamkeit durch schwärmerische Phantasie, empfindsame Lektüre und geistige Bildung zu verarbeiten. Die Beziehung zu Caroline, die eine Freundin von Schillers Frau Charlotte von Lengefeld (1766–1826) war, nahm großen Einfluss auf seine geistige Entwicklung und Selbstbildung. Der Austausch zwischen beiden war innig. Für den Aufbau seiner Gedankenwelt war sie vermutlich einer der wichtigsten Menschen. Die stürmische Liebe zwischen ihnen sollte trotz tiefer Krisen ein Leben lang halten. Als ihre Ehe, besonders nach dem schmerzlichen Verlust zweier geliebter Söhne in Rom, schwierig wurde, riss dennoch der respektvolle, freundschaftliche Austausch zwischen ihnen nie ab. Eine der zentralen Aussagen, die charakteristisch für Humboldts idealistischen Bildungsbegriff sind, stammt aus einem Brief an seine Frau (9. 10. 1804). Es heißt hier:

> Wer, wenn er stirbt, sich sagen kann: ›Ich habe so viel Welt, als ich konnte, erfasst und in meine Menschheit verwandelt‹, der hat sein Ziel erfüllt. (…) Er hat getan, was in höheren Sinn des Wortes Leben heißt, und es ist Torheit, das Leben einem fremden Zweck unterwerfen zu wollen. (Zit. nach Lenzen, 2014, S. 65)

Wilhelm von Humboldt nahm starken Anteil am Ausbruch der Revolution in Frankreich 1789. Gemeinsam mit seinem ehemaligen Hauslehrer Johann Heinrich Campe (1746–1818), der sich inzwischen einen Namen als Schriftsteller gemacht hatte und als praktisch orientierter Bildungsreformer zur Aufklärung der breiten Bevölkerung beizutragen versuchte, reiste er nach Paris. Während Campe uneingeschränkt überzeugt von den Vorgängen der französischen Revolution war, blieb Wilhelm von Humboldt zurückhaltender. Ihn begeisterten zwar die Ideen der Freiheit, Gleichheit und Brüderlichkeit, aber er war abgestoßen von den Gewalttätigkeiten, die seiner Ansicht nach nicht durch edle Beweggründe, sondern durch maßloses Machtstreben motiviert waren. Er sah in den Ereignissen in Paris eine Bestätigung seiner Idee, dass es einen grundsätzlichen Riss zwischen geistigen Ideen und politischer Realität gibt. Er meinte, die Welt könne nicht durch Revolutionen, sondern lediglich durch Veränderungen einzelner, sich entwickelnder Individuen verändert werden.

Im Unterschied zu Campe sah Humboldt in den *Ideen* das Bleibende, welches die Seele stärkt. Er schreibt an die Freundin Charlotte Diede am 8. 3. 1833:

> Alles, was auf augenblickliche Nützlichkeit und momentanen Genuss beschränkt sei, verblasse gegenüber den Ideen, die auf etwas Unendliches zielen und die Seele des geistig gebildeten Menschen bereichern. (Zit. nach Geier, 2013, S. 108)

1794 kam es zu einer ersten Begegnung zwischen den Brüdern Humboldt, Goethe und Schiller, woraus sich eine nähere Beziehung zwischen ihnen entwickelte, die in der Kulturgeschichte unter der Bezeichnung »Gruppe 94« als Begründung der deutschen Klassik gilt (vgl. Geier, 2006, S. 170). Wilhelm von Humboldt übersiedelte für zwei Jahre nach Jena und wirkte dort als kritischer

Berater und Mitarbeiter Schillers, später auch Goethes.[89] Die Gedanken und Anregungen, die er durch den Kontakt und die Gespräche mit Schiller und Goethe bekam, hatten starken Einfluss auf seine Bildungstheorie. Die Humboldt-Brüder waren begeistert von Goethes Idee der »Ganzheit«. So verstand Wilhelm von Humboldt Bildung dann auch als Bildungsgeschehen, welches die Person in ihrer Ganzheit umfasst: Sowohl Ästhetik, Sinnlichkeit, Gemüt als auch Intellekt und Geist wurden in die Selbstbildung einbezogen.

Bemerkenswert im Leben Humboldts war, dass er sich bei den Wechselfällen und Schwierigkeiten in seinem beruflichen Leben eine relative Unabhängigkeit von äußerem Erfolg bewahren konnte. Durch seine vielfältigen Aufgaben war er immer wieder in Gefahr, vereinnahmt zu werden: Er wurde 1811 als Gesandter nach Wien geschickt und bewirkte den Beitritt Österreichs zur Koalition gegen Napoleon. Auf dem Wiener Kongress nahm er an den Verhandlungen zum ersten und zweiten Pariser Friedensvertrag teil und setzte sich mit Erfolg für die jüdischen Bürgerrechte ein. Von 1815 bis 1819 war Humboldt preußischer Bevollmächtigter auf dem Bundestag in Frankfurt am Main, Vorsitzender einer Steuerreform-Kommission und preußischer Gesandter in London.

Inmitten seiner kräftezehrenden verantwortungsvollen Tätigkeiten und der Bedrängnis durch äußere Notwendigkeiten konnte er sich zurücknehmen und sich auf seine geistigen Interessen besinnen. Immer wieder kam es – wie bereits in seiner Kindheit – zu einer für seine Gangart und seinen Bildungsbegriff charakteristischen Konstellation: Wilhelm von Humboldt entzog sich dem erlebten äußeren Druck durch Rückzug auf sich selbst und seine Selbstbildung. Eine Anpassung an äußere Verhältnisse empfand er als Gegensatz zu seinem erhebenden, fruchtbaren Selbstsein-Können. In *Bruchstück einer Selbstbiographie* (1816) schreibt er:

> Die hervorstechenden Seiten an mir sind: vollkommene Herrschaft des Willens über mich selbst; vorwaltende, innerhalb gewisser Schranken und in einer Art sehr bedeutende und nimmer ermüdende Denkkraft; bei gar keiner Neigung auf das Äußere als solches leidenschaftliches Verlangen nach innerer, auf ganz eigentümliche Weise idealischer Beschäftigung mit und in mir selbst. Aus diesen drei Stücken folgt unmittelbar, dass ich ein durchaus innerlicher Mensch bin, dessen Streben nur dahin geht, die Welt in ihren mannigfaltigen Gestalten in seine Einsamkeit zu verwandeln. (Zit. nach Weinstock, 1957, S. 144)

1819 kehrte Humboldt als Minister für ständische Angelegenheiten nach Berlin zurück. Wegen seines Widerstandes gegen die Karlsbader Beschlüsse und seines Versuches, eine liberale Verfassung für Preußen durchzusetzen, wurde er Ende des Jahres von allen Ämtern entlassen. Seither lebte er mit seiner Frau auf dem

89 Goethe bezeichnete die Brüder Humboldt einmal als Dioskuren, die auf seinem Weg geleuchtet haben (vgl. Geier, 2006).

Familiensitz in Tegel und widmete sich nach dem frühen Tod Carolines 1829 hauptsächlich sprachwissenschaftlichen Forschungen. Wilhelm von Humboldt starb am 8. April 1835 in Berlin-Tegel nach einer langjährigen Erkrankung an Parkinson.

Welche weiteren Aspekte beinhaltet Humboldts Bildungsbegriff?

Bisher ging es besonders um die Aspekte des Idealismus, der Antikenbegeisterung und des Ganzheitsgedankens in Humboldts Bildungsverständnis. Um seinen Bildungsbegriff möglichst vollständig darzustellen, sollen weitere Gedanken Erwähnung finden, die besonders für die Hermeneutik, Menschenkenntnis, Sprachwissenschaft und Sprachphilosophie fruchtbar geworden und daher für uns bis heute bedeutsam sind.[90] Es wird aber auch zu überlegen sein, ob und wo Humboldts Bildungsbegriff problematische Aspekte enthält, die in seiner Rezeptionsgeschichte Einfallstor für elitäres oder konservatives Gedankengut geworden sein könnten. Um zu vereinfachen, fasse ich einige Gedanken der Bildungstheorie Wilhelm von Humboldts in Thesenform zusammen.[91]

1) Eine der wichtigsten anthropologischen Implikationen von Humboldts Bildungsbegriff ist die Annahme, dass der Mensch im Unterschied zum Tier über *Bildsamkeit* verfügt: Wir kommen mit angelegten Möglichkeiten auf die Welt, die wir eigenständig entwickeln und ausbauen müssen. Dies ist nicht nur eine Fähigkeit, sondern eine der wichtigsten Lebensaufgaben des Menschen. Diese These übernahm Humboldt unter anderem von Kant. Kant schreibt in *Über Pädagogik* (1803): »Der Mensch ist das einzige Geschöpf, das erzogen werden muss (…) Der Mensch kann nur Mensch werden durch Erziehung.« Er muss das Gute erst aus sich entwickeln. »Sich selbst besser machen, sich selbst kultivieren, das soll der Mensch.« (Zit. nach Rattner, 1981, S. 82/83)[92] Humboldt verwendet statt des Begriffs *Erziehung* den der *Bildung* und legt den Schwerpunkt weniger auf die Anleitung durch einen Erzieher als auf die Selbstbildung (vgl. Gadamer, 1986, S. 16).

90 Hans-Josef Wagner zeigt in *Wilhelm von Humboldt – Anthropologie und Theorie der Menschenkenntnis*, dass Humboldts Bildungstheorie in anthropologischer Hinsicht bis heute interessant und anschlussfähig an moderne Wissenschaftsströmungen ist. Er zeigt Ähnlichkeiten zum Pragmatismus von Charles Sanders Peirce und arbeitet Überschneidungen mit der Sozialpsychologie George Herbert Meads heraus (vgl. Wagner, 2002, S. 251f.).

91 Ich beschränke mich überwiegend auf Humboldts Texte *Theorie der Bildung des Menschen* (1793), *Ideen zu einem Versuch, die Grenzen der Wirksamkeit des Staates zu bestimmen* (1792) und *Über die innere und äußere Organisation der höheren wissenschaftlichen Anstalten in Berlin* (1810).

92 Kant verwandte den Begriff ›Bildung‹ in diesem Zusammenhang noch nicht.

2) Humboldt versteht Bildung in erster Linie als *Selbstbildung*. Sie ist ein schöpferischer Akt, der nicht vorgegeben oder vorgeschrieben werden kann. Freiheit und vielfältige Anregungen sind ihre Voraussetzungen. Bildung ist ein wesentlicher Zweck und Sinn des menschlichen Daseins. So heißt es in *Ideen zu einem Versuch, die Grenzen der Wirksamkeit des Staates zu bestimmen* (1792):

> Der wahre Zweck des Menschen – nicht der, welchen die wechselnde Neigung, sondern welchen die ewig unveränderliche Vernunft ihm vorschreibt – ist die höchste und proportionierlichste Bildung seiner Kräfte zu einem Ganzen. Zu dieser Bildung ist Freiheit die erste und unerlässliche Bedingung. Allein außer der Freiheit erfordert die Entwicklung der menschlichen Kräfte noch etwas andres, obgleich mit der Freiheit eng Verbundenes: Mannigfaltigkeit der Situationen. Auch der freieste und unabhängigste Mensch in einförmige Lagen versetzt, bildet sich minder aus. (…) (Zit. nach Hastedt, 2012, S. 110)

3) Bildung und Selbstbildung können sich kaum in autoritären Strukturen ereignen. Ein Mensch kann sich nur bilden, wenn er dies eigenständig und selbst motiviert in die Hand nimmt. Deshalb kann ein Lehrer die Bildung seiner Schüler niemals erzwingen. Ein Lern- oder Lehrverhältnis ist dann am produktivsten, wenn Lehrer und Schüler sich als gleichberechtigt und gleichwertig erleben. Humboldt schreibt in *Über die innere und äußere Organisation der höheren wissenschaftlichen Anstalten in Berlin* (1810): »Das Verhältnis zwischen Lehrer und Schüler wird daher durchaus ein anderes als vorher. Der erstere ist nicht für die letzteren, beide sind für die Wissenschaft da.« (Zit. nach Hastedt, 2012, S. 101)

Wenn ein Lehrer dominieren will, untergräbt er die Eigeninitiative seines Schülers, die er eigentlich zur Entfaltung bringen sollte. Daher ist der vielleicht beste Weg des Lehrens, ein gutes Vorbild für den Schüler zu sein. Der Lehrer sollte vorleben, wie er sich selbst bildet, und seinem Schüler freie Hand lassen.

4) In *Theorie der Bildung des Menschen* (1793) unterscheidet Humboldt zwischen ›Bildung‹ und ›Ausbildung‹. Nicht um Erfolg zu erreichen und für die Gesellschaft nützlich zu sein, sollte sich der Mensch bilden, sondern er soll sich seinem eigenen Gesetz gemäß vervollkommnen. Die Bildung ist nicht an äußerliche Zwecke gebunden, sondern dient der umfassenden Entwicklung der Persönlichkeit. Für die Persönlichkeitsbildung wurde Pindars Satz »Werde, der du bist« wichtig.

Die Ausbildung bleibt hingegen an utilitaristische Ziele gebunden. Durch sie lernen wir zwar vieles, aber wir verbessern nichts in uns selbst. Bei Humboldt heißt es in *Theorie der Bildung des Menschen* (1793):

> Hierin liegt einer der vorzüglichsten Gründe der häufigen und nicht ungerechten Klagen, dass das Wissen unnütz und die Bearbeitung des Geistes unfruchtbar bleibt,

> dass zwar Vieles um uns her zu Stande gebracht, aber nur wenig in uns verbessert wird, und dass man über der höheren, und nur für Wenige tauglichen wissenschaftlichen Ausbildung des Kopfes die allgemeiner und unmittelbarer nützliche der Gesinnungen vernachlässigt. (Zit. nach Hastedt, 2012, S. 93)

5) Humboldts Vorstellung von Bildung beinhaltet, dass das Wissen, welches sich ein Mensch aneignet, ihn innerlich berühren sollte: nur dadurch können ihn Wissen und Bildung auch verändern. Humboldt schreibt in *Über die innere und äußere Organisation der höheren wissenschaftlichen Anstalten* (1810):

> Denn nur die Wissenschaft, die aus dem Innern stammt und in's Innere gepflanzt werden kann, bildet auch den Charakter um, und dem Staat ist es ebenso wenig als der Menschheit um Wissen und Reden, sondern um Charakter und Handeln zu thun. (Zit. nach Hastedt, 2012, S. 103)

Im Zentrum des Bildungsgeschehens steht demnach, die äußere Welt in eine innere Welt zu verwandeln. In einem Brief an Karl Gustav von Brinkmann schreibt Humboldt:

> (...) und dahin allein geht auch das ganze Streben meiner Existenz, jeden Gegenstand, den mir das Leben beut, aufzunehmen, wie er ist, zu bewahren, bis ich ihn in mein Innres verwandelt habe, und mich jedem Gegenstand wieder so zurückzugeben, wie die Bedingung der höchsten mir möglichen Ausbildung, modifiziert nach der Natur dieses Gegenstandes, es fordert. (Zit. nach Weinstock, 1957, S. 171)

Indem wir das Erlebte ordnen und bewerten, drücken wir ihm den Stempel des eigenen Geistes auf. Wir verwandeln dadurch Fremdes in etwas Eigenes und schwächen damit auch unser Fremdheitsgefühl ab. In Rilkes Worten verwandeln wir die Welt in »Weltinnenraum«. Gadamer beschreibt diesen Vorgang als Überwindung von Entfremdung (vgl. Gadamer, 1986, S. 19).

6) Humboldt benennt als wichtigstes Prinzip von Wissenschaft und Bildung, dass sie niemals als abgeschlossen, sondern eher als ›nie ganz Aufzufindendes‹ betrachtet werden sollten. Humboldt schreibt in *Über die innere und äußere Organisation der höheren wissenschaftlichen Anstalten in Berlin* (1810):

> Sobald man aufhört, eigentlich Wissenschaft zu suchen, oder sich einbildet, sie brauche nicht aus der Tiefe des Geistes heraus geschaffen, sondern könne durch Sammeln extensiv aneinandergereiht werden, so ist Alles unwiederbringlich und auf ewig verloren. (Zit. nach Hastedt, 2012, S. 103)

Wenn in der Wissenschaft nur gesammelt und aneinandergereiht wird, dann bleibt selbst die Sprache wie eine leere Hülse zurück und sie (die Wissenschaft) kann dann der Allgemeinheit nichts mehr geben. Um nicht auf diesen Abweg zu geraten, sollte ein dreifaches Streben des Geistes lebendig gehalten werden: alles aus einem ursprünglichen Prinzip abzuleiten, alles einem Ideal zuzubilden, und schließlich jenes Prinzip und dieses Ideal in eine Idee münden zu lassen (vgl. Hastedt, 2012, S. 103).

7) Eine anthropologische Grundannahme in Humboldts Bildungsbegriff ist, dass der Mensch Welt außerhalb seiner selbst benötigt, um sich zu bilden. Er strebt von seiner Anlage her danach, den Kreis seiner Erkenntnis und Wirksamkeit zu erweitern. In *Theorie der Bildung der Menschen* (1793) heißt es, dass ein Mensch zum Menschen wird, wenn er danach strebt, »soviel Welt, als möglich zu ergreifen, und sie so eng, als er nur kann, mit sich zu verbinden.« (Zit. nach Hastedt, 2012, S. 94)

Wir müssen uns auf die Welt einlassen und uns an vielfältige Situationen hingeben, um uns zu bilden. Aber wir sollen auch in der Welt wirken: Humboldt sieht als wichtigste Aufgabe unseres Daseins, dass wir Spuren unseres lebendigen Wirkens hinterlassen, welche unsere Mitmenschen und die Kultur bereichern. Wenn es uns gelingt, einen originellen Inhalt zu schaffen, kann dies für die kommende Menschheit bleibenden Wert haben. Letztendlich kann derjenige Bildungsweg als der Richtige angesehen werden, der ein »unverrücktes Fortschreiten bis zu diesem letzten Ziele zu verfolgen im Stande ist«. (Zit. nach Hastedt, 2012, S. 95)

8) Bildung und Erkenntnis können allerdings nicht auf Erfahrung reduziert und im Sinne eines Empirismus verstanden werden; sondern jeder schafft sich Erkenntnisse, indem er seine Erfahrungen und Eindrücke mithilfe der ›Einbildungskraft‹ in sich selbst gestaltet. Auch hier inspirierte sich Humboldt unter anderem an Kant und dessen Erkenntnistheorie: Durch unser Denken geben wir dem Aufgenommenen Struktur und Bedeutung, wir bauen uns eine eigene Welt. Daher unterscheiden wir uns in unseren Vorstellungs- und Begriffswelten voneinander und müssen uns in die Gedanken- und Gefühlswelt eines anderen Menschen fast wie in eine fremde Sprache hineindenken und einfühlen. Wie bei einer Übersetzungsarbeit arbeiten wir mit Analogien, um uns an den Anderen, das noch nicht Verstandene, Fremde heranzutasten.

9) Im Zentrum von Bildung steht bei Humboldt der Prozess des *Verstehens*. Wir vollziehen ihn mit unserer schöpferischen Einbildungskraft: Hierbei gestalten wir in uns selbst Unbekanntes oder den *Anderen* zu einem Bild, zu einer strukturalen Ganzheit um. Damit eignen wir uns das Fremde an und *bilden* uns; denn wir machen aus dem Unbekannten etwas Eigenes (vgl. Wagner, 2002, S. 151). Trotzdem »bleibt bei jedem Verstehen ein unverstandener Rest; dieser ist das schöpferische Ich, das man nicht in Formeln einfangen kann. Die Sprache ist zu plump, um alle Facetten der Individualität zu erfassen.« (Rattner/Danzer, 2009, S. 77)

Humboldt wurde in diesem Zusammenhang auch als »Anwalt des Nicht-Identischen bezeichnet« (Wagner, 2002, S. 133). Sein Ausgehen vom Missverstehen beim Verstehen wurde später auch in Hans Georg Gadamers Theorie der Hermeneutik bedeutsam (vgl. Gadamer, 1986).

10) Die schöpferische Einbildungskraft spielt Humboldt zufolge auch beim Lernen von *Sprache* eine wichtige Rolle, deren Bedeutung für unsere Bildung gar nicht hoch genug eingeschätzt werden kann. Wir lernen Sprache nicht, indem wir einzelne Vokabeln und Regeln lernen, sondern wir bewegen uns in einem Sprachumfeld wie in einem Energiefeld und gestalten die erlebte Sprachwelt in uns auf individuelle Art und Weise.[93] Über das Sprachumfeld kommen wir mit dem *Geist* einer Kultur in Berührung, der nicht nur unsere Mentalität, sondern auch unser Verhalten beeinflusst (vgl. Lenzen, 2014, S. 68). Wir nehmen den kulturspezifischen Geist über die Sprache auf. Für Humboldt war das Lernen der antiken Sprachen so wertvoll, weil er den Geist dieser Kulturen sehr hoch einschätzte.

11) Wie beim Verstehen gibt es auch bei der Sprache folgendes Paradox: Einerseits verbinden und verständigen wir uns durch Sprache mit anderen, andererseits trennt sie uns aber auch voneinander, indem sie uns erkennen lässt, dass der andere anders denkt und interpretiert als wir selbst.

> Die Sprache weist auf ein Gemeinsames aller Menschen hin, wodurch Verständigung möglich ist. Wir verstehen eine Äußerung, weil wir sie prinzipiell selbst hätten tun können. Der andere sagt nichts, was wir nicht auch sagen könnten. Aber jeder Mensch spricht seine eigene Sprache; daher ist Missverstehen möglich oder sogar häufig. (Rattner, 2009, S. 77)

Humboldt schreibt in einem Brief an Schiller:

> Die Sprache ist daher, wenn nicht überhaupt, doch wenigstens sinnlich das Mittel, durch welches der Mensch zugleich sich selbst und die Welt bildet, oder vielmehr seiner dadurch bewusst wird, dass er eine Welt von sich scheidet. (Humboldt an Schiller, Paris 1800, zit. nach Weinstock, 1957, S. 177)

Sprechen und Sprachen Lernen sowie die Differenzierung von Sprache sind ein wichtiger Bestandteil von Bildung.[94]

12) In Zentrum der Universitätsreform Humboldts steht der Gedanke, dass im Studium die objektive Wissenschaft mit der subjektiven Bildung »unter eigener

---

93 Mit Humboldts Sprachtheorie hat sich unter anderem Ernst Cassirer sehr fruchtbar auseinandergesetzt (vgl. Cassirer 2007, S. 187ff.).

94 Wilhelm von Humboldt sprach 15 verschiedene Sprachen nahezu fließend.

Leitung« (zit. nach Hastedt, 2012, S. 100) verknüpft wird. Die Universität kann dieses Ziel nur erreichen, wenn den Studenten ›Freiheit‹ und ›Einsamkeit‹ möglich gemacht werden, die sie benötigen, um die Selbsttätigkeit ihres Geistes zu entwickeln. Mit Einsamkeit ist nicht Rückzug auf sich selbst gemeint, sondern die Herstellung von intimen Dialogsituationen in freien Lerngemeinschaften. Humboldt schreibt in *Ideen zu einem Versuch, die Grenzen der Wirksamkeit des Staats zu bestimmen* (1851):

> Da aber auch das geistige Wirken in der Menschheit nur als Zusammenwirken gedeiht, und zwar nicht bloß, damit Einer ersetze, was dem Anderen mangelt, sondern damit die gelingende Thätigkeit des Einen den Anderen begeistere (…), so muss die Organisation dieser Anstalten ein ununterbrochenes, aber ungezwungenes und absichtsloses Zusammenwirken hervorbringen und unterhalten. (Zit. nach Hastedt, 2012, S. 100/101)

Humboldt erwähnt hier auch das Gefühl der ›Begeisterung‹, welches er als Motor des Lernens sieht.

13) In *Ideen zu einem Versuch, die Grenzen des Staates zu bestimmen*, streift Humboldt die Frage nach dem Zusammenhang zwischen *Ethik* und Bildung. Wenn Menschen frei sind und lernen können, sich selbst zu bilden, werden sie Humboldt zufolge auch moralisch Gutes – wie etwa Verantwortungsgefühl und Empathie – anstreben. Nimmt man uns hingegen die Möglichkeit zu aktiver Selbstschöpfung, werden wir nicht nur passiv, sondern degenerieren auch in moralischem Sinn. Statt selbst zu handeln, erwarten wir vieles von anderen.[95]

Humboldt schreibt,

> dass Selbstbestimmung, oder mit anderen Worten, moralische Freyheit, die einzigmögliche Quelle der menschlichen Tugend ist, und alle Funktionen der Gesetze, so wie sie aus dieser Freyheit geflossen sind, sich auch einzig und allein auf ihre Beschirmung einschränken müssen. (Zit. nach Geier, 2013, S. 91)

Und an anderer Stelle heißt es:

> Wer oft und viel geleitet wird, kommt leicht dahin, den Überrest seiner Selbsttätigkeit gleichsam freiwillig zu opfern. (…) Damit verrücken sich seine Vorstellungen von Verdienst und Schuld. (…) Er glaubt sich nun nicht bloß von jeder Pflicht frei, (…) sondern sogar jeder Verbesserung seines eigenen Zustandes überhoben (…) Dies aber schwächt die Teilnahme und macht zu gegenseitiger Hilfeleistung träger. (…) Wo aber der Bürger kälter ist gegen den Bürger, da ist es auch der Gatte gegen den Gatten, der Hausvater gegen die Familie. (Zit. nach Hastedt, 2012, S. 112/13)

Die Frage, ob und an welche Werte Bildung gebunden werden könnte, bleibt allerdings weitgehend offen.

---

95 Alfred Adler hat dies als »verwöhnte Haltung« bezeichnet (vgl. Adler, 1974).

14) Wichtiger Bestandteil der eigenen Selbstbildung Humboldts war, dass er sich immer wieder seiner Selbsterkenntnis widmete und um sie rang. Er versuchte seinen eigenen Charakter zu erforschen. Mit diesem Anliegen steht er in der Tradition des ›Erkenne dich selbst‹ der antiken Philosophie, für die er sich Zeit seines Lebens begeistert hat.

In einem Brief an Charlotte Diede, eine ehemalige Geliebte und spätere Brieffreundin, bezeichnet er sich als einen Menschen, der gern ›Zuschauer‹ sein möchte. Er zieht in Erwägung, dass ihn diese charakterliche Eigenart auch dafür prädisponierte, sich mit dem Bildungsthema zu befassen. In *Bruchstück einer Selbstbiographie* (1816) heißt es in ähnlichem Kontext:

> Was aber die Welt betrifft, so habe ich, statt mich von ihr zu trennen, immer soviel als möglich von ihr zu kennen und zu sehen gesucht, und nur *mitten in ihr ihr fremd werden wollen.* Das Auffassen der Welt in ihrer Individualität und Totalität ist ja gerade durchaus mein Bestreben und liegt selbst der Willensherrschaft als Zweck zum Grunde. (Zit. nach Weinstock, 1957, S. 145)

Vielleicht drückt sich in dem Bedürfnis, immer wieder ›in mitten der Welt ihr fremd werden zu wollen‹, in der Zuschauerposition oder in der Vorliebe für die exzentrische Positionalität (Plessner) eine gewisse Hingabescheu aus, die im Charakter Humboldts eine Rolle gespielt haben könnte. Spiegelt sich diese Haltung als ein Überwiegen von Selbstbewahrung oder Rückzugstendenz in seinem Bildungsbegriff wider?[96]

Jedenfalls scheint Wilhelm von Humboldts sehnsuchtsvolles Ringen um Selbstbewahrung und Selbststeigerung, mit welchem er in der gefühlskargen, zwanghaften Familienatmosphäre ehemals um seine Entwicklung kämpfte, ein Motiv zu sein, das in seinem Leben und Werk bestimmend wurde.

Welches sind nun die problematischen Aspekte von Humboldts Bildungsbegriff? Und wie ist es zu verstehen, dass Humboldts zu seiner Zeit insgesamt

96 Humboldt gibt in dem Tagebuch der Reise nach Paris und der Schweiz (1789) freimütig eine sexuelle Phantasie preis, in welcher sich wiederum das Motiv des ›Draußen-Bleibens‹ oder ›Oben-Sein-Wollens‹ finden lässt. Ich zitiere die Textstelle, ohne diese Phantasie deuten zu wollen und sie damit letztendlich zu reduzieren oder zu pathologisieren. Es heißt hier: »Auf der Fähre arbeitet ein Mädchen mit, äußerst hässlich, aber stark, männlich, arbeitsam. Es ist unbegreiflich, wie anziehend für mich solch ein Anblick und jeder Anblick angestrengter Körperkraft bei Weibern – vorzüglich niedrigeren Standes – ist. Es wird mir beinah unmöglich, meine Augen wegzuwenden, und nichts reizt so stark jede wollüstige Begier in mir. Dies rührt noch aus den Jahren meiner ersten Kindheit her. Wie sich zuerst meine Seele mit Weibern beschäftigte, dachte sie sich immer Sklavinnen, durch allerlei Arbeit gedrückt, tausend Martern gepeinigt, auf die verächtlichste Weise behandelt. Noch jetzt habe ich Sinn für solche Ideen. (…) Wie zuerst diese Richtung in mir entstand, bleibt mir immer ein Rätsel, auf der einen Seite diese Härte, auf der anderen diese Wollust.« (Zit. nach Weinstock, 1957, S. 149)

äußerst fortschrittliche, originelle Gedanken in konservativem Sinne rezipiert werden konnten?[97]

Ernst Cassirer charakterisiert in *Freiheit und Form* (1916) Humboldts Bildungsanliegen wie folgt:[98] »›Bilde dich selbst‹, lautet für ihn das erste Gesetz der wahren Moral; – und nur ihr zweites gebietet uns, durch das, was wir sind, auf andere zu wirken« (Cassirer, 1975, S. 329). An anderer Stelle spitzt Humboldt dies noch zu, wenn er schreibt: »Die Bildung der Individualität ist der höchste Zweck des Weltalls.« (Zit. nach Weinstock, 1957, S. 8)

Wird Bildung hier tendenziell als Selbstvervollkommnung im Sinne eines Selbstzwecks verstanden? Laufen wir dadurch Gefahr, uns weniger in der Welt zu engagieren und uns zu einseitig auf die eigene (innere) Welt zu konzentrieren?

Bei Goethe findet man den Gedanken, dass Bildung ihren Sinn dadurch gewinnt, dass sie für unsere Mitmenschen nützlich wird. In seinem Gedicht *Zueignung* heißt es: »Weshalb sucht ich den Weg so sehnsuchtsvoll, wenn ich ihn nicht den Brüdern zeigen soll?« (Goethe, 1999, S. 151). Dieser kleine Vers zeigt den Weg zu einem Bildungsbegriff, der sich stärker an den Werten der Mitmenschlichkeit und der schenkenden Tugend (Nietzsche) orientiert.

Trotz der großen Stärken von Humboldts Bildungsverständnis kommen bei ihm vielleicht die Aspekte von Leichtigkeit, Eros und dem ›Geist der Revolte‹ (Camus) etwas zu kurz. Auch ethische Fragen bezüglich der Bildung und damit ihre explizite Anbindung an Werte der Humanität bleiben bei ihm weitgehend offen.

Dies könnte als selbstbezogenes und damit in seiner Auswirkung konservatives Element in Humboldts Bildungsbegriff gelesen werden.

97 Dieser Frage gehen sowohl Bollenbeck in *Bildung und Kultur* (1996) als auch Pongratz in *Sackgassen der Bildung* (2010) und Reichenbach in *Philosophie der Bildung und Erziehung* (2007) ausführlich nach. Man kann es dort nachlesen.

98 Cassirer bezieht sich hier auf einen Brief Humboldts an Georg Forster. (Vgl. Cassirer, 1975, Anm. 28, S. 329)

Bildung im Leben und Werk Friedrich Nietzsches

Nur wer sich wandelt, bleibt mit mir verwandt.
(Nietzsche)[99]

Friedrich Nietzsche (1844–1900) gilt als einer der wichtigsten Vertreter der Lebensphilosophie. In seinem kultur- und moralkritischen Werk setzt er sich unter anderem mit dem Leben und der Seele des modernen Menschen auseinander. Die Thematik der Bildung ist hierbei zentral. Nietzsche behandelt sie außergewöhnlich vielschichtig, feinsinnig und komplex.

Peter Bieri schreibt in *Wie wäre es, gebildet zu sein*, dass Bildung im Unterschied zur Ausbildung etwas sei, was Menschen mit sich und für sich machen. Wenn wir uns bilden, arbeiten wir weniger daran, etwas Bestimmtes zu *können*, sondern wir »streben danach, auf eine bestimmte Art und Weise in der Welt zu sein.« (Bieri, in: Hastedt (Hg.), 2012, S. 229)

Wie dieser Prozess aussehen kann, wie anspruchsvoll und vielstimmig er ist, beschreibt Nietzsche in verschiedenen Schaffensphasen mit unterschiedlicher Akzentsetzung. Bildung bedeutet für ihn nicht nur ein Ansammeln und Durchdringen von Wissen und Erfahrung, sondern er versteht sie auch als eine Spielart der Selbsterziehung und Selbstentwicklung, sie betrifft die ganze Person. Sie soll sich im Leben bewähren und uns beweglicher, lebenszugewandter, geistvoller und vielleicht sogar schöpferisch werden lassen. Nietzsches Bildungstheorie ermutigt zur Entwicklung der eigenen Fähigkeiten und Möglichkeiten.

Er macht auch deutlich, dass wir modernen Menschen uns mit dem zunehmenden Infrage-Stellen traditioneller Strukturen, Weltanschauungen und Moralvorstellungen um unsere Selbstbildung bemühen *sollten,* um unser Leben sinn- und wertvoll gestalten zu können. Aber wer sich bildet, wird auch ein Einzelner, er lernt selbst zu denken und erleidet die Ängste, Konflikte und Schmerzen, die dies mit sich bringt. In Nietzsches herausforderndem Satz »Werde, der du bist« ist dies treffend zusammengefasst.

Eine weitere Besonderheit von Nietzsches Bildungsbegriff ist, dass diesem seine eigene Selbstbildung zugrunde liegt.[100] Diese beschränkte sich nicht auf

99 Nietzsche: *Aus hohen Bergen,* Nachgesang. KSA Bd. 5, S. 243.
100 In *Jenseits von Gut und Böse* schreibt Nietzsche: »Allmählig hat sich mir herausgestellt, was

seine intellektuelle Entwicklung, sondern war existenziellen Krisen, Umbrüchen und Neuanfängen ausgesetzt. Nietzsche hat sie unter anderem mit der Metapher einer sich häutenden Schlange umschrieben: »S i c h h ä u t e n. – Die Schlange, welche sich nicht häuten kann, geht zu Grunde. Ebenso die Geister, welche man verhindert, ihre Meinungen zu wechseln; sie hören auf, Geist zu sein.« (Nietzsche: *Mörgenröthe,* Fünftes Buch 573. KSA Bd. 3, S. 330)[101] Im Zuge seiner Selbstbildung entdeckte Nietzsche den subtilen Einfluss menschlicher Triebhaftigkeit, Krankheit und Verdrängung auf die Erkenntnis, was eine wichtige Ergänzung zu anderen in ihrer Tradition eher auf das Kognitive ausgerichteten Bildungstheorien ist. Er ist damit Vorläufer eines tiefenpsychologischen Bildungsverständnisses.

Freud sagte einmal über Nietzsche, dieser habe die Selbstwahrnehmung zu einer Perfektion entwickelt, wie sie kein Mensch vor ihm besessen habe und die vermutlich unerreichbar bleiben wird (vgl. *Protokolle der Wiener Psychoanalytischen Vereinigung.* Bd. II, 1977, S. 28)[102]. Ähnlich wie Sigmund Freud 30 Jahre später uns in *Die Traumdeutung* (1900) an dem Ringen um seine Selbsterkenntnis teilhaben lässt, gibt Nietzsche in verschiedenen Schriften – wenn auch stärker maskiert als Freud – über den Prozess seiner Selbstbildung Auskunft.

Nietzsche war ein großer Bewunderer. Er hatte die Fähigkeit, sich herausragende Lehrer zu suchen, an denen er sich entwickelte und bildete. Aber er blieb nicht bei einem einzelnen Mentor stehen, sondern löste sich auch wieder von seinen Lehrern und transzendierte sie, um aus dem Gelernten etwas Eigenes zu machen. »Man vergilt einem Lehrer schlecht, wenn man immer nur der Schüler

---

jede grosse Philosophie bisher war: nämlich das Selbstbekenntnis ihres Urhebers und eine Art ungewollter und unvermerkter mémoires.« (Nietzsche: *Jenseits von Gut und Böse.* Erstes Hauptstück 6. KSA Bd. 5, S. 19) In *Menschliches, Allzumenschliches* heißt es: »D a s L e b e n a l s E r t r a g d e s L e b e n s . – Der Mensch mag sich noch so weit mit seiner Erkenntniss ausrecken, sich selber noch so objectiv vorkommen: zuletzt trägt er doch Nichts davon, als seine eigene Biographie.« (Nietzsche: *Menschliches, Allzumenschliches I.* 513. KSA Bd. 2, S. 323)

101 In seinen Vorträgen *Über die Zukunft unserer Bildungsanstalten* spricht Nietzsche davon, dass im Prozess der Selbstbildung alte Bildungshäute abgestreift werden müssen (vgl. Nietzsche: *Über die Zukunft unserer Bildungsanstalten I.* KSA 1, S. 665).

102 Freud bemerkt an dieser Stelle auch, »dass er Nietzsche nie zu studieren vermochte: zum Teil wegen der Ähnlichkeit, die seine intuitiven Erkenntnisse mit unseren mühseligen Untersuchungen haben, und zum andern Teil wegen des inhaltlichen Reichtums seiner Schriften, der ihn bei Versuchen seiner Lektüre nie über $\frac{1}{2}$ Seite hinauskommen ließ« (*Protokolle der Wiener Psychoanalytischen Vereinigung.* Bd. II, 1977, S. 28). Und Paul Federn äußert bei einer Diskussion über Nietzsches *Zur Genealogie der Moral* in der Mittwochsgesellschaft: »Nietzsche stehe uns so nahe, dass man nur fragen müsse, wie weit er nicht gekommen sei. Er habe die Reihe der Funde Freuds intuitiv erkannt; er habe die Bedeutung des Abreagierens, der Verdrängung, der Flucht in die Krankheit, der Triebe als erster entdeckt.« (*Protokolle der Wiener Psychoanalytischen Vereinigung.* Bd. I, 1976, S. 337)

bleibt.« (Nietzsche: *Also sprach Zarathustra.* KSA Bd. 4, S. 101) Dieser Prozess, der im Zentrum seiner Selbstbildung steht, war bei ihm von Gefühlen der Begeisterung, Sehnsucht und Liebe, aber auch von Empörung, vehementer Verneinung bis hin zum moralischen Ekel begleitet.

Auch andere originelle und bis heute wichtige Gedanken wie die Einbettung der Bildung in eine Kultur- und Moralkritik,[103] die Verknüpfung von Bildung und Leibgeschehen – von Nietzsche mit dem Begriff der »großen Vernunft« bezeichnet –, der Zusammenhang zwischen Bildung, Selbsterkenntnis und Selbststeigerung sowie die Leidenschaft der Erkenntnis (vgl. Montinari, 1991, S. 47 f.), die Bedeutung der Sprache und die Thematik des Einzeln-Stehens treten uns in seinem Werk entgegen.

In diesem und dem folgenden Kapitel wird es um Nietzsches Selbstbildung und um die Besonderheit seines eigenen Bildungsweges gehen. Im letzten Kapitel sollen weitere Aspekte seines Bildungsbegriffs benannt und behandelt werden. Beginnen werde ich mit einer biografischen Skizze, denn wichtige Entwicklungslinien und Motive seines Bildungsprozesses finden sich bereits in seiner Kindheit und Jugend.

Kindheit

Friedrich Nietzsche wurde am 15. Oktober 1844 in Röcken geboren. Sein Vater, Carl Ludwig Nietzsche (1813–1839), war Pastor in der kleinen lutherischen Gemeinde zu Röcken. Seine Mutter, Franziska Oehler (1826–1897), stammte ebenso wie ihr Mann aus einem Pastorenhaushalt. Über mehrere Generationen hinweg prägten Geistliche die Familie. Wie auch in anderen Pfarrersfamilien wurden Bücher und das Lesen sehr hoch geschätzt, was den Grundstein dafür legen kann, sich später beharrlich der Bildung zuzuwenden.

Nietzsches Vater war gebildet und sehr musikalisch. Vor der Geburt seines Sohnes war er Erzieher von drei preußischen Prinzessinnen gewesen. Er nannte seinen Erstgeborenen Friedrich Wilhelm Nietzsche, weil er am Geburtstag des Königs Friedrich Wilhelm IV. zur Welt kam. An jedem 15. Oktober wurden wegen des Königs Geburt die Flaggen gehisst, und so konnte Nietzsche schon als Kind die Meinung entwickeln, etwas Besonderes zu sein (vgl. Rattner, 2000, S. 12). Der kleine Nietzsche liebte und bewunderte seinen Vater, oft lauschte er

103 Um sich selbst zu bilden, sollte ein Mensch zwischen Kultur und Unkultur oder Scheinkultur unterscheiden lernen, sonst sitzt er falschen Prämissen auf und kann in die Irre gehen. Auch hier ist Nietzsche Vorreiter der Tiefenpsychologie, insbesondere der kulturkritischen Schriften Freuds und Adlers.

dessen Klavierspiel oder er erlebte mit, wie er seine Predigten vorbereitete. Aber er hatte auch einen Hang zur Schwermut, den das Kind wahrnahm.

Von seinem Vater übernahm Nietzsche die Begeisterung für Musik, Arbeitseifer, Vornehmheit, Willensstärke, aber auch die Neigung zu Gemütsschwankungen. Er identifizierte sich stark mit dem Vater. In *Ecce homo* schreibt Nietzsche später: »Auch noch in einem anderen Punkte bin ich bloss mein Vater noch einmal und gleichsam sein Fortleben nach einem allzufrühen Tode.« (Nietzsche: *Ecce homo.* KSA Bd. 6, S. 271)[104] Er beschreibt hier auch, wie er den Vater erlebt hat: »[E]r war zart, liebenswürdig und morbid, wie ein nur zum Vorübergehn bestimmtes Wesen, – eher eine gütige Erinnerung an das Leben, als das Leben selbst.« (Ebd., S. 264) Seine Dankbarkeit dem Vater gegenüber kommt zum Ausdruck im folgenden Satz: »Ich betrachte es als ein grosses Vorrecht, einen solchen Vater gehabt zu haben: die Bauern, vor denen er predigte (...) sagten, so müsse wohl ein Engel aussehn.« (Ebd., S. 267/68) Mit seiner Liebe zum Vater hat sich der kleine Nietzsche vermutlich die Voraussetzung geschaffen, sich später Vorbilder zu suchen und sich mit Hingabe an diese anzuschließen.

Allerdings hatte Nietzsches Verhältnis zum Vater auch ambivalente Züge und diese zeigen sich später ebenfalls in seiner Beziehung zu bewunderten Vorbildern. Carl Ludwig Nietzsche konnte sehr streng sein und sein Sohn mag sich manchmal durch dessen hohe Anforderungen überfordert gefühlt haben.[105] Der Aphorismus »D i e N a t u r c o r r i g i r e n . – Wenn man keinen guten Vater hat, so soll man sich einen anschaffen« (Nietzsche: *Menschliches, Allzumenschliches I.* KSA Bd. 2, S. 266), kann vielleicht als Hinweis darauf verstanden werden. Nietzsche war erst fünf Jahre alt, als der geliebte Vater im Alter von 36 Jahren an einer rätselhaften Krankheit starb, die im Endstadium zu Kopfschmerzen, Erbrechen, Lähmungserscheinungen an den Händen und an der Zunge und zu Schwindelanfällen geführt hatte (vgl. Montinari, 1991, S. 9). Die damals vermutete Todesursache war ›Gehirnerweichung‹. Aus heutiger Sicht könnte man einen Tumor vermuten. Für den kleinen Nietzsche muss es ein äußerst schmerzlicher Verlust gewesen sein.[106] Sein Kummer und seine Ent-

104 Einige Biografen stellten Parallelen her zwischen Nietzsches späterem Zusammenbruch und der Erkrankung seines Vaters, es könnte sich um eine Erbkrankheit oder aber um eine innige Identifikation mit dem Vater gehandelt haben, die auch die Krankheit mit umfasste, was allerdings bis heute umstritten ist (vgl. Rattner, 2000, S. 13).

105 Nietzsches Vater ließ im Hinblick auf seinen zweijährigen Sohn verlauten: »Bruder Fritz (...) ist ein wilder Knabe, den manchmal allein der Papa noch zur Raison bringt, sintemal von diesem die Ruthe nicht fern ist.« (Zit. nach Niemeyer, 2002, S. 60)

106 Hermann Josef Schmidt geht so weit zu vermuten, dass Nietzsches spätere Zurückweisung des Mitleids darauf zurückführbar sei, dass er sich innerlich verhärtete, weil er sein ohnmächtiges Mitgefühl seinem kranken Vater gegenüber, das ihn zu überwältigen drohte, zu unterdrücken versuchte (Schmidt, 1992, S. 22).

täuschung mögen ambivalente Empfindungen dem Vater gegenüber zusätzlich verstärkt haben. Dessen Krankheit und früher Tod haben in Nietzsches Seelenleben starke Spuren hinterlassen hat. Er hat Zeit seines Lebens immer wieder über den Vater und dessen Schicksal nachgedacht.[107]

Kurz vor dem Dahinscheiden des Vaters verstarb auch Nietzsches kleines Brüderchen Josef im Alter von erst zwei Jahren, und die Familie musste somit zwei schwere Verluste zugleich verkraften. In einer frühen autobiografischen Notiz schreibt Nietzsche: »Sieben Jahre – Verlust der Kindheit empfunden.« (Nietzsche: NF: Frühling – Sommer 1878, 28[8]. KSA Bd. 8, S. 505) Es stellte sich ein umfassendes Gefühl von Einsamkeit bei ihm ein, das in seinem weiteren Leben bestimmend blieb: »[I]ch bin die E i n s a m k e i t _als Mensch.« (Nietzsche: NF Dezember 1888 – Januar 1889, 25[7]. KSA Bd. 13, S. 641) Und in *Ecce homo* schreibt er: »In einer absurd frühen Zeit, mit sieben Jahren, wusste ich bereits, dass mich nie ein menschliches Wort erreichen würde.« (Nietzsche: *Ecce homo.* KSA Bd. 6, S. 297)

Nach dem Tod des Vaters übersiedelte die Familie nach Naumburg zu der Großmutter mütterlicherseits. Der kleine Nietzsche wuchs ab jetzt in einem Haushalt mit fünf Frauen auf: Großmutter, Mutter, zwei Tanten und seine fast zwei Jahre jüngere Schwester Elisabeth, die in seinem späteren Leben eine zum Teil verhängnisvolle Rolle spielen sollte.[108] Das Übergewicht der Frauen und ihr Erziehungsdruck müssen stark gewesen sein. Nietzsche hatte kein väterliches Gegengewicht mehr, was ihn in der Entwicklung seiner eigenen Männlichkeit beeinträchtigt haben mag.[109] Nietzsche hat sich später enger an Männer angeschlossen. Die Freundschaft zu Männern hat in seinem Leben eine zentrale Rolle

107 In zwei autobiografischen Fragmenten Nietzsches, die der Zensur seiner Schwester Elisabeth Förster-Nietzsche entgangen sind, wird der heftige Nachhall des Vaters in Nietzsches Gemüt spürbar: »Dann in der Neugasse [Neugasse war die Straße, in welcher die Familie Nietzsche in Naumburg lebte; K. K.], wo ich immer die mahnende Stimme des Vaters hörte.« (Nietzsche: NF Sommer 1875 11[11]. KSA Bd. 8, S. 194) Und: »Dämonion – warnende Stimme des Vaters.« (Nietzsche: NF Frühling – Sommer 1878, 28[9]. KSA Bd. 8, S. 505)

108 Elisabeth Förster-Nietzsche hat nicht nur Texte ihres Bruders eigenständig verändert, um sie den Forderungen des Zeitgeistes anzupassen und für faschistoides Gedankengut kompatibel zu machen, sondern sie hat auch autobiografische Schriften von Nietzsche vernichtet oder verfälscht. Sie hat besonders die labilen, schwierigen Aspekte seiner authentischen Selbstzeugnisse, die Aufschluss über seine Krankengeschichte geben könnten, beschönigt, um einen Helden aus ihrem Bruder zu machen und auch die Familie als Musterbeispiel von Gesundheit erscheinen zu lassen (vgl. Montinari, 1991, Kaufmann, 1982 u. a.).

109 Vermutlich ist es ihm aus Angst vor der Übermacht der Frauen in seinem späteren Leben nicht gelungen, eine intime Beziehung zu einer Frau aufzubauen. Nietzsche war jedoch nicht homosexuell (vgl. Rattner, 2000, S. 15).

gespielt und die hiermit verbundenen Enttäuschungen und Konflikte machen einen Teil seiner späteren Lebenstragik aus (vgl. Rattner, 2000, S. 15).

Nietzsches Mutter war im Unterschied zu seinem Vater robuster, pragmatischer, aber auch kleinlicher. Sie hatte ein heftiges, ungestümes Temperament und einen unerschütterlichen christlichen Glauben (vgl. Montinari, 1991, S. 12). Ihr verdankt Nietzsche vielleicht das Bemühen um eine gesunde Lebensführung. Nach dem Tod seines Vaters versuchte er sich mit ihrer Existenz zu trösten: »(...) als meine Mutter lebe ich noch und werde alt.« (Nietzsche: *Ecce homo.* KSA Bd. 6, S. 264) Die Identifikation mit ihr hat er allerdings äußerst zwiespältig erlebt.[110] Franziska Nietzsche erzog ihre beiden Kinder streng nach christlichen Maßstäben. Der junge Nietzsche musste sich ihren Wertvorstellungen anpassen und hat offenbar darunter gelitten: »Welche Marter für ein Kind, immer im Gegensatz zu seiner Mutter sein Gut und Böse anzusetzen und dort, wo es verehrt, gehöhnt und verachtet zu werden!« (Nietzsche: NF: Herbst 1885 – Frühjahr 1886, 1[21]. KSA Bd. 12, S. 15) Er hat sich von seiner Mutter in seiner Besonderheit wenig gesehen und anerkannt gefühlt.[111] In *Jenseits von Gut und Böse* schreibt Nietzsche später: »[K]eine Mutter zweifelt im Grunde ihres Herzens daran, am Kinde sich ein Eigenthum geboren zu haben, kein Vater bestreitet sich das Recht, es s e i n e n Begriffen und Werthschätzungen unterwerfen zu dürfen.« (Nietzsche: *Jenseits von Gut und Böse,* 194. KSA Bd. 5, S. 116)[112] Diese Erfahrung in der Beziehung zu seiner Mutter führte dazu, dass Nietzsche in ein Erleben von Fremdbestimmt-Sein hineingeriet. Später schreibt er, dass er eine »falsche« Kindheit gehabt habe: »Von Kindheit an überladen mit fremdem Character und fremdem Wissen. Ich entdecke mich selbst.« (Nietzsche: NF:

110 Lou Andreas-Salomé weist in ihrem ausgezeichneten Nietzsche-Buch darauf hin, dass er eine ausgeprägte weibliche Seite hatte. Er fühlte sich dem weiblichen Genie nahe, das er als das eigentliche Genie erlebte: »D i e M ü t t e r . – Die Thiere denken anders über die Weiber, als die Menschen; ihnen gilt das Weibchen als das productive Wesen. (...) Die Schwangerschaft hat die Weiber milder, abwartender, furchtsamer, unterwerfungslustiger gemacht; und ebenso erzeugt die geistige Schwangerschaft den Charakter der Contemplativen, welcher dem weiblichen Charakter verwandt ist: – es sind die männlichen Mütter.« (Nietzsche: *Die Fröhliche Wissenschaft,* 72. KSA Bd. 3, S. 430)

111 In seinen Notizen findet sich eine weitere Bemerkung über Mütter, in welcher sich seine eigene Erfahrung widerspiegelt: »Alle halten das für moralisch, was ihren S t a n d aufrechterhält, die Mutter, was ihr Ansehen mehrt (...).« (Nietzsche: NF: Sommer 1880, 4[145]. KSA Bd. 9, S. 138)

112 Elisabeth Förster-Nietzsche erwähnt in ihrer hagiografisch angelegten und deshalb nur mit Vorsicht zu verwendenden Nietzsche-Biografie eine Anekdote, in der sie als kleines Mädchen Zeugin einer Auseinandersetzung zwischen ihrer Mutter und ihrem Großvater, David Ernst Oehler, wurde. Franziska Oehler hatte sich über das abweichende Denken ihres Sohnes bei ihm beschwert, woraufhin ihr Vater ihr entgegnete: »Aber meine Tochter, du weißt gar nicht, was du an diesem Jungen hast! Das ist das ungewöhnlichste und begabteste Kind, das mir in meinem ganzen Leben vorgekommen ist; (...) Laß ihn doch in seiner Eigenart.« (Zit. nach Schmidt, 1992, S. 20)

Frühling – Sommer 1878, 26[16]. KSA Bd. 8, S. 506) Diese Thematik war prägend für Nietzsches Selbstbildung und schlägt sich in seinem Bildungsbegriff nieder.

Nietzsche war ein überaus braves Kind. Er war äußerlich angepasst, gravitätisch, kauzig und altklug. Von seinen Klassenkameraden wurde er der »kleine Pastor« genannt (Ross[1980],1994, S. 32). Untergründig entstanden jedoch schon früh auch Protestregungen in ihm und er versuchte in Abgrenzung gegen den Erziehungsdruck etwas Eigenes zu bewahren und zu entwickeln. Er begann, eine Art inneres Doppelleben zu führen. Es zeugt von großem Mut, dass Nietzsche sich mit zunehmendem Alter seiner ängstlichen, konventionsgebundenen Mutter entgegenzustellen wagte und seinen eigenen Weg suchte. Nietzsche beschreibt diese Erfahrung später in *Morgenröthe* so:

> Die erste Natur. – So wie man uns jetzt erzieht, bekommen wir zuerst eine zweite Natur: und wir haben sie, wenn die Welt uns reif, mündig, brauchbar nennt. Einige Wenige sind Schlangen genug, um diese Haut eines Tages abzustossen: dann wenn unter ihrer Hülle ihre erste Natur reif geworden ist. Bei den Meisten vertrocknet der Keim davon. (Nietzsche: *Morgenröthe* 455. KSA Bd. 3, S. 275)

Als Besonderheit in Nietzsches Kindheit ist noch zu erwähnen, dass er an starker Kurzsichtigkeit litt, die ihn vermutlich in Distanz zum kindlichen Tun und Lassen brachte. Vielleicht hat die Kompensation seiner Kurzsichtigkeit seine spätere Phantasietätigkeit angeregt. »Denn oft sind es die Menschen, die die nächste Umgebung schwer zu erkennen vermögen, welche zeitlich und räumlich in die fernste Ferne schauen.« (Rattner, 2000, S. 14)[113]

Nietzsche wurde nach dem Tod seines Vaters von seinem Großvater mütterlicherseits gefördert, der Nietzsches Hochbegabung und seinen Bildungswillen erkannte. Er begann mit acht Jahren, erste Gedichte zu schreiben und mit elf Jahren zu komponieren. Schon als Kind entwickelte er die Fähigkeit, mit sich allein zu sein und schöpferisch tätig zu werden. Freud äußerte in einer Diskussion über Nietzsche in der Mittwochsgesellschaft, dass große Menschen, Denker oder Entdecker ihre Lebensaufgabe oft schon in sehr frühen Jahren fixieren. »Man müßte den Einfluss des infantilen Eindrucks nicht nur auf die spätere Erkrankung, sondern auch auf große Leistungen einmal untersuchen.« (*Protokolle der Wiener Psychoanalytischen Vereinigung* Bd. I, 1976, S. 339) Nietzsche entwickelte schon sehr früh ein ausgeprägtes Phantasie- und Innen-

113 Lou Andreas-Salomé beschreibt später den Ausdruck der kurzsichtigen Augen Nietzsches: Hervorstechend waren seine Augen. »In das Innere blickten diese Augen und zugleich, – weit über die nächsten Gegenstände hinweg, – in die Ferne, oder besser: in das Innere wie in eine Ferne. Denn im Grunde war seine ganze Denkerforschung nichts als ein Durchforschen der Menschenseele nach unentdeckten Welten, nach >ihren noch unausgetrunkenen Möglichkeiten< (*Jenseits von Gut und Böse* 45).« (Andreas-Salomé, 1994, S. 38)

leben, welches er in eigenes schöpferisches Tätig-Sein umsetzen konnte. Im Alter von zwölf Jahren begann Nietzsche, systematisch über sich selbst nachzudenken, was seinen frühen Tagebüchern und den etwa ein Dutzend autobiografischen Aufzeichnungen aus dieser Zeit zu entnehmen ist. Diese Haltung ist interessant und wichtig im Hinblick auf Nietzsches Bildungsverständnis, in welchem die Selbstreflexion eine zentrale Rolle spielt.[114]

Als Nietzsche vierzehn Jahre alt war, wurde er aufgrund seiner ausgezeichneten Lernfähigkeit und seines Bildungswillens an die sächsische Landesschule Schulpforta gegeben, eine Eliteschule, an der auch Klopstock, Ranke, Fichte und Novalis gelernt hatten. Nietzsche erhielt dort einen Freiplatz und blieb sechs Jahre in Pforta. Diese Schule war für seine Bildung entscheidend. Er absolvierte in Schulpforta ein gewaltiges Lernpensum. Die deutschen Klassiker waren Pflichtlektüre. Auch die französische Literatur wurde eingehend studiert. Nietzsche begeisterte sich besonders für den englischen Autor George Gordon Byron (1788–1824) und für die griechische Antike, die ihm seit dieser Zeit zum Vorbild wurde und an welcher er auch später Kultur und Unkultur seiner Epoche maß. Sein Pensum war das Erlernen der historisch-kritischen Methode im Umgang mit Texten, unmittelbare und umfassende Kenntnis der wichtigsten griechischen und lateinischen Autoren und die unablässige Vervollkommnung seines Stils. Auch für den Dichter Friedrich Hölderlin (1770–1843), der damals aufgrund seiner langjährigen Geisteskrankheit in Vergessenheit geraten war, begeisterte sich Nietzsche. Hölderlin wurde für ihn zu einer inneren Leitfigur und sein späteres Schicksal ähnelte dem Hölderlins (vgl. Rattner, 2000, S. 16f.).

Es tat sich auch in seiner Schulzeit wieder der bereits in früher Kindheit erlebte Konflikt in ihm auf: Denn in Schulpforta herrschte ein kasernenartiger Drill, und von den Schülern wurde unbedingte Anpassung an das umfangreiche Lernpensum verlangt. Der geforderte Lernstoff und der strenge Tagesablauf beflügelten zwar seinen grenzenlosen Wissensdrang, aber Nietzsche litt auch unter dem Zwang zur Anpassung an das strikt Vorgegebene. Er fühlte sich in seinem Er-selbst-sein-Dürfen und seiner eigenständigen Entwicklung bedroht. In Pforta sah er die Gefahr, dass der »fast militärische Zwang, (...) weil er auf die Masse wirken soll, das Individuelle kühl und oberflächlich behandelt« (Nietzsche: *Autobiographisches aus den Jahren 1856–1869. [Aus den Jahren 1868/69].* Holzinger, M. (Hrsg.), 2013, S. 117). Nietzsche reagierte hierauf wieder in der ihm eigenen Art: Er nahm einerseits das Lernpensum willig auf sich und passte sich äußerlich an, andererseits entstanden in ihm innere Protestregungen. Er versuchte sein Selbst-Sein gegen den Anpassungsdruck zu verteidigen.

114 Bei Nietzsche ist später vieles, was er schrieb, von dem Impetus der Selbstreflexion durchzogen, er nahm die Haltung des »Pathos der Distanz« auch sich selbst gegenüber ein (vgl. Montinari, 1991, S. 15).

> Ich rettete vor dem einförmigen Gesetz meine privaten Neigungen und Bestrebungen, ich lebte einen verborgenen Kultus bestimmter Künste, ich bemühte mich in einer überreizten Sucht nach universellem Wissen und Genießen die Starrheit einer gesetzlich bestimmten Zeitordnung und Zeitbenutzung zu brechen. (Ebd., S. 117)

Sechzehnjährig gründete Nietzsche mit seinen Jugendfreunden Wilhelm Krug und Gustav Pindar die »Literarische Vereinigung Germania«, in welcher sich die Freunde wechselseitig zu literarischen und künstlerischen Produktionen verpflichteten, um den Wissensdurst und »unsere Bildungstriebe durch gegenseitiges Überwachen eben so zu reizen, als im Zaume zu halten« (Nietzsche: *Über die Zukunft unserer Bildungsanstalten* I. KSA Bd. 1, S. 654). Der Aktivste in dieser Vereinigung war Nietzsche selbst. Seine hier entstandenen Schöpfungen umfassten musikalische Kompositionen, musikwissenschaftliche Abhandlungen, kleinere Texte und Dichtungen.

Nietzsche war, abgesehen von kleinen harmlosen Vorfällen, ein Musterschüler und oft auch Klassenprimus. Weil er hochgespannte Ideale hatte und zu Pflichterfüllung und Gefügigkeit erzogen worden war, musste er streng und hart sich selbst gegenüber sein. Es gab allerdings während seiner Schulzeit auch häufige Krankheiten und Symptome, die Nietzsche quälten und beeinträchtigten. Er litt unter Kopfschmerzen, Migräne und Augenschmerzen und musste deshalb oft dem Unterricht fernbleiben. Ob diese Symptome bereits Vorboten seiner späteren Erkrankungen waren oder ob Nietzsche unter einer ähnlichen Krankheit litt, an der auch sein Vater gelitten hatte, ist umstritten. Aber seine gesundheitlichen Probleme könnten auch als unbewusstes Ringen um sein Erselbst-sein-Dürfen verstanden werden. Die Erfahrung seiner gesundheitlichen Labilität hat sich in seinem Bildungsverständnis – er bezeichnete den Leib als die »ältere Vernunft« – niedergeschlagen. Das Wechselspiel zwischen Krankheit und Gesundheit und die Bedeutung dieser Dynamik für die Selbsterkenntnis und Selbstbildung wurden später ein zentraler Topos in Nietzsches Denken.

Bei seinen zum Teil vorzüglichen Lehrern in Pforta lernte Nietzsche geistige Diszipliniertheit, die er schätzte und die er sich ein Leben lang erhalten konnte. In seinen *Nachgelassenen Fragmenten* (1888) heißt es:

> Ich sehe durchaus nicht ab, wie Einer es wieder gut machen kann, der versäumt hat, zur rechten Zeit in eine g u t e S c h u l e zu gehen. Ein solcher kennt sich nicht; er geht durchs Leben, ohne gehen gelernt zu haben. (…) Mitunter ist das Leben so barmherzig, diese harte Schule nachzuholen: (…) Das Wünschenswertheste bleibt unter allen Umständen eine harte Disciplin z u r r e c h t e n Z e i t, das heißt in jenem Alter noch, wo es stolz macht, viel von sich verlangt zu sehen. (Nietzsche: NF: Frühjahr 1888, 14[161]. KSA Bd. 13, S. 346)

In Schulpforta kam Nietzsches anerzogener christlicher Glaube ins Wanken. Angeregt durch religionskritische Gedanken aus *Das Leben Jesu* (1835) von

David Friedrich Strauß, über den er später eine seiner ersten unzeitgemäßen Betrachtungen schreiben wird, sowie durch die Lektüre von Ludwig Feuerbachs *Das Wesen des Christentums* (1841) erschien Nietzsche der christliche Glaube nicht mehr als Erkenntniswahrheit. Er verstand ihn dagegen als ein aus emotionalen Quellen gespeistes *Bedürfnis.* In einer Reflexion über das Christentum aus dem Jahr 1862 (Fragment) heißt es:

> Die Hauptlehren des Christentums sprechen nur die Grundwahrheiten des menschlichen Herzens aus; sie sind Symbole, wie das Höchste immer nur das Symbol des noch Höheren sein muß. Durch den Glauben selig werden heißt nichts als die alte Wahrheit, daß nur das Herz, nicht das Wissen glücklich machen kann. Daß Gott Mensch geworden ist, weist nur darauf hin, dass der Mensch nicht im Unendlichen seine Seligkeit suchen soll, sondern auf der Erde seinen Himmel gründe; der Wahn einer überirdischen Welt hatte die Menschengeister in eine falsche Stellung zu der irdischen Welt gebracht; er war das Erzeugniß einer Kindheit der Völker. (Nietzsche zit. nach Rattner, 2000, S. 18)

Auch diese Denkfigur, der Gegensatz zwischen Glaube und Erkenntnis, wird später zentral in Nietzsches Bildungsverständnis. In einem Brief an seine Schwester schreibt er:

> Kommt es denn darauf an, die Anschauung über Gott, Welt und Versöhnung zu bekommen, bei der man sich am bequemsten befindet, ist nicht vielmehr für den wahren Forscher das Resultat seiner Forschung geradezu etwas Gleichgültiges? Suchen wir denn bei unserem Forschen Ruhe, Friede, Glück? Nein, nur die Wahrheit, und wäre sie höchst abschreckend und häßlich. (…) Hier scheiden sich nun die Wege der Menschen; willst Du Seelenruhe und Glück erstreben, nun so glaube, willst Du ein Jünger der Wahrheit sein, so forsche. (Nietzsche: *Briefe.* Brief an Elisabeth Nietzsche. vom 11. Juni 1865. Holzinger, M. (Hrsg.), 2013, S. 32/33)

Als Nietzsche von Schulpforta abging, musste er wie alle Schüler der Schule einen Lebenslauf schreiben. Nietzsche erwähnt darin seine Vorliebe für Sophokles und bekennt, dass Platons *Symposion* sein philosophischer Lieblingstext sei. Er nimmt sich für seine Zukunft in der Universität vor, »die Neigung zu einem verflachenden Vielwissen zu bekämpfen, sodann meinen Hang, das einzelne auf seine tiefsten und weitesten Gründe zurückzuführen, noch zu fördern.« (Nietzsche: *Autobiographisches aus den Jahren 1856–1869. Mein Leben* (1864). Holzinger, M. (Hrsg.), 2013, S. 91)

Nietzsche hatte sich beim Verlassen der Schule weitgehend von seinem Gottesglauben gelöst.

Studienjahre

Nach Beendigung seiner Schulzeit in Pforta entschied sich Nietzsche, ein Studium aufzunehmen. Im Frühjahr 1864 immatrikulierte er sich in dem Fach Altphilologie in Bonn und belegte auf Wunsch seiner Mutter auch theologische Kurse, die er allerdings bald wieder aufgab.

Lernbegierig, offen und frei für neue Erfahrungen versuchte der 20-jährige Nietzsche, sich in das Studentenleben hineinzufinden. Neben den zunächst eher sporadisch besuchten Lehrveranstaltungen schloss er sich der Burschenschaft »Frankonia« an, was unter anderem auch Besuche von Biergärten, traditionelle Kampfrituale und großzügiges Geldausgeben beinhaltete. Nietzsche erkannte allerdings bald, dass diese Art des Studierens nicht seiner sensiblen, zurückhaltenden und wissbegierigen Einstellung entsprach.[115] Hinter dem scheinbaren Nonkonformismus etlicher Mitstudenten entdeckte er deren Engstirnigkeit, Kleingeistigkeit und Angepasstheit. In seinen Vorträgen *Über die Zukunft unserer Bildungsanstalten*, die er später als junger Professor in Basel hielt, schildert er rückblickend seine Erfahrungen und Gedanken als Student in Bonn. Sein hier vertretenes Bildungsverständnis fand in der Auseinandersetzung mit dem in Bonn erlebten Bildungsbetrieb eine bestimmte inhaltliche Richtung, die er kontinuierlich weiter verfolgte.[116]

In einem Brief nach Hause schreibt Nietzsche, dass er von seinen Mitstu-

115 Auch in *Rückblick auf meine zwei Leipziger Jahre* beschreibt Nietzsche sein Fremdheitsgefühl den Mitstudierenden gegenüber: »Aber meine Natur fand unter ihnen kein Genüge; ich selbst war noch viel zu scheu in mich versteckt und hatte nicht die Kraft, unter dem dortigen Treiben eine Rolle zu spielen. (…) da der Hauch von Poesie, der auf allem diesen Treiben zu ruhen scheint, für mich verflogen war und die rohe philiströse Gesinnung mitten aus jenem Übermaß von Trinken, Lärmen und Schuldenmachen hervorsprang, da begann es leise in mir zu rumoren; immer lieber entzog ich mich jenen hohlen Vergnügungen, um stille Naturgenüsse oder gemeinsame Kunststudien aufzusuchen, immer fremder fühlte ich mich in diesen Kreisen, denen zu entgehen doch nicht möglich war.« (Nietzsche: *Autobiographisches aus den Jahren 1856–1869. Mein Leben* (1864). Holzinger, M. (Hrsg.), 2013, S. 99)

116 In der Vorrede zu den Vorträgen *Über die Zukunft unserer Bildungsanstalten*, wo er bereits die Unterscheidung zwischen Pseudobildung und eigentlicher Bildung anklingen lässt, heißt es: »Der Leser, von dem ich etwas erwarte, muß drei Eigenschaften haben: er muß ruhig sein und ohne Hast lesen, er muß nicht immer sich selbst und seine ›Bildung‹ dazwischen bringen, er darf endlich nicht, am Schlusse, etwa als Resultat, Tabellen erwarten. (…) Ein solcher Mensch hat noch nicht verlernt zu denken, während er liest, er versteht noch das Geheimniß zwischen den Zeilen zu lesen, ja er ist so verschwenderisch geartet, daß er gar noch über das Gelesene nachdenkt, vielleicht lange nachdem er das Buch aus den Händen gelegt hat. (…) Er, der ruhig und unbesorgt genug ist, um mit dem Autor zusammen einen weiten Weg anzutreten, dessen Ziele erst eine viel spätere Generation in voller Deutlichkeit schauen wird!« (Nietzsche: *Über die Zukunft unserer Bildungsanstalten.* Vorrede, KSA Bd. 1, S. 648/49)

dierenden als ein sonderbarer Kauz angesehen wurde, aber auch als eine musikalische Autorität galt.[117]

> Ich bin durchaus nicht unbeliebt, ob ich gleich etwas moquant bin und für satyrisch gelte. Diese Selbstcharakteristik aus dem Urtheile andrer Leute wird euch nicht uninteressant sein. Als eignes Urtheil kann ich hinzufügen, daß ich da erste nicht gelten lasse, daß ich oft nicht glücklich bin, zu viel Launen habe und gern ein wenig Quälgeist bin, nicht nur für mich selbst, sondern auch für andre. (Nietzsche: Brief vom 18.2. 1865, Bonn, an Franziska und Elisabeth Nietzsche, [BVN – 1865,3])[118]

Im ersten Bonner Studienjahr zeichnete sich ein typisches Schema in Nietzsches Gangart ab, welches sich auch in späteren Zeiten wiederholte: Enthusiastischer Beginn, schnelle Verständigung auf der Grundlage einer imponierenden Klugheit und gewinnenden Liebenswürdigkeit, dann erste Missverständnisse und Empfindlichkeiten, kritische Beobachtungen, mokante Bemerkungen, Rückzug auf die eigene Person, Trübung und schließlich Abkühlung (vgl. Ross [1980], 1994, S. 106).[119]

In Bonn lehrte damals in der klassischen Philologie der berühmte Altphilologe Friedrich Ritschl (1806–1876), der ein wichtiges Vorbild und fast eine Art Vaterfigur für Nietzsche wurde. Er schloss sich mit Begeisterung an ihn an und studierte fast ausschließlich bei ihm. Unter seinem Einfluss wurde Nietzsche sehr arbeitsam und extrem fleißig. Ritschl, ein Freund Arnold Ruges und in enger Verbindung zu dem Romantiker A. W. Schlegel stehend, war ein faszinierender Hochschullehrer, der seine Studenten interessieren und fördern konnte. In *Ecce homo* würdigt Nietzsche seinen Lehrer:

> R i t s c h l – ich sage es mit Verehrung – der einzige geniale Gelehrte, den ich bis heute zu Gesicht bekommen habe. Er besass jene angenehme Verdorbenheit, die uns

117 Nietzsche war äußerst musikalisch, spielte sehr gut Klavier und komponierte auch selbst. Er verfügte damit über eine Doppelbegabung.

118 Ross bezeichnet dies als eine der wenigen authentischen Schlüsselstellen in Nietzsches Selbstzeugnissen, die für sein Wesen bezeichnend sei und – so könnte man ergänzen – seinen »Lebensstil« (A. Adler) zum Ausdruck bringe.

119 In *Ecce homo*, wo Nietzsche im Rückblick auf sein Leben formuliert, wie er geworden ist, was er ist, heißt es: »Dass man wird, was man ist, setzt voraus, dass man nicht im Entferntesten ahnt, was man ist. Aus diesem Gesichtspunkte haben selbst die F e h l - g r i f f e des Lebens ihren eignen Sinn und Werth, die zeitweiligen Nebenwege und Abwege, die Verzögerungen, die ›Bescheidenheiten‹, der Ernst, auf Aufgaben verschwendet, die jenseits d e r Aufgabe liegen. Darin kann eine grosse Klugheit (…) zum Ausdruck kommen. (…) Inzwischen wächst und wächst die organisirende, die zur Herrschaft berufne ›Idee‹ in der Tiefe, – sie beginnt zu befehlen, sie leitet langsam aus Nebenwegen und Abwegen z u r ü c k , sie bereitet e i n z e l n e Qualitäten und Tüchtigkeiten vor, die einmal als Mittel zum Ganzen sich unentbehrlich erweisen werden, – sie bildet der Reihe nach alle d i e n e n d e n Vermögen aus, bevor sie irgend Etwas von der dominirenden Aufgabe, von ›Ziel‹, ›Zweck‹, ›Sinn‹ verlauten lässt.« (Nietzsche: *Ecce homo.* KSA Bd. 6, S. 293/94)

Thüringer auszeichnet und mit der sogar ein Deutscher sympathisch wird. (Nietzsche: *Ecce homo*, KSA Bd. 6, S. 295)

Ritschl fasste die Philologie nicht nur als Sprachstudium auf, sondern weitete die Inhalte der philologischen Wissenschaft auf historische und kulturgeschichtliche Fragestellungen aus. Dadurch leitete er seine Studenten zu weitgespanntem Denken an. Nietzsche lernte bei ihm die Grundlagen des kulturkritischen Denkens und verinnerlichte gleichzeitig auch Ritschls hohe Anforderungen an wissenschaftliche Genauigkeit. Er erwarb damit eine Tugend, die er später als »intellektuelle Redlichkeit« oder als das »Gewissen des Geistes« bezeichnete: »Wo meine Redlichkeit aufhört, bin ich blind und will auch blind sein. Wo ich aber wissen will, will ich auch redlich sein, nämlich hart, streng, eng, grausam, unerbittlich.« (Nietzsche: *Also sprach Zarathustra*. KSA Bd. 4, S. 312)

Einschneidend und tragisch war, dass Nietzsche sich im Februar 1865, vermutlich bei einem Bordellbesuch im benachbarten Köln, eine Luesinfektion zuzog, die in ihrem Spätstadium zu seiner späteren geistigen Umnachtung beigetragen oder sie verursacht hat.[120] Auch diese Begebenheit hatte Auswirkungen auf Nietzsches Bildungsverständnis; denn die Thematiken des Leiblichen, der Krankheit und des Umgang mit ihr nehmen einen wichtigen Platz in seinem späteren Bildungsverständnis ein.

Nietzsches Freund Paul Deussen, der über dieses Erlebnis von Nietzsche selbst informiert worden war, gibt diesen Bericht später – vermutlich beschönigt und verklärt – so wieder: Nietzsche sei in Köln von einem Dienstmann statt in ein Restaurant in ein Bordell geführt worden und berichtete seinem Freund:

> Ich sah mich (...) plötzlich umgeben von einem halben Dutzend Erscheinungen in Flitter und Gaze, welche mich erwartungsvoll ansahen. Sprachlos stand ich eine Weile. Dann ging ich instinktmäßig auf ein Klavier als auf das einzige seelenhafte Wesen in der Gesellschaft los und schlug einige Akkorde an. Sie lösten meine Erstarrung und ich gewann das Freie. (Deussen, 1901, Reprint, S. 24)[121]

Diese Anekdote, die vermutlich ein Stück Legendenbildung ist, endet mit Deussens diskreten lateinischen Worten, dass Nietzsche »numquam mulierem attigit« (niemals mit einer Frau Geschlechtsverkehr gehabt habe). Dies ist angesichts der syphilitischen Ansteckung höchst unwahrscheinlich und passt zudem nicht in Nietzsches dionysische, lebensbejahende Philosophie. In *Ecce homo* heißt es etwa:

120 Eine ausführliche Auseinandersetzung mit Nietzsches Krankheit liefert Pia D. Volz in *Nietzsche im Labyrinth seiner Krankheit*. Der Autorin zufolge hat Nietzsche selbst seinem Arzt gegenüber von einer syphilitischen Ansteckung gesprochen (vgl. Volz, 1988, S. 188). Trotzdem ist diese These bis heute nicht unumstritten und Nietzsches Krankheit war vermutlich vielschichtig.

121 Thomas Mann hat diese Episode in *Doktor Faustus* künstlerisch gestaltet.

(...) die Predigt der Keuschheit ist eine öffentliche Aufreizung zur Widernatur. Jede Verachtung des geschlechtlichen Lebens, jede Verunreinigung desselben durch den Begriff »unrein« ist das Verbrechen selbst am Leben, – ist die eigentliche Sünde wider den heiligen Geist des Lebens. (Nietzsche: *Ecce homo.* KSA Bd. 6, S. 307)

Im Herbst 1865 wechselte Ritschl an die Universität Leipzig und Nietzsche folgte ihm. In Leipzig stellte sich bald ein persönlicherer Kontakt zwischen ihnen ein. Nietzsche beschrieb in einem Brief an seinen Freund Paul Deussen ihr beiderseitiges Verhältnis:

Du glaubst nicht, wie persönlich ich an Ritschl gekettet bin, so daß ich mich nicht losreißen kann und mag (...) Du kannst nicht ahnen, wie dieser Mann für jeden Einzelnen, den er lieb hat, denkt, sorgt und arbeitet, wie er meine Wünsche, die ich oft kaum auszusprechen wage, zu erfüllen weiß und wie wiederum sein Umgang so frei von jenem zopfigen Hochmut und jener vorsichtigen Zurückhaltung ist, die so vielen Gelehrten eigen ist. Ja, er giebt sich sehr frei und unbefangen, und ich weiß, daß solche Naturen sehr oft anstoßen müssen. (Brief vom 4.4.1867 an Paul Deussen,Leipzig. In: Deussen 1901, Reprint, S. 33)

Durch das Vorbild Ritschls reifte in Nietzsche der Entschluss, Philologe zu werden.

Sein Lehrer erkannte die große Begabung Nietzsches und versuchte ihn zu fördern. Seine philologische Arbeit *Beiträge zur Quellenkunde und Kritik des Laertius Diogenes* (1870), die er bei Ritschl schrieb und welche dieser als herausragend bewertete, erschien in der renommierten Zeitschrift *Rheinisches Museum* und öffnete Nietzsche seinen Weg in die Wissenschaft.[122] In einem Empfehlungsschreiben, welches Nietzsche später den Weg an die Baseler Universität ebnete, schrieb Ritschl über Nietzsche:

[S]o viele junge Kräfte ich auch seit nunmehr 39 Jahren unter meinen Augen sich habe entwickeln sehen: noch nie habe ich einen jungen Mann gekannt resp. in meiner disciplina nach meinen Kräften zu fördern gesucht, der so früh und so jung schon so reif gewesen wäre, wie diesen Nietzsche. (...) Bleibt er, was Gott gebe, lang leben, so prophezeihe ich, daß er dereinst im vordersten Range der deutschen Philologie stehen wird. (Stroux, J.: *Nietzsches Professur in Basel.* Zit. nach Montinari, 1991, S. 48)

Das Erlernen des philologischen Handwerks wirkte sich zunächst positiv und stabilisierend auf Nietzsches Gesundheit aus. Die wissenschaftliche Arbeit hatte für ihn auch eine ethische Bedeutung, er erlebte sie als eine Spielart der Persönlichkeitsentwicklung: »Jede größere Arbeit, das wirst Du auch empfunden haben, hat einen ethischen Einfluß. Das Bemühen, einen Stoff zu concentriren und harmonisch zu gestalten, ist ein Stein, der in unser Seelenleben fällt: aus

122 Aufgrund dieser und seiner ebenfalls hoch geschätzten Veröffentlichung *Zur Geschichte der Theognideischen Spruchsammlung* (1867) wurde Nietzsche im März 1869 von der Fakultät Leipzig zum Doktor der Philologie ernannt.

dem engen Kreise werden viele weitere«, schrieb Nietzsche 1867 an seinen Jugendfreund Paul Deussen (Brief vom 4.4.1867 an Paul Deussen, Leizig. In: Deussen 1901, Reprint, S. 35).

Bald stellten sich bei Nietzsche allerdings neben seiner anfänglichen Begeisterung auch kritische Gedanken und zunehmende Distanz der Philologie gegenüber ein. An seinen Freund Carl von Gersdorff schrieb er 1866:

> Zu leugnen ist es übrigens nicht, daß ich mitunter kaum diese mir selbst auferlegte Sorge [bezüglich des Theognis und Suidas, K.K.] verstehe, die mich von mir selbst abzieht, (dazu von Schopenhauer – was oftmals eins ist) mich in ihren Folgen dem Urteile der Leute aussetzt und womöglich gar mich zur Maske einer Gelehrsamkeit zwingt, die ich nicht habe. (Nietzsche: Brief an Carl von Gersdorff, April 1866, Naumburg. *Briefe*. Holzinger, M. (Hg.), 2013, S. 40)

Er lernte bei den Philologen auch den Typus des ›verknöcherten‹ Gelehrten kennen, der ihn durch seine Unlebendigkeit, Lebensferne und Engstirnigkeit abstieß. In *Schopenhauer als Erzieher* spricht er später von der »Maulwurfsmentalität der Philologenzunft«. Er kritisierte nun an den Philologen, dass bei ihnen an die Stelle von Begeisterung oft Eitelkeit und Selbstüberschätzung rücken. An Deusssen schrieb er:

> An den meisten aber anerkennen wir nur den grausamen Fleiß und die unverächtliche E n e r g i e , die an unbedeutende Dinge verwandt ist: (...) während im Grunde nur ein ganz gemeiner Intellekt die Ursache dieser fleißigen Werke ist, ein Intellekt, der höhere w e r t h vollere Ideenkreise nicht kennt, mindestens nicht fruchtbar behandeln kann und darüber zum Kleinkrämer wird. (Brief vom Herbst 1868 an Paul Deussen, Naumburg. In: Deussen 1901, Reprint, S. 56/57)

Hatte er im Zuge seiner Begeisterung für die Philologie dieser noch eine gesund machende Kraft zugesprochen, spricht er sie ihr nun explizit ab.[123] Sowohl in seinen späteren Vorträgen *Über die Zukunft unserer Bildungsanstalten* als auch in seiner 2. und 3. *Unzeitgemäßen Betrachtung* wird der Gegensatz zwischen dem unlebendigen, engstirnigen, kleingeistigen Gelehrten und einer kraftvollen, vitalen, genialischen Philosophenpersönlichkeit weiter ausgebaut. Diese Denkfigur spielt bei seinem Bildungsbegriff eine entscheidende Rolle.

Innerlich war Nietzsche in seiner Leipziger Zeit bereits auf der Suche nach etwas Neuem, er war für einen Wandel bereit. In einem späteren Brief an seinen Freund Erwin Rohde beschreibt er diesen sich allmählich fortsetzenden Prozess so: »Von der Philologie lebe ich in einer übermüthigen Entfremdung, die sich schlimmer gar nicht denken lässt. (...) So lebe ich mich allmählich in mein Philosophenthum hinein und glaube bereits an mich; ja wenn ich noch zum

123 Die Frage nach dem Zusammenhang zwischen der Art sich zu bilden und der Gesundheit wird in Nietzsches späterem Bildungsverständnis zentral.

Dichter werden sollte, so bin ich selbst hierauf gefaßt.« (Nietzsche: Brief vom 29.3.1869 an Erwin Rohde, zit. nach Montinari, 1991, S. 57)

In die Leipziger Zeit fielen zwei wichtige Ereignisse, die Nietzsches innere Umorientierung untermauerten.

Das erste Erlebnis war: Nietzsche entdeckte Arthur Schopenhauer (1788–1860) und begeisterte sich sehr umfänglich für ihn. Zufällig hatte er in einem Antiquariat Schopenhauers *Die Welt als Wille und Vorstellung* (1819) gefunden und begann den Text wie gebannt zu lesen. Nietzsche schildert in seinen autobiografischen Aufzeichnungen von 1867, mit welcher Wucht ihn diese Lektüre packte und ihn bis in sein Innerstes aufwühlte:

> Zu Hause warf ich mich mit dem erworbenen Schatze in die Sofaecke und begann jenen energischen, düsteren Genius auf mich wirken zu lassen. Und hier war jede Zeile, die Entsagung, Verneinung, Resignation schrie, hier sah ich einen Spiegel, in dem ich Welt Leben und eigen Gemüt in entsetzlicher Großartigkeit erblickte. Hier sah mich das volle, interesselose Sonnenauge der Kunst an, hier sah ich Krankheit und Heilung, Verbannung und Zufluchtsort, Hölle und Himmel. Das Bedürfnis nach Selbsterkenntnis, ja Selbstzernagung packte mich gewaltsam. (Nietzsche: *Autobiographisches aus den Jahren 1856–1869.* Rückblick auf meine zwei Leipziger Jahre [1867]. Holzinger, M. (Hrsg.), 2013, S. 103

Er erlebte ein »zauberartiges Ausströmen der innersten Kraft eines Naturgewächses auf ein anderes« (Nietzsche: *Schopenhauer als Erzieher.* KSA Bd. 1, S. 349), eine Art der Seelenverwandtschaft, und schildert, wie ihn auf Anhieb besonders der Stil, die Ehrlichkeit, die Heiterkeit und die Standfestigkeit Schopenhauers begeisterten: »Er ist ehrlich, weil er zu sich selbst und für sich selbst spricht und schreibt, heiter, weil er das Schwerste durch Denken besiegt hat, und beständig, weil er so sein muss.« (Ebd. S. 350) Hinzu kamen noch dessen Unabhängigkeit und sein Mut, gegen den Zeitgeist anzuschreiben und Gedanken zu formulieren, die allgemein auf heftigen Widerstand stießen. Schopenhauers Ideal war ein heroisches Leben, er kämpfte für eine Welt und für ein Leben, das für alle gut sein könnte. Nietzsche gefiel, dass der Philosoph »dem Bilde des Lebens als einem Ganzen sich gegenüberstellte, um es als Ganzes zu deuten« (ebd., S. 356). Er fand hier einen unendlichen Reichtum an Lebensthemen: das innere Wesen der Kunst, die Metaphysik der Geschlechtsliebe, das Genie, den Wahnsinn und die Musik. Nietzsche verstand, dass sich an Schopenhauer zu bilden bedeutete, »uns g e g e n unsre Zeit erziehen können – weil wir den Vortheil haben, durch ihn diese Zeit wirklich zu k e n n e n« (ebd., S. 363).

Nietzsche identifizierte sich mit Schopenhauer: »Ich gehöre zu den Lesern Schopenhauers, welche, nachdem sie die erste Seite von ihm gelesen haben, mit Bestimmtheit wissen, dass sie alle Seiten lesen und auf jedes Wort hören werden, das er überhaupt gesagt hat.« (Nietzsche: *Schopenhauer als Erzieher.* KSA Bd.1,

S. 346) Er versuchte, sich Schopenhauer als Menschen vorzustellen, weil er es als schmerzlichen Mangel erlebte, ihn nur aus seinen Büchern zu kennen:

> [I]ch ahnte, in ihm jenen Erzieher und Philosophen gefunden zu haben, den ich so lange suchte. Zwar nur als Buch: und das war ein grosser Mangel. Um so mehr strengte ich mich an, durch das Buch hindurch zu sehen und mir den lebendigen Menschen vorzustellen, dessen großes Testament ich zu lesen hatte, und der nur solche zu seinen Erben zu machen verhiess, welche mehr sein wollten und konnten als nur seine Leser: nämlich seine Söhne und Zöglinge. (Ebd., S. 350)

Typisch für Nietzsche war, dass er in der Phase der ersten Begeisterung in seinem Verehrungsbedürfnis nichts Negatives gelten ließ. Im Gefühlsüberschwang nahm er ungefiltert zunächst so viel in sich auf, wie er konnte.

Die Begegnung mit Schopenhauer war ein Meilenstein in Nietzsche Bildungsgeschichte. Er verinnerlichte dessen Gedanken, die einen Nachhall bis in sein spätes Werk hinein hinterlassen haben. An Schopenhauer entdeckte er seine später auf ihn zukommenden Berufe: Sprachkünstler, Denker und Philosoph. Er übernahm von ihm auch die Schreibform des Aphorismus.

Interessanterweise erwähnte Nietzsche seinen Freunden und auch seinem Intimus Erwin Rohde gegenüber fast nichts von seiner Schopenhauerbegeisterung. In allen Freundschaften Nietzsches gab es das Phänomen, dass er wichtige Gedanken zurückhielt und sie erst später ans Tageslicht kamen (vgl. Rattner, 2000). Nietzsche führte in dieser Hinsicht fast eine Art Doppelleben, sein literarischer Ausdruck hierfür wurde das Bild der Maske. »Alles was tief ist, liebt die Maske; (…) Jeder tiefe Geist braucht eine Maske: mehr noch, um jeden tiefen Geist wächst fortwährend eine Maske« (Nietzsche: *Jenseits von Gut und Böse.* KSA Bd. 5, S. 57/58). Vielleicht ist dies ein weiterer Schlüssel zu seinem Gefühl von Einsamkeit.[124]

Schon etwa ein Jahr später begann sich Nietzsche allerdings auch mit Schopenhauerkritik auseinanderzusetzen. 1866 entdeckte er Albert Langes *Geschichte des Materialismus und Kritik seiner Bedeutung in der Gegenwart* (1866), was eine eindeutig agnostische und antimetaphysische Sichtweise verkörpert. Dieses Werk regte ihn zu einer Beschäftigung mit Immanuel Kant (1724–1804) an und weckte sein Interesse für Demokrit (460–371 v. Chr.), der eine Gegenchiffre zu Schopenhauer wurde. Demokrit mit seiner strengen Wissenschaftlichkeit wurde eine innere Richtschnur für die Vorbereitung von Nietzsches stärkerer Zuwendung zur Wissenschaft, die schließlich dazu führte, dass er sich

124 Erwin Straus prägte in diesem Zusammenhang den Begriff der »behütenden Scham«, der etwas Ähnliches ausdrückt und dieses Phänomen um einen anderen Aspekt erweitert: Das noch nicht Fertige, Unausgereifte benötigt einen Schon- oder Schutzraum, um sich zu finden und stabiler zu werden, bevor es den Blick der anderen verträgt und diesem standhalten kann (vgl. Eisner, 2012, S. 125ff.).

später mit seiner Schrift *Menschliches Allzumenschliches* von seiner Schopenhauerbegeisterung und dem hiermit verknüpften metaphysischen Denken entfernte. Mit der allmählich beginnenden Loslösung von Schopenhauer bereitete Nietzsche im Untergrund eine neue Phase seiner Entwicklung und seines Denkens vor.

Das zweite wichtige Ereignis in Leipzig war die Begegnung mit Richard Wagner (1813–1883), mit dessen Werk sich Nietzsche vertraut gemacht hatte. Nietzsche lernte ihn im Jahr 1868 im Hause von dessen Schwester, der Frau des Orientalisten Hermann Brockhaus, persönlich kennen. Die Beziehung zu Wagner und dessen Werk beeinflussten Nietzsche und sein Denken entscheidend.

Nietzsche war nicht nur von Wagners Musikverständnis und dessen musikalischem Genie begeistert, sondern ihm imponierte, dass er mit ihm auch philosophieren konnte. Er erlebte Wagner als einen imposanten, vitalen und extravertierten Mann, der lebhaft und witzig war und eine Gesellschaft erheitern konnte. Das waren Eigenschaften, die Nietzsche bei sich selbst eher vermisste. Die persönliche Begegnung mit Wagner überwältigte ihn fast (vgl. Montinari, 1991, S. 47).

In einem Brief an Erwin Rhode schreibt er begeistert über seine Treffen mit Wagner in Tribschen: »Übrigens habe auch ich mein Italien, wie Du; (…) Es heißt Triebschen und ist mir bereits ganz heimisch. (…) Liebster Freund, was ich dort lerne und schaue, höre und verstehe ist unbeschreiblich. Schopenhauer und Goethe, Aischylos und Pindar leben noch, glaub es mir.« (Nietzsche: Brief vom 3. Sept. 1869 an Erwin Rohde, Basel. In: Nietzsche Briefe. Oehler, R. (Hg.), 1993, S. 92) In der Zeit seiner Wagnerverehrung entstand einige Jahre später Nietzsches erstes größeres Werk *Die Geburt der Tragödie* (Entstehung 1869–1871, Erscheinungsdatum 1872), das noch ganz vom Geiste seiner Schopenhauerverehrung getragen ist und Wagners Kunst in eine Reihe mit den großen griechischen Tragödien zu stellen versucht. Auch seine 4. Unzeitgemäße Betrachtung *Richard Wagner in Bayreuth* legt Zeugnis von seiner Wagnerverehrung ab.

Aber auch in der Beziehung zu Wagner wich der übermäßigen Verehrung bald eine kritischere Distanz, verbunden mit dem Versuch, wieder stärker zu sich selbst zurückzukommen. Nietzsche begann an Wagners »deutscher Mission« und der reformerischen Kraft seiner Kunst zu zweifeln. Er sah in Wagner jetzt mehr den Schauspieler, der nach Bewunderung heischte und als dessen größtes Übel galt, selbst zum ›Wagnerianer‹ geworden zu sein (vgl. Montinari, 1991, S. 55ff.). Im Zuge von Nietzsches Rücknahme seiner Wagneridealisierung taten sich immer stärkere Gegensätze zwischen den beiden Charakteren und ihren Weltauffassungen auf. Nietzsche erkannte in Wagner einen deutschtümelnden Antisemiten, was seiner eigenen Weltanschauung zuwiderlief. Er selbst war ein weltoffener, nicht antisemitischer Europäer, der sich mit der französischen Kultur fast stärker verbunden fühlte als mit der deutschen Tradition.

Besonders kritisch sah Nietzsche das Preußentum. An Rohde schrieb er: »Sieh doch zu, daß Du aus dem fatalen kulturwidrigen Preußen herauskommst! wo die Knechte und die Pfaffen wie Pilze hervorschießen und bald mit ihrem Dunst uns ganz Deutschland verfinstern werden.« (Nietzsche: Brief vom ca. 27. 11. 1870 an Erwin Rohde, Basel. In: *Briefe.* Holzinger, M. (Hg.), 2013, S. 101))

Die Ablösung von Wagner und der spätere Bruch in der Beziehung waren für Nietzsche äußerst schmerzlich und bedeuteten eine existenzielle Erschütterung für ihn. Sie führten zu einer Krise, welche wiederum den Ausschlag für eine Umorientierung und Weiterentwicklung Nietzsches gab.[125] Angeregt durch eigene Erfahrungen mit seiner Idealisierung Wagners begann Nietzsche, sich später kritisch und realistischer mit der Thematik des Idealen auseinanderzusetzen, was eine Voraussetzung für sein stärker im Geiste der Wissenschaft geschriebenes Werk *Menschliches Allzumenschliches* wurde.

Nietzsches Talent war es, trotz Distanz, Verneinung und vehementer Abgrenzung seine Lehrmeister nicht zu verleugnen und ihnen lebenslänglich ein gewisses Maß Dankbarkeit zu zollen. In *Ecce homo* dankt er Wagner, wenn er auch verabscheut, dass dieser nicht wie ehemals *Ausländer* und Kosmopolit geblieben sei:

> Hier, wo ich von den Erholungen meines Lebens rede, habe ich ein Wort nöthig, um meine Dankbarkeit für das auszudrücken, was mich in ihm bei weitem am Tiefsten und Herzlichsten erholt hat. Dies ist ohne allen Zweifel der intimere Verkehr mit Richard Wagner gewesen. (...) ich möchte um keinen Preis die Tage von Tribschen aus meinem Leben weggeben, Tage des Vertrauens, der Heiterkeit, der sublimen Zufälle – der t i e f e n Augenblicke. (Nietzsche: *Ecce homo.* KSA Bd. 6, S. 288)

Als Professor in Basel

Nietzsche hatte es unter anderem seinem Lehrer Ritschl zu verdanken, dass er 1869 nach drei Jahren Studienzeit in Leipzig durch dessen Empfehlung im Alter von 24 Jahren eine Professur an der Baseler Universität erhielt. Die Berufung erfolgte, ohne dass Nietzsche die nötigen Examina dafür vorweisen konnte.[126]

125 Nietzsche schrieb 1882 im Rückblick auf diese Krise an seine Schwester: »Im übrigen habe ich meine Wagner-Schwärmerei teuer bezahlen müssen. Hat mir diese nervenzerrüttende Musik nicht meine Gesundheit verdorben? Und die Enttäuschung und der Abschied von Wagner – war das nicht lebensgefährlich? Habe ich nicht fast sechs Jahre gebraucht, um mich von diesem Schmerz zu erholen?« (Nietzsche: Brief vom 3. Febr. 1882, Genua, in: Nietzsche Briefe. Oehler, R. (Hg.), 1993, S. 251)

126 Nietzsche hatte nach seinem Abitur kein einziges Examen mehr abgelegt. Die Universität Leipzig verlieh ihm den Doktortitel ohne die Vorlage einer Promotion (vgl. Ross, 1994).

Den Studienabschluss in Leipzig erhielt er aufgrund herausragender Leistungen vorzeitig:

> So war ich zum Beispiel eines Tags Universitätsprofessor,– ich hatte nie im Entferntesten an dergleichen gedacht, denn ich war kaum 24 Jahre alt. So war ich zwei Jahr[e] früher eines Tags Philolog: in dem Sinne, dass meine e r s t e philologische Arbeit, mein Anfang in jedem Sinne, von meinem Lehrer Ritschl für sein »Rheinisches Museum« zum Druck verlangt wurde. (Nietzsche: *Ecce homo.* KSA Bd. 6, S. 295)

Nietzsche erhielt zu seiner großen Freude den freigewordenen Lehrstuhl des Philologen Adolph Kießling (1837–1893), der von Basel an das Johanneum in Hamburg gewechselt hatte. Neben seinen Universitätsverpflichtungen übernahm er zusätzlich Griechisch-Unterricht in der höchsten Klasse des Baseler Pädagogiums, wo auch andere prominente Universitätsprofessoren, wie der Kulturhistoriker Jakob Burckhardt (1818–1897) und der Altphilologe Jacob A. Mähly (1828–1902), unterrichteten. Mit Burckhardt entstand eine Beziehung, »eine Sternenfreundschaft, die in Ehrfurcht zu deuten ist« (zit. nach Ross [1980], 1994, S. 310), die allerdings distanziert blieb. Der Altersabstand zwischen ihnen betrug 30 Jahre. Nietzsche und Burckhardt wurden Kollegen, die einander gegenseitig schätzten und sehr bereicherten. Beide waren dem griechischen Altertum mit höchster Wissensleidenschaft zugetan, aber beide wandten sich gleichzeitig gegen eine idealisierende, harmonisierende Auffassung der griechischen Antike. Burckhardt war für Nietzsche »Ritschl ins Geniale übersetzt«, er war der Ebenbürtige, der »hochverehrte Freund«: »Nicht wahr, Sie wissen *wie* ich Sie liebe und ehre?«, fragte Nietzsche ihn in einem Brief (zit. nach Ross [1980], 1994, S. 318). In der Person Burckhardts wählte Nietzsche wiederum ein Vorbild, an dem er sich entwickeln und bilden konnte. Ähnlich wie Ritschl lebte Burckhardt ein hohes Wissenschaftsethos vor. Dadurch gestärkt wurde Nietzsche fester in seiner Abgrenzung gegenüber Wagner, er wuchs mit Burckhardt im Rücken über Wagner hinaus und behauptete sich in seiner fortschreitenden Ausrichtung auf die Wissenschaft. Es gelang Burckhardt, Nietzsche für ein nicht pedantisch kleingesinntes, sondern ein weites, großes Wissenschaftsverständnis mit offenem Horizont zu gewinnen (vgl. Ross [1980], 1994, S. 313).

Nietzsche entpuppte sich als ein ausgezeichneter Lehrer. Er hatte das seltene Talent, junge Menschen zu begeistern und sie zu Lern- und Entwicklungsschritten anzuregen. Jakob Burckhardt sagte damals über ihn, dass Basel einen solchen Lehrer noch niemals besessen hätte (vgl. Ross [1980], 1994).

Nietzsche hatte nun ein gewaltiges Arbeitspensum zu bewältigen. Er lehrte wöchentlich bis zu 30 Stunden, die Vorbereitungszeit nicht mit eingerechnet. Nebenher veröffentlichte er weitere Werke: 1871 erschien *Die Geburt der Tragödie*, 1872 schrieb er fünf Vorträge *Über die Zukunft unserer Bildungsanstalten* und in den Jahren 1873 bis 1876 folgten die vier *Unzeitgemäßen Betrachtungen*, von denen die dritte, *Schopenhauer als Erzieher,* und die vierte, *Wagner in Bayreuth,* von seiner Begeisterung für diese beiden Vorbilder Zeugnis ablegen.

In Basel lebte Nietzsche zeitweise Tür an Tür mit seinem Freund, dem Kirchenhistoriker Franz Overbeck (1837–1905), der wie er selbst in diesen Jahren Junggeselle war.[127] Trotz Zufriedenheit mit seiner Tätigkeit und der Beruhigung, die seine Professur für ihn bedeutet haben mag, scheint es bei Nietzsche damals bereits Gefühle von Unsicherheit und Unheimlichkeit gegeben zu haben. In einem seiner Notizhefte findet sich folgende Aufzeichnung: »Was ich fürchte, ist nicht die schreckliche Gestalt hinter meinem Stuhle, sondern ihre Stimme: auch nicht die Worte, sondern der schauderhaft unartikulirte und unmenschliche Ton jener Gestalt. Ja, wenn sie noch redete, wie Menschen reden!« (Nietzsche: *Autobiographisches aus den Jahren 1856–1869.*[Aus den Jahren 1868/69]. Holzinger, M. (Hrsg.), 2013, S. 115) War das eine Halluzination, eine Vorahnung von massivem Überfordert-Sein oder war es Ausdruck des Empfindens, dass der eingeschlagene Weg doch nicht ganz zu ihm passte? Verschiedene Krankheiten und schwere Migräneanfälle traten immer häufiger in Erscheinung und ließen die Lehrtätigkeit für ihn zunehmend mühsamer und oft fast unerträglich werden.

Zur Verwunderung seiner Kollegen und Freunde meldete sich Nietzsche schon ein Jahr später, 1870, als freiwilliger Krankenpfleger im deutsch-französischen Krieg, was für ihn unter anderem eine ersehnte und willkommene Unterbrechung seiner Tätigkeit in Basel bedeutete. Während seines Militärdienstes, den er aus Gesundheitsgründen allerdings nach einigen Monaten wieder aufgeben musste, verstärkte sich seine kritische Haltung der akademischen Philologie gegenüber. Er stellte nun zunehmend auch kulturkritische und kulturpolitische Überlegungen an: Jeder Krieg bedeutet nicht nur immenses menschliches Elend und Leid, sondern auch eine umfassende Kulturzerstörung. Nietzsche stand dem deutschen Sieg über die Franzosen skeptisch gegenüber und stimmte nicht in den Siegestaumel vieler Deutscher ein: »Trotzdem sei es gesagt: ein grosser Sieg ist eine grosse Gefahr.« (Nietzsche: *David Strauss der Bekenner und der Schriftsteller.* KSA Bd. 1, S. 159)

Nietzsche beschäftigte immer wieder die Frage der Erziehung und Bildung der Jugend. Er hielt das Studium für reformbedürftig. Maßgeblich waren für ihn die Gedanken Schopenhauers, dass geniale schöpferische Leistungen meist nicht von Menschen stammen, die akademische Studien betreiben. An Erwin Rohde schrieb er:

---

127 Franz Overbeck heiratete 1873 Ida Rothpletz. Mit dem Ehepaar Overbeck verband Nietzsche eine Freundschaft, die sein ganzes Leben hindurch Bestand haben sollte. Overbeck kümmerte sich um Nietzsche, als er später seine Wahnerkrankung entwickelte.

> Daß wir alle aufklärenden Gedanken in der Literaturgeschichte von jenen wenigen großen Genien empfangen haben, die im Munde der Gebildeten leben und daß alle guten und fördernden Leistungen auf dem besagten Gebiete nichts als praktische Anwendungen jener typischen Ideen waren, daß mithin das Schöpferische in der literarischen Forschung von solchen stammt, die selbst derartige Studien nicht oder wenig trieben, daß dagegen die gerühmten Werke des Gebietes von solchen verfaßt wurden, die des schöpferischen Funkens bar waren. (Nietzsche: *Briefe.* Brief an Erwin Rohde vom 1.–3. Feb. 1868, Naumburg. Holzinger, M. (Hrsg.), 2013, S. 62)[128]

Als Nietzsche wieder zurück in Basel war, machten sich bald wieder drohende Anzeichen seines Kopfleidens bemerkbar, das sich in periodisch wiederkehrenden, sehr heftigen Schmerzen und Übelkeiten äußerte. Diese Symptome verschlimmerten sich während der nächsten Lebensjahre.[129] Zwischen 1873 und 1875 vollzog sich bei Nietzsche eine grundlegende untergründige Entwicklung, die ihn im Sommer in einer persönlichen Aufzeichnung schreiben ließ:

> Es steht mir noch bevor, Ansichten zu äußern, welche als s c h m ä h l i c h für den g e l t e n , welcher sie hegt; da werden auch die Freunde und Bekannten scheu und ängstlich werden. Auch durch dies Feuer muß ich hindurch. Ich gehöre mir dann immer mehr. (Nietzsche: NF: Frühling – Sommer 1875, 5[190] KSA Bd. 8, S. 94)

Er war auf der Suche nach einer neuen Aufgabe, nach einem anderen Weg.

1876 war Nietzsche schließlich so krank, dass er sich im Pädagogium dauerhaft vertreten lassen musste. Er fühlte sich mehrere Male sogar dem Tode nahe. »Ein paar Mal den Pforten des Todes entwischt, aber fürchterlich gequält – so lebe ich von Tag zu Tage, jeder Tag hat seine Krankheits-Geschichte«, schreibt Nietzsche an einen Freund über sein Leiden (Nietzsche: Brief an einen Freund, zit. nach Andreas-Salomé, 1994, S. 34). Nietzsche war jetzt 32 Jahre alt. Er näherte sich dem Alter seines Vaters, als dessen Krankheit ausbrach, die ihn mit 36 Jahren dahingerafft hatte. Aufgrund seiner innigen Identifikation mit dem Vater und dessen Leiden befürchtete Nietzsche, selbst nicht älter werden zu können als dieser. Dies mag zur Zuspitzung seines Krisenerlebens beigetragen haben.

Nietzsche versuchte, sich durch schöpferische Arbeit und eine immense Anstrengung zu stabilisieren. Er wandte sich der Arbeit an einem neuen Werk zu und schrieb *Menschliches Allzumenschliches.* Der Versuch, sich in Leidensphasen durch schöpferische Arbeit selbst zu finden, dadurch Krisen zu bewältigen und zu

128 Werner Ross berichtet in *Der ängstliche Adler,* dass Nietzsche, um sich in der strapaziösen Zeit seines Militärdienstes Mut zu machen, auf seine Schopenhaueridentifikation zurückgriff: Unter einem Pferdebauch liegend soll er gesagt haben: »Schopenhauer hilf!« (vgl. Ross, 1994, S. 163).

129 Colli und Montinari haben in *Chronik zu Nietzsches Leben* die Entwicklung von Nietzsches gesundheitlichem Zustand detailliert dargestellt und festgehalten (*Chronik zu Nietzsches Leben.* KSA Bd. 15).

überwachsen, zieht sich durch Nietzsches Leben und ist Bestandteil seiner Bildungsgeschichte.

Der Ursprung von *Menschliches Allzumenschliches* lag in einer radikal kritischen Haltung Nietzsches, ein Grundzug seines Geistes, der neben seiner Verehrungstendenz bestand. Nietzsche entwickelte sich zum Freigeist. Die Zerstörung von bisherigen Idealen und die Auflösung von metaphysisch-künstlerischen Illusionen war eine Voraussetzung dafür. Hatte er vormals noch der Kunst den Vorrang über die Wissenschaft eingeräumt, so rücken jetzt die Wissenschaft und die unermüdliche Wahrheitssuche in den Vordergrund.

In seinem Vortrag *Sokrates und die griechische Tragödie* (1871) hatte Nietzsche Sokrates als einen »Herold der Wissenschaft« bezeichnet und sagte: »Die Wissenschaft aber und die Kunst schließen sich aus« (KGW III/2, S. 37, zit. nach Montinari, 1991, S. 57). Über Demokrit schrieb er voller Anerkennung: Demokrits Leben sei ein »Märtyrerthum für die Wissenschaft« (Nietzsche: BAW III, S. 347), er sei der »Humboldt der alten Welt«, »der einzige Philosoph, der noch lebt« (Nietzsche: BAW III, S. 364). Und: Demokrit sei der »Vater aller aufklärenden, rationalistischen Tendenzen« (Nietzsche: BAW III, S. 347). Er »erreicht (…) als der erste der Griechen den wissenschaftlichen Charakter, der in dem Bestreben liegt eine Fülle der Erscheinungen einheitlich zu erklären, ohne einen deus ex machina herbeizuziehn« (Nietzsche: BAW III, S. 348). Nietzsches ›Leidenschaft der Erkenntnis‹, getragen von einem klaren Wissenschaftsideal prägen in dieser Phase sein Denken und sein Bildungsverständnis. Leid und Elend der Menschen brachte er mit deren unwissenschaftlichen Leben und mit ihrer Götterfurcht in Zusammenhang.

Für Nietzsche ergab sich für den freien Geist nach der Zerstörung der metaphysischen Bedürfnisse eine Welt ohne Sinn. Er suchte nach einem neuen Ideal für den freien Geist, das er in der ›Wahrheitssuche‹ und in einer Art kontemplativer Weisheit sah, für welche Epikur vorbildhaft war: »[D]er Mensch ist so lange weise[,] als er die Wahrheit sucht; wenn er sie aber gefunden haben will, wird er ein Narr.« (Nietzsche: NF: Ende 1876 – Sommer 1877, 23[158]. KSA Bd. 8, S. 462) Nietzsche stellte nun die Ethik der Vernunft der als schädlich verurteilten Moralität des Mitleids gegenüber.

Nietzsche war sich des Bruchs, den sein neues Buch bedeutete, bewusst:

> Lesern meiner früheren Schriften will ich ausdrücklich erklären, daß ich die metaphysisch-künstlerischen Ansichten, welche jene im Wesentlichen beherrschen, aufgegeben habe: sie sind angenehm, aber unhaltbar. Wer sich frühzeitig erlaubt öffentlich zu sprechen, ist gewöhnlich gezwungen, sich bald darauf öffentlich zu widersprechen. (Nietzsche: NF: Ende 1876 – Sommer 1877, 23[159]. KSA Bd. 8, S. 463)

Wagner und die Wagnerverehrer waren entsetzt, der Bruch mit Wagner war nun endgültig besiegelt.

Nietzsche als Philosoph

Nach dem Abschied von Wagner und der Veröffentlichung von *Menschliches Allzumenschliches* spitzte sich Nietzsches Krankheit zu. Die Beeinträchtigung durch vielfältige Symptome war so stark, dass er im Jahr 1879 seine Tätigkeit an der Universität Basel vollständig aufgeben musste. Mit seinem Ausscheiden aus der Lehre konnte eine staatliche Pension von 3000 Franken jährlich ausgehandelt werden, die ihm für den Rest seines Lebens eine maßvolle finanzielle Absicherung ermöglichte.[130] Nun war er frei von beruflichen Verpflichtungen und konnte sich der Ausarbeitung seines philosophischen Werkes widmen.

Nietzsches äußeres Leben trat zurück und er konzentrierte sich auf seine geistige Entwicklung, die in Gesprächen, Briefen und in seinen Texten ihren Ausdruck fand. Nietzsche als Philosoph tritt uns eigentlich erst am Ausgang all der vorangehenden Lebensereignisse entgegen, die er teilweise in seiner Philosophie verarbeitet und uns damit zugänglich gemacht hat.

Im Rückblick beschreibt er seine zunehmende Distanz zur Bedeutung äußerer Erlebnisse: »Was das Leben sonst, die sogenannten ›Erlebnisse‹ angeht, – wer von uns hat dafür auch nur Ernst genug? Oder Zeit genug? Bei solchen Sachen waren wir, fürchte ich, nie recht ›bei der Sache‹: wir haben eben unser Herz nicht dort – und nicht einmal unser Ohr.« (Nietzsche: *Zur Genealogie der Moral*, Vorrede 1. KSA Bd. 5, S. 247)

Nietzsches nun folgender Lebensabschnitt stand einerseits im Zeichen des Schaffens, war aber auch geprägt durch sein Ringen um seine prekäre Gesundheit.[131] Seinem Frankfurter Arzt Otto Eisner beschrieb er seine Symptome:

> Meine Existenz ist eine *fürchterliche Last.* Ich hätte sie längst von mir abgeworfen, wenn ich nicht die lehrreichsten Proben und Experimente auf geistig-sittlichem Gebiete gerade in diesem Zustande des Leidens und der fast absoluten Entsagung machte. (…) Beständiger Schmerz, mehrere Stunden des Tags ein der Seekrankheit engverwandtes Gefühl, eine Halb-Lähmung, wo mir das Reden schwer wird, zur Abwechslung wütende Anfälle (der letzte nötigte mich drei Tage und Nächte lang zu erbrechen, ich dürstete nach dem Tode). (Nietzsche: Brief an Otto Eisner, Januar 1880, Naumburg. zeno.org).

> (…) ich hatte 118 s c h w e r e Anfallstage; die leichteren habe ich nicht gezählt. Könnte ich Ihnen das F o r t w ä h r e n d e beschreiben, den beständigen Schmerz und Druck im Kopf, auf den Augen, und jenes lähmungsartige Gesammtgefühl von

130 Es musste allerdings immer wieder mit den Geldgebern nachverhandelt werden, sodass Nietzsche trotz seiner Pension auch Phasen von materieller Unsicherheit und Geldknappheit durchzustehen hatte (vgl. Ross, 1994).

131 Nietzsches geniales Werk ist seiner existenziellen Not durch die quälende Krankheit und seiner zunehmenden, selbst gewählten Einsamkeit abgetrotzt, die man als Leser seiner Schriften miterlebt.

Kopfe bis in die Fußspitzen! (Nietzsche Brief an Otto Eisner, Mitte Januar, Naumburg. Zit. nach Montinari, 1991, S. 74)

Sein labiler Gesundheitszustand forderte Nietzsche zum Nachdenken und zur Selbsterkenntnis heraus und wurde zu einer wichtigen Inspirationsquelle für seine Philosophie. Er sammelte Erkenntnisse über Krankheit und Gesundheit und versuchte damit sein Leiden für sich und für andere Menschen nützlich zu machen. Er wollte »[s]eine Krankheit an den Pflug spannen«. (Nietzsche: NF: Frühling – Sommer 1878, 28[30] KSA Bd. 8, S. 508) Der Versuch einer Heilung von seinen verzweifelten Stimmungen bestand nun darin, »die Kröte zu schlucken«, welche die negative Seite des Lebens für ihn darstellte.[132]

Auf der Suche nach Orten, die seiner Gesundheit am zuträglichsten waren, reiste Nietzsche ruhelos umher und lebte in bescheidenen, oft zu wenig beheizten Unterkünften in verschiedenen Städten: Riva del Garda, Venedig, Marienbad, Naumburg, Stresa, Genua, Nizza und Sils Maria.

Bei der Beschäftigung mit dem letzten Lebensabschnitt von Nietzsches bewusstem Leben imponiert immer stärker seine Einsamkeit, die sich in diesen Jahren fast bis ins Unerträgliche steigerte. Er litt unter ihr, aber er brauchte sie auch.[133] Die Einsamkeit wurde zur Voraussetzung für sein Schaffen. Er distanzierte sich von einigen Freunden, mit denen es zum Teil schmerzliche Zerwürfnisse gab. Über ein mögliches seelisches Motiv seines Rückzuges schreibt er in *Menschliches Allzumenschliches:* »Ich bin passioniert für die Unabhängigkeit, ich opfere ihr alles – wahrscheinlich weil ich die abhängigste Seele habe und an allen kleinsten Stricken mehr gequält werde als andere an Ketten.« (Nietzsche: Zit. nach Frenzel, 1983, S. 90)[134]

---

132 Die Formulierung »die Kröte zu schlucken« bezieht sich auf einen Traum Nietzsches aus den ersten Baseler Jahren und ist uns durch die Erzählung Franz Overbecks überliefert: »Mir hat kürzlich geträumt, meine Hand, die vor mir auf dem Tische lag, bekam plötzlich eine gläserne, durchsichtige Haut; ich sah deutlich in ihr Gebein, in ihr Gewebe, in ihr Muskelspiel hinein. Mit einem Mal sah ich eine dicke Kröte auf meiner Hand sitzen und verspürte zugleich den unwiderstehlichen Zwang, das Tier zu verschlucken. Ich überwand meinen entsetzlichen Widerwillen und würgte sie herunter.« (C. A. Bernoulli: *Franz Overbeck und Friedrich Nietzsche. Eine Freundschaft.* Jena, 1908, Bd. 1, S. 72, zit. nach Montinari, 1991, S. 70)

133 An seine Schwester schreibt er in den frühen 1880er Jahren: » (…) und [ich, K. K.] bedarf der *unbedingten Einsamkeit* nicht als einer Liebhaberei, sondern als der Bedingung, mit der ich *vielleicht* das Leben noch ein paar Jahre aushalte (…).« (Nietzsche: Zit. nach Ross, 1994, S. 575/76).

134 Werner Ross arbeitet als Merkmal der Persönlichkeit Nietzsches dessen *Bravheit* im zwischenmenschlichen Umgang heraus. Er sehnte sich zwar nach Nähe zu Menschen, aber sie ängstigte ihn auch, weil er sich nicht angemessen einbringen und vertreten konnte. Er erlebte dann ein Gefühl von Fremdbestimmt-Sein und Überwältigt-Werden. Oft fühlte er sich schlecht, fast »vergiftet« durch Begegnungen und Beziehungen mit Menschen, vor denen er sich meinte schützen zu müssen. Dieses Dilemma löste er durch Rückzug in die

Zusätzlich verstärkte sich die Einsamkeit durch das Ausarbeiten seiner Gedankenwelt, mit der er sich zunehmend von dem Zeitgeist und seinen Mitmenschen entfernte, die ihn noch nicht verstehen konnten. »Ich selber bin noch nicht an der Zeit, Einige werden postum geboren«, heißt es in *Ecce homo* (Nietzsche: *Ecce homo.* KSA Bd. 6, S. 298).

Nietzsche blieben noch zehn Jahre bis zum Ausbruch seiner Wahnerkrankung und der Verdunkelung seines Geistes im Jahr 1889. In diesen Jahren schrieb er: *Morgenröthe* (1881), *Die fröhliche Wissenschaft* (1882), *Zarathustra* (1883–1885), *Jenseits von Gut und Böse* (1884–1886), *Zur Genealogie der Moral* (1887), *Der Fall Wagner* (1888), *Die Götzendämmerung* (1888), *Der Antichrist* (1888), *Ecce homo* (1888, erst 1908 veröffentlicht), *Dionysos-Dithyramben* (1888) und *Nietzsche contra Wagner* (postum veröffentlicht).

Die Entwicklung seiner Gedanken in diesen Schriften soll hier nur in aller Kürze angedeutet werden, um ansatzweise einen Rahmen für das Verständnis der Wandlung und Komplexität von Nietzsches Bildungsbegriff zu schaffen.

Nietzsche verstand sich seit seiner Schrift *Menschliches Allzumenschliches* als »Freigeist«. Die »Befreiung seines Geistes«‹ (*Ecce homo)* und seine fundamentale Skepsis gegenüber der fraglosen Gültigkeit von Idealen setzten sich in den folgenden Schriften *Morgenröthe* und *Die fröhliche Wissenschaft* fort und radikalisierten sich. Sein Denken orientierte sich an dem Primat der Wissenschaft und stand im Zeichen der ›Leidenschaft der Erkenntnis‹, die Nietzsche als Feind des glücklichen Lebens, der unbewussten Barbarei erkannte: »Ja, wir gehen an dieser Leidenschaft zugrunde! Aber es ist kein Argument gegen sie. Sonst wäre ja der Tod ein Argument gegen das Leben des Individuums.« (Nietzsche: NF: Ende 1880, 7[171]. KSA Bd. 9, S. 352) Die Devise des freien Geistes ist, dass Überzeugungen sogar gefährlichere Feinde der Wahrheit sind als Lügen.

> Die Erkenntniss hat sich in uns zur Leidenschaft verwandelt, die vor keinem Opfer erschrickt und im Grunde Nichts fürchtet, als ihr eigenes Erlöschen; wir glauben aufrichtig, dass die gesamte Menschheit unter dem Drange und Leiden d i e s e r Leidenschaft sich erhabener und getrösteter glauben müsste als bisher (…). Ja, wir hassen die Barbarei, – wir wollen Alle lieber den Untergang der Menschheit, als den Rückgang der Erkenntniss! (Nietzsche: *Morgenröthe* 5, 429. KSA Bd. 3, S. 264/65)

Nietzsche war selbst dem Gefängnis von Überzeugungen entkommen und wurde in der Zerstörung von dekadenten und ästhetisierenden Idealen immer radikaler. »[A]ller Idealismus ist Verlogenheit vor dem Nothwendigen« (Nietzsche: *Ecce homo.* KSA Bd. 6, S. 297).[135] Vorbilder für sein Denken waren die franzö-

Einsamkeit. Besonders extrem erlebte Nietzsches diesen Zwiespalt der Beziehung zu Lou Andreas-Salomé (vgl. Ross, 1994, S. 645).

135 In *Götzen-Dämmerung* heißt es: »D e r E n t t ä u s c h t e s p r i c h t . – Ich suchte nach grossen Menschen, ich fand immer nur die A f f e n ihres Ideals.« (Nietzsche: *Götzen-Dämmerung, 39.* KSA Bd. 6, S. 65)

sischen Moralisten Michel de Montaigne (1533–1592), François de La Rochefoucault (1613–1680), Jean de La Bruyère (1645–1696), Luc de Clapiers, Marquis de Vauvenargues (1715–1747) und Nicolas Chamfort (1741–1794), die seiner Ansicht nach den griechischen Genies am nächsten standen.[136]

Morgenröthe gipfelte in einer Entlarvung der überlieferten, herkömmlichen Moral, die Nietzsche als »Circe der Philosophen« bezeichnet. Der Mensch der Erkenntnis praktiziert »intellektuelle Redlichkeit«, er will nicht wieder zurück zu etwas, das ihm als überlebt und morsch gilt, heiße es nun Gott, Tugend, Wahrheit, Gerechtigkeit oder Nächstenliebe. Nietzsche gestattete sich keine Lügenbrücken zu alten Idealen, sondern er kündigte der Moral das Vertrauen – »warum doch? – Aus Moralität!« (Nietzsche: *Morgenröthe,* Vorrede 4. KSA Bd. 3, S.16).

Er verteidigte den Wert des Individuums gegen eine Moral, die seiner Ansicht nach zu stark auf den Altruismus konzentriert war.

> Ich sehe dagegen das Individuum wachsen, welches seine wohlverstandenen Interessen gegen andere Individuen vertritt; (...) ich sehe die Urtheile individueller werden und die allgemeinen Urtheile flacher und schablonenhafter werden. (...) aber der gemeine und gleiche Mensch wird nur deshalb so begehrt, weil die schwachen Menschen das starke Individuum fürchten und lieber die allgemeine Schwächung wollen, statt der Entwicklung zum Individuellen. (Nietzsche: NF: Herbst 1880, 6[163]. KSA Bd. 9, S. 238)

Bildung geht einher mit der Selbstformung des Menschen zum Individuum. Wenn wir eine eigenständige Person werden möchten, müssen wir uns gegen das Massengesetz und den Nivellierungsdruck der Gesellschaft behaupten lernen. »Die ›absoluten Wahrheiten‹ sind das Werkzeug der Nivellirung, sie fressen die charaktervollen Formen hinweg.« (NF: Herbst 1880, 6, [163], KSA Bd. 9, S. 239)[137]

In *Die fröhliche Wissenschaft* (1881–1882) weitete Nietzsche das Infrage-Stellen aller metaphysischen Wahrheiten und die radikale Aufklärung weiter aus. Er fasste es in die Formel vom »Tod Gottes«. Gleichzeitig fand er hier auch zu einer unbedingt lebensbejahenden Haltung, die er in *Also sprach Zarathustra* weiterentwickelte.

---

136 Die Tradition der deutschen Denker sah Nietzsche mit Ausnahme von Goethe, Schopenhauer, Lichtenberg und Lessing eher kritisch. In *Der Wanderer und sein Schatten* heißt es: »Deutsche und französische Litteratur. – Das Unglück der deutschen und französischen Litteratur der letzten hundert Jahre liegt darin, dass die Deutschen zu zeitig aus der Schule der Franzosen gelaufen sind – und die Franzosen, späterhin, zu zeitig in die Schule der Deutschen.« (Nietzsche: *Menschliches und Allzumenschliches II. Der Wanderer und sein Schatten*, 94. KSA Bd. 2, S. 595)

137 Hier kommt auch der kulturkritische Aspekt von Nietzsches Bildungsbegriff deutlich zum Ausdruck.

Die Idee für *Also sprach Zarathustra* (1883–1885) entstand in einer tiefen persönlichen Krise Nietzsches. Auslöser war eine schmerzliche Enttäuschung in der Freundschaft mit der jungen Russin Lou Andreas-Salomé im Jahre 1882. Mit ihr hatte sich während eines Sommeraufenthalts in Sorrent ein intensiver geistiger Austausch entwickelt, in den sich von Nietzsches Seite aus auch erotische Motive mischten. Nach der Ablehnung seines Heiratsantrages fühlte sich Nietzsche am Rande eines Suizids. Wieder versuchte er seine Erschütterung und seinen Schmerz im Schaffen zu bewältigen.[138]

Also sprach Zarathustra ist Ergebnis und Ausdruck einer Wandlung Nietzsches und leitet eine neue Phase in seinem Denken ein. Er stilisiert sich hier als persischer Philosoph, der mit einer humanen Vision in die ferne Zukunft blickt, auf die er die Menschheit vorbereiten will. Zarathustra versucht die lebensfeindlichen Werte der bestehenden Gesellschaft umzustürzen, um zu einem zukunftsträchtigen, lebensbejahenden Entwurf des Menschen und des Lebens zu gelangen. »So will ich leben, bestrahlt von den Tugenden einer Welt, die noch nie da ist.« (Nietzsche: NF: November 1882 – Februar1883, 5[1], 146. KSA Bd. 10, S. 203)

Zarathustras Haltung der Hoffnung und vorsehenden Fürsorge umschreibt Nietzsche als die Tugenden der »Fernstenliebe« und der »schenkenden Tugend«: »Ich liebe die verschwenderischen Seelen; sie geben nicht zurück und wollen auch keinen Dank – denn sie schenken immer.« (Nietzsche: NF: November 1882 – Februar 1883, 5[7]. KSA Bd. 10, S.220) Er möchte den kommenden Generationen Werte und Weitsicht schenken. In *Vom Lande der Bildung* heißt es:

> So liebe ich allein noch meiner K i n d e r L a n d, das unentdeckte, im fernsten Meere: nach ihm heisse ich meine Segel suchen und suchen. An meinen Kindern will ich es gut machen, dass ich meiner Väter Kind bin: und an aller Zukunft – d i e s e Gegenwart! (Nietzsche: *Also sprach Zarathustra.* KSA Bd. 4, S. 155)

Seine Vorstellung von Bildung richtete sich auf eine Zukunft, in der eine freie Entfaltung der Menschen möglich sein könnte. Sie muss demnach an ihrer Zukunftstauglichkeit gemessen werden.

Nietzsche veränderte in *Also sprach Zarathustra* seinen Stil, er verließ die aphoristische Form und wurde mehr zum Dichter. Er distanzierte sich von dem Ideal der reinen Wissenschaft und näherte sich der bildenden Kraft von Kunst und Dichtung an. Dichtung ist nicht an dem Maßstab der Wahrheit zu messen, sie kann sogar in Gegensatz zur Wahrheit geraten und steht für sich. In *Das Lied*

---

138 »Ich will das Leben nicht w i e d e r . Wie habe ich's ertragen? Schaffend. Was macht mich den Anblick aushalten? der Blick auf den Übermenschen, der das Leben b e j a h t. Ich habe versucht, es s e l b e r zu bejahen – Ach!« (Nietzsche: NF: November 1882 – Februar 1883, 4[81]. KSA Bd. 10, S. 137)

der Schwermuth heißt es: »Dass ich verbannt sei / Von a l l e r Wahrheit, / Nur Narr! / Nur Dichter!« (Nietzsche: *Also sprach Zarathustra.* KSA Bd. 4, S. 374)

In *Also sprach Zarathustra* entwickelte Nietzsche auch den Gedanken von der »ewigen Wiederkunft des Gleichen«, den der Philosoph Karl Löwith (1897–1973) als das herausragendste Ereignis in dessen Leben bezeichnete.[139] Der Gedanke der ewigen Wiederkunft sollte nicht nur das Ende der Religion bedeuten, sondern auch die Lebens- und Selbstbejahung des Menschen und seines Schicksals untermauern. In seiner Konsequenz bedeutet dieser Gedanke, dass wir so leben sollten, »dass wir nochmals leben wollen und in Ewigkeit s o leben wollen«. (Nietzsche: NF: Frühjahr – Herbst 1881, 11[161]. KSA Bd. 9, S. 503) »Drücken wir das Abbild der Ewigkeit auf u n s e r Leben! Dieser Gedanke enthält mehr als alle Religionen, welche dies Leben als ein flüchtiges verachten und nach einem unbestimmten a n d e r e n Leben hinblicken lehrten.« (Nietzsche: NF: Frühjahr – Herbst 1881, 11[159]. KSA Bd. 9, S. 503)

Es gibt keinen vorgegebenen Sinn oder ein festes Ziel des Lebens. Nietzsche nimmt Abstand von jeglicher Form von Teleologie. Die eigene Gestaltung des Lebens, die Verantwortung für diese Gestalt liegt bei uns selbst. Dies ist eine anspruchsvolle Aufgabe und verweist auf die Notwendigkeit unserer Selbstbildung.

Auch Nietzsches Begriff »Übermensch« kann auf die Thematik der Bildung angewendet werden: Wie der Mensch einst den Affen überragt hat, so soll der zukünftige Übermensch dem jetzigen Menschen überlegen sein. Nietzsche verstand den Übermenschen nicht biologisch, sondern er sah die wahre Größe des Menschen in Kultur, Milde und Stillhaltenkönnen (vgl. Rattner, 2000, S. 224). Vielleicht kommt Nietzsches Bild, das er von Goethe hatte, seiner Idee von Übermenschentum am nächsten. Er schreibt in *Götzen-Dämmerung* über Goethe:

> Er nahm die Historie, die Naturwssenschaft, die Antike, insgleichen pinoza zu Hülfe, vor Allem die praktische Thätigkeit; er umstellte sich mit lauter geschlossenen Horizonten; er löste sich nicht vom Leben ab, er stellte sich hinein; er war nicht verzagt und nahm so viel als möglich auf sich, über sich, in sich. Was er wollte, das war T o t a l i t ä t ; er bekämpfte das Auseinander von Vernunft, Sinnlichkeit, Gefühl, Wille (…); er disciplinierte sich zur Ganzheit, er s c h u f sich (…); (Nietzsche: *Götzen-Dämmerung.* (Nietzsche: *Götzen-Dämmerung.* KSA Bd. 6, S. 151)[140]

139 Der Gedanke von der ewigen Wiederkunft nimmt eine kosmische Kreisbewegung an. Nietzsche entwickelte ihn parallel zu der Verneinung des christlichen Schöpfergottes, beide Gedanken hängen eng miteinander zusammen. »Wer nicht an einen K r e i s p r o z e ß d e s A l l s glaubt, m u ß an den w i l l k ü r l i c h e n Gott glauben – so bedingt sich meine Betrachtung im Gegensatz zu allen bisherigen theistischen!« (Nietzsche: NF: Frühjahr – Herbst 1881, 11[312]. KSA Bd. 9, S. 561)

140 Montinari interpretiert Nietzsches Übermenschen als einen Menschen, der in der Lage

Als Gegensatz zu dem Übermenschen schuf Nietzsche den »verächtlichsten« oder den »letzten« *Menschen,* der sich selbst nicht mehr achten kann und auch anderes außerhalb seiner selbst klein macht. Der letzte Mensch lebt selbstgefällig in den Tag hinein. Er ist das Produkt von Veräußerlichung und Vermassung. Er könnte zwar technisch versiert sein, ist aber geistarm und versucht in seiner zwanghaften Glücksuche, die Krankheit und das Leiden abzuschaffen. Er scheitert an der Aufgabe der Selbstbildung und Selbstüberwindung.

Im Mittelpunkt der danach entstandenen Werke stehen Nietzsches Gedanken zu dem Phänomen des »Willens zur Macht«,[141] die Idee von der »Umwertung aller Werte« und seine umfassende Religions- und Moralkritik.[142] Mit seiner Religionskritik knüpfte er an Ludwig Feuerbach (1804–1872) an, ging aber über diesen hinaus, indem er versuchte, eine psychologische Ableitung der Religionen zu finden. Er verstand sie als kollektive Krankheit, die im Zuge einer Umwertung der Werte lebensfeindliche, masochistische Einstellungen inthronisiert hatte und uns damit für jede Form von Herrschaft anfällig macht. Nietzsche sah die herkömmliche Moral als eine Zwillingsschwester der Religion. Seine Moralkritik endet allerdings nicht in reinem Nihilismus, sondern basiert im Grunde auf einer lebensbejahenden, zukunftsweisenden Ethik. Bildung ist in den Augen Nietzsches ohne Religions- und Moralkritik nicht denkbar.

Der *Wille zur Macht* kann als ein anderes Wort für das Leben selbst verstanden werden. Adler hat an diesen Gedanken angeknüpft und unsere grundlegende Motivation, unseren Lebenswillen in Anlehnung an Nietzsches Willen zur Macht als Streben nach Selbstwert (Selbstwertstreben) oder als Geltungsstreben bezeichnet. Als Motiv für die Selbstbildung ist es zentral.

Die letzten Schriften Nietzsches, *Der Antichrist*, *Ecce homo*, die *Dionysos-Dithyramben* und *Nietzsche contra Wagner*, die zwischen September 1888 und Januar 1889 entstanden sind, sind bereits vom Zusammenbruch Nietzsches gekennzeichnet, auch wenn hier überwiegend noch eine klare Gedankenführung vorherrscht. So finden sich an einigen Stellen bereits Untertöne von Selbstüberschätzung, welche in die Texte Eingang gefunden haben. *Ecce homo* ist im

---

wäre, das Leben, so wie es ist und sich in Ewigkeit wiederholen wird, zu bejahen. Nur ein Übermensch wird ein Leben der totalen Immanenz nach dem Tod Gottes ertragen können (vgl. Montinari, 1991, S. 91).

141 Das Theorem vom Willen zur Macht fand bereits in *Also sprach Zarathustra* Erwähnung. Hier heißt es in *Von der Selbst-Überwindung:* »Wo ich Lebendiges fand, da fand ich Willen zur Macht; (…) Und diess Geheimniss redete das Leben selber zu mir. ›Siehe, sprach es, ich bin das, w a s s i c h i m m e r s e l b s t ü b e r w i n d e n m u s s . (…) Und auch du, Erkennender, bist nur ein Pfad und Fussstapfen meines Willens: wahrlich, mein Wille zur Macht wandelt auch auf den Füssen deines Willens zur Wahrheit!« (Nietzsche: *Also sprach Zarathustra.* KSA Bd. 4, S. 147/48)

142 Zwischen 1883 und 1887 veröffentlichte er 1000 Druckseiten; wenn man die Manuskripte hinzunimmt, sind es noch einmal zusätzliche 1500 Seiten.

Hinblick auf Nietzsches Selbstbildung besonders aufschlussreich. Er reflektiert hier sein bisheriges Leben und Werk und nimmt vom derzeitigen Stand seiner Entwicklung dazu Stellung.

Nietzsches Einsamkeit wurde in diesen Jahren immer extremer.[143] Franz Overbeck erledigte für ihn seine finanziellen Angelegenheiten in Basel und schickte ihm die für sein Leben erforderlichen Summen aus Nietzsches kleinem Vermögen. Peter Gast (Köselitz) half Nietzsche bei der Korrektur seiner Texte und übernahm die Rolle eines Schülers. Die Besuche bei Overbecks und bei Gast in Venedig waren nun noch die einzigen Unterbrechungen in Nietzsches Einsiedlerdasein.[144]

Nietzsches Jugendfreund Erwin Rohde schrieb an Overbeck über seine letzte Begegnung mit Nietzsche im Jahr 1889: »Eine unbeschreibliche Athmosphäre der *Fremdheit*, etwas mir damals völlig *Unheimliches* umgab ihn. Es war etwas an ihm was ich sonst nicht kannte, und vieles nicht mehr, was sonst ihn auszeichnete. Als käme er aus einem Lande, wo sonst Niemand wohnt.« (*Franz Overbeck- Erwin Rohde, Briefwechsel,* Patzer (Hrsg.), 1990, Brief vom 24. 1. 1889) Das war kurz nach Ausbruch von Nietzsches Wahnerkrankung.[145]

Die anfängliche Begeisterung Nietzsches für zeitgenössische Lehrer und Menschen in seiner Umgebung verebbte mit zunehmender Einsamkeit, aber innerlich begleiteten ihn seine geistigen Vorbilder bis zum Ende seines bewussten Lebens. In seinem Aphorismus *Die Hadesfahrt* hat er dies eindrücklich festgehalten.[146] Hiervon legen auch seine letzten Schriften noch Zeugnis ab.

Am 3. Januar 1889 brach Nietzsche auf dem Marktplatz in Turin zusammen, als er einen brutalen Droschkenkutscher auf ein Pferd einschlagen sah. In einem

---

143 Werner Ross fasst die Dramatik von Nietzsches Selbstwerdung in dessen Worten so zusammen: »Sein heller Kopf trieb ihn oft auf einsame Bahnen, wo er die Menschen los war; aber sein Herz war zu ängstlich dafür und schlug unerträglich dabei gegen seine Rippen. Gab er dem Herzen nach, so mischte er sich wieder unter die Menschen, und nun war sein Kopf elend.« (Ross, 1994, S. 10)

144 Nietzsches Briefe aus den Jahren 1887/88 dokumentieren seinen Bruch mit seiner Schwester, die sich zu seinem Bedauern 1884 mit dem Antisemiten Bernhard Förster verlobt hatte, den und dessen Weltanschauung Nietzsche verabscheute.

145 Rhode schildert hier eventuell ein sogenanntes *Dementia-Präcox-Gefühl*, das wir erleben, wenn Menschen in eine Psychose hineingeraten.

146 »Die Hadesfahrt. — Auch ich bin in der Unterwelt gewesen, wie Odysseus, und werde es noch öfter sein; und nicht nur Hammel habe ich geopfert, um mit einigen Todten reden zu können, sondern des eignen Blutes nicht geschont. Vier Paare waren es, welche sich mir, dem Opfernden, nicht versagten: Epikur und Montaigne, Goethe und Spinoza, Plato und Rousseau, Pascal und Schopenhauer. Mit diesen muss ich mich auseinandersetzen, wenn ich lange allein gewandert bin, von ihnen will ich mir Recht und Unrecht geben lassen, ihnen will ich zuhören, wenn sie sich dabei selber untereinander Recht und Unrecht geben. Was ich auch nur sage, beschliesse, für mich und andere ausdenke: auf jene Acht hefte ich die Augen und sehe die ihrigen auf mich geheftet.« (Nietzsche: *Menschliches Allzumenschliches II,* 408. KSA Bd. 2, S. 533/34)

Zustand schwerer Verwirrung wurde Nietzsche von Overbeck abgeholt und in die Baseler Nervenklinik gebracht. Er hatte sein klares Bewusstsein für immer verloren.

Vom Beginn seiner Wahnerkrankung bis zu seinem Tod im Jahr 1900 vergingen weitere elf Jahre. In dieser Zeit wurde Nietzsche zunächst von seiner Mutter in Naumburg und nach deren Tod von seiner Schwester in der heutigen Villa Silberblick in Weimar gepflegt und betreut. Nietzsche konnte das schnell anwachsende Interesse an seinem Werk selbst nicht mehr miterleben.

Die Ursachen für seine geistige Umnachtung sind bis heute nicht vollständig geklärt. Sie hat vermutlich vielfältige Hintergründe. So mag für Nietzsches geistigen Zusammenbruch der Ausbruch der Lues im Spätstadium als eine wesentliche Ursache geltend gemacht werden. Aber sein Wahn könnte zusätzlich auch mit immenser Überforderung, Einsamkeit und unerträglicher Anspannung durch seine gigantische Denkleistung in Zusammenhang gebracht werden. Auch die Schatten, die die Erkrankung seines geliebten Vaters für ihn bedeuteten, mag für den Ausbruch seiner Krankheit eine Rolle gespielt haben.[147]

Man sollte sich davor hüten, Nietzsches Gedankenwelt zu psychologisieren. Seine Gedanken stehen für sich und wirken in ihrer Eindringlichkeit und Aufrichtigkeit bis in unsere heutige Zeit hinein. Nietzsche war und ist ein Emanzipationsdenker und Erzieher für die Zukunft, weil er uns mit seinem Werk unzählige Gedanken zu unserer Selbstbildung, Selbstwerdung, Eigenständigkeit und unserem kritischen Denken an die Hand gegeben hat.[148]

147 Interessant ist, dass Nietzsches körperliche Symptome mit dem Ausbruch der Wahnerkrankung zum Stillstand kamen.

148 Vgl. Rattner, 2012, S. 137.

Vorbilder und Ideale im Bildungsprozess Friedrich Nietzsches

Die Bedeutung von Vorbildern und Idealen für die Entwicklung und Bildung eines Menschen ist ein zentrales Thema in der Entwicklungspsychologie sowie der Tiefenpsychologie. Sie wird gefasst in die Begrifflichkeit des Lernens am Modell, der primären und sekundären Identifikation und der Idealbildung.[149] Als eine Entwicklung gefährdende Form gilt die als Abwehrmechanismus verstandene Idealisierung.

Primäre und sekundäre Identifikationen stehen im Mittelpunkt des Aufbaus und der Entwicklung eines heranwachsenden Menschen. Sie sind aber auch maßgeblich beteiligt an Bildungsprozessen aller Art. Wir bilden und entwickeln uns lebenslang durch die Verinnerlichung von Menschen und Gegenständen, mit denen wir uns durch Gefühle der Liebe, des Interesses und der Bewunderung verbunden fühlen, sowie durch die Beziehung zu ihnen. In psychoanalytischer Sicht fließen unterschwellig auch Rivalität und Unzulänglichkeitsgefühle in diese Vorgänge mit hinein, wie Freud am Beispiel der Vateridentifikation in seinem Theorem vom Ödipuskomplex gezeigt hat. Diese gilt als Grundlage für die Herausbildung von Über-Ich und Ich-Ideal.[150]

149 Die primäre Identifikation bezeichnet die mentale Verinnerlichung einer Bezugsperson in einer sehr frühen (oralen) Entwicklungsphase. Die sekundäre, selektive Identifikation, die in einer späteren Entwicklungsphase (ödipal) angesiedelt ist, setzt bereits ein gewisses Maß an Ich-Stärke eines bereits geformten Ichs voraus und beinhaltet die Fähigkeit der Auswahl. Der sich Identifizierende kann sein Vorbild partiell verneinen, ohne die Beziehung dadurch insgesamt infrage zu stellen. Die sekundäre Identifikation setzt ein gewisses Maß an Ambivalenzfähigkeit voraus. Beide Formen der Identifizierung sind an der Entstehung unseres Ich–Ideals und Gewissens beteiligt, die uns für Bildungsprozesse motivieren können.

150 Peter V. Zima unterscheidet mit Bezug auf die französische Psychoanalytikerin Janine Chasseguet-Smirgel und Jacques Lacan das Ich-Ideal von Ideal-Ich. Das Ideal-Ich basiert auf dem regressiven inzestuösen Verlangen nach der Mutter, es geht auf den primären Narzissmus zurück und ist aus diesem gespeist. Das Ideal-Ich lebt auf in regressiven Formen von Massenphänomenen, wenn sich etwa die Mitglieder einer Masse mit ihrem Führer identifizieren und ihn an die Stelle des eigenen Ideal-Ichs setzen (vgl. Freud: *Massenpsychologie und Ich-Analyse*). Das Ideal-Ich ist nicht progressiv und entwicklungsfördernd, sondern bedeutet die Gefahr einer malignen Regression, wenn es hypostasiert wird.

Im biografischen Teil wurde ausführlich dargestellt, dass Vorbilder und Ideale in der Bildungsgeschichte und bei der Selbstentwicklung Nietzsches eine zentrale Rolle spielten. Seine intensiven Identifikationen, beginnend mit seiner hingebungsvollen Beziehung zu seinem Vater, über die Beziehungen zu Ritschl, Schopenhauer, Wagner und Burckhardt waren mit prekärer Dramatik und wechselvollen Gefühlsschicksalen verbunden, aber sie verhalfen ihm zu vielfältigen Entwicklungsschritten. Nietzsche fand lebenslänglich Menschen und Gegenstände, mit denen er sich entfalten konnte und die ihn in seinem Bildungsweg voranbrachten.

Anhand der Biografie und des Werkes Nietzsches sollen die psychologischen Begrifflichkeiten und Konzepte, die eher den persönlichen Aspekten einer Lebensgeschichte nachgehen, durch einige philosophische Gedankengänge ergänzt werden.

In Hinblick auf Bildung können (grob vereinfacht) zwei Denktraditionen unterschieden werden: Die eine ist die ›idealistische Tradition‹, die auf Platons Ideenlehre zurückgeht.[151] Die hier vertretene Bildungsauffassung wurde aufgegriffen und erweitert durch den Idealismus, als deren wichtigste Vertreter Kant, Hegel, Fichte, Schiller und Schelling genannt werden können. Auch Nietzsche kann in einigen Aspekten seiner Bildungsauffassung dieser Tradition zugeordnet werden, wenn er sie auch besonders in seinen späteren Texten einer radikalen Kritik unterzogen hat.

Im Zentrum der idealistischen Bildungsauffassung steht der Gedanke, dass für unsere Bildung Ideale und Ideen maßgeblich sind, die von herausragenden Menschen vertreten und durch sie verkörpert werden können. Die Erkenntnis von Ideen und die Sicht auf Ideale sowie die Auseinandersetzung mit ihnen motivieren uns zu Entwicklungsschritten und Bildungsprozessen. Wenn wir uns für entwicklungsträchtige Ideen und Ideale begeistern können, entsteht Sehnsucht, sie in unser Leben einzuarbeiten. In der Bildungsgeschichte Nietzsches

Chasseguet-Smirgel verwendet in diesem Zusammenhang auch den Begriff »Krankheit der Idealität«. Anders ist es mit dem Ich-Ideal, welches als ein Teil des Über-Ichs gilt. Es entsteht aus der ödipalen Identifizierung mit dem Vater und beinhaltet Werte, die der Vater, aber auch andere später gewählte Vorbilder verkörpern. Das Ich-Ideal ist zunächst Ich stärkend, weil die ehemals auf das Objekt gerichtete Libido durch die Identifizierung als desexualisierte Libido in das Ich zurückfließt. Eine Gefahr besteht nach Freud darin, dass durch die im Zuge der Identifikation stattfindende Desexualisierung der Eros die aggressiven und rivalisierenden Affekte zu wenig binden kann. Dadurch kann das Ich-Ideal hart und unerbittlich werden (vgl. Freud: *Das Ich und das Es*). Aber dennoch motiviert es zur Entwicklung und macht Menschen zu Kulturleistungen fähig. Die Fähigkeit zur Sublimierung ist hieran mitbeteiligt (vgl. Zima, 2009, S. 55ff.).

151 Platon hat die Ideenlehre besonders eindrücklich in seinem berühmten Höhlengleichnis dargestellt. Aber auch im *Symposion* und in der hier behandelten Eros-Thematik finden sich Aspekte seiner Ideenlehre.

kann man diesen Prozess studieren, er ist eine wesentliche Grundlage seiner beeindruckenden, umfänglichen Selbstbildung.

Aber Nietzsche selbst konfrontierte das idealistische Bildungsverständnis auch mit der zweiten, entgegengesetzten Tradition hinsichtlich Bildung und Erkenntnis: nämlich mit der dem Materialismus zugeneigten Denktradition, die auf den ehemaligen Schüler und späteren Kontrahenten Platons, Aristoteles, zurückführbar ist. Die sich stärker an der realen Welt und den Tatsachen orientierende materialistische Denktradition war eine wesentliche Grundlage für das Erstarken der Naturwissenschaften.[152] Nietzsche kritisierte im Zuge seiner Ablösung von Schopenhauer und Wagner einen übersteigerten Idealismus, distanzierte sich von unhinterfragten Idealen und wandte sich im Verlauf seines späteren Lebens stärker einer skeptischen Haltung zu.

Es ist interessant, dass sich in der Person und in dem Werk Nietzsches diese beiden verschiedenen Formen und Auffassungen von Entwicklung und Bildung kreuzen: Nietzsche, der selbst in hohem Maße Idealist war, erkannte gleichzeitig die hiermit verbundenen Versuchungen und Gefahren. Das bewahrte ihn davor, sich in Ideen zu versteigen oder in selbstentfremdeter Begeisterung stecken zu bleiben. Seine vielfältigen Krankheiten, die ihn zu Bodenständigkeit und zur Auseinandersetzung mit den »nächsten Dingen« zwangen, haben hieran vermutlich Anteil gehabt.

Aber auch wenn Nietzsche einen übersteigerten Idealismus kritisch sah, so räumte er dennoch der Bedeutung von Idealen für die Entwicklung einen hohen Stellenwert ein. Aber sein idealistisches Bildungsverständnis wurde durch eine am Materialismus inspirierte Auffassung ergänzt.

Charakteristisch für Nietzsches Selbstbildung war, dass er mit seinem Ausbildungsweg, der Schule, dem Studium und seiner Professur in Basel, was man vielleicht als das ›Horizontale‹ seiner Bildung bezeichnen könnte, eine sehr sorgfältige und solide Basis für seine spätere Entwicklung legte. Von diesem horizontalen Bildungsfundus ausgehend hob sich Nietzsche immer wieder durch Begegnungen mit herausragenden Persönlichkeiten und Ideen empor und erreichte dadurch jeweils neue Stufen der Erkenntnis. Weil er sich emotional ergreifen lassen konnte, sich begeisterte und hingab, gewann er Mut für diese ›Sprünge des Geistes‹, die für seine Weiterentwicklung entscheidend waren. Sein horizontaler Bildungsweg wurde damit durch vertikale Einschnitte und Aufstiege überhöht und ausgeweitet.[153]

152 In Raffaels *Die Schule von Athen* werden Platon und Aristoteles in ihrer jeweils charakteristischen Weltauffassung dargestellt: Platon weist mit seinem Finger nach oben in den Himme (vertikale Weltauffassung), während Aristoteles auf die Erde hindeutet (horizontale Weltauffassung).

153 Man könnte an dieser Stelle einen Bezug zur Psychotherapie wagen: In einer Therapie können Entwicklungen auf beiden Ebenen stattfinden: Wenn sich ein Patient *horizontal* im

Sehnsucht, Begeisterung und Eros in ihrer Bedeutung für Nietzsches Selbstbildung

Nietzsche, dessen Bewunderungsbedürfnis eine der stärksten Triebkräfte seiner Seele war, wählte nicht nur reale, lebendige Lehrer, sondern auch historische Personen als geistige Vorbilder und Mentoren aus, auf welche er durch seine vielfältige Lektüre gestoßen war.[154] In einem Aphorismus beschreibt er die umfassende Bedeutung, die diese Leitfiguren für ihn hatten und schildert gleichzeitig die hohen Anforderungen und Maßstäbe, denen er sich dadurch aussetzte:

> Die Hadesfahrt. — Auch ich bin in der Unterwelt gewesen, wie Odysseus, und werde es noch öfter sein; und nicht nur Hammel habe ich geopfert, um mit einigen Todten reden zu können, sondern des eignen Blutes nicht geschont. Vier Paare waren es, welche sich mir, dem Opfernden, nicht versagten: Epikur und Montaigne, Goethe und Spinoza, Plato und Rousseau, Pascal und Schopenhauer. Mit diesen muss ich mich auseinandersetzen, wenn ich lange allein gewandert bin, von ihnen will ich mir Recht und Unrecht geben lassen, ihnen will ich zuhören, wenn sie sich dabei selber untereinander Recht und Unrecht geben. Was ich auch nur sage, beschliesse, für mich und andere ausdenke: auf jene acht hefte ich die Augen und sehe die ihrigen auf mich geheftet. (…) (Nietzsche: *Menschliches Allzumenschliches II,* 408. KSA Bd. 2, S. 533/34, vgl. Am. 144)

Nietzsche erkannte, dass Bewunderung, Bejahung und Eros Voraussetzung für Verinnerlichungsprozesse sind.[155] Wenn wir diese Gefühle nicht aufbringen können und zu schnell distanzierende Kritik oder Herabsetzung bereithalten, verschließen wir uns und sind weniger offen für Vorbilder, die Begeisterung für sie und das Lernen. In *Vom Nutzen und Nachtheil der Historie für das Leben* beschreibt Nietzsche die Gefahr, die in einer zu frühen Kritik von Personen und Gedanken liegen kann:

Leben festigt, seine Lebensaufgaben angeht, seine Bildungsabschlüsse macht, einen Beruf ergreift, eine Partnerschaft eingeht, so ist dies zunächst die Grundlage dafür, dass er insgesamt stabiler und gesünder werden kann. Aber es wird in einer Therapie immer auch Momente und Erfahrungen geben müssen, die einen Menschen aus dem Horizontalen herausheben, die ihn aufrütteln und aus den altvertrauten Bahnen werfen können. Dies sind Momente und Ereignisse, wo ein Patient – angeregt durch die Ermutigung in der Therapie – sich die Begegnung mit vorwärtsweisenden Ideen oder Persönlichkeiten zuzutrauen beginnt. Dadurch erweitert sich seine Perspektive und er empfängt Impulse, zu wachsen und sich zu entwickeln. Man könnte dies als *vertikalen* Entwicklungsimpuls bezeichnen.

154 Er hat sich selbst einmal als ein »verehrendes Thier« bezeichnet (zit. nach Ross, 1994, S. 156).

155 Auch in der Psychotherapie spielen die Thematik des Vorbildes und die hiermit einhergehende Wertschätzung und Bewunderung eine Rolle. Die Identifikation eines Patienten mit seinem Therapeuten (und vice versa) ist eine wesentliche Grundlage für die in einer Psychotherapie beidseitig anstehenden Entwicklungs- und Bildungsprozesse.

> Nirgends kommt es zu einer Wirkung, sondern immer nur wieder zu einer »Kritik«; und die Kritik selbst macht wieder keine Wirkung, sondern erfährt nur wieder Kritik. (…) Die historische Bildung unserer Kritiker erlaubt gar nicht mehr, dass es zu einer Wirkung im eigentlichen Verstande, nämlich zu einer Wirkung auf Leben und Handeln komme. (…) Gerade in dieser Maasslosigkeit ihrer kritischen Ergüsse, in dem Mangel der Herrschaft über sich selbst (…) verräth sich die Schwäche der modernen Persönlichkeit. (Nietzsche: *Vom Nutzen und Nachtheil der Historie für das Leben.* KSA Bd. 1, S. 284/85)

In einem Aphorismus in *Menschliches Allzumenschliches* führt er diesen Gedanken noch weiter aus:

> Liebe als Kunstgriff. – Wer etwas Neues wirklich kennen lernen will (sei es ein Mensch, ein Ereigniss, ein Buch), der thut gut, dieses Neue mit aller möglichen Liebe aufzunehmen, von Allem, was ihm daran feindlich, anstössig, falsch vorkommt, schnell das Auge abzuwenden, ja es zu vergessen: So dass man zum Beispiel dem Autor eines Buches den grössten Vorsprung giebt und geradezu, wie bei einem Wettrennen, mit klopfendem Herzen danach begehrt, dass er sein Ziel erreiche. Mit diesem Verfahren dringt man nämlich der neuen Sache bis an ihr Herz, bis an ihren bewegenden Punkt: und diess heisst eben, sie kennen lernen. (Nietzsche: *Menschliches Allzumenschliches I., 621. KSA Bd. 2*, S. 350)

Nietzsches schmerzliche Ablösung von Vorbildern

Aber fast ebenso wichtig für Nietzsches Selbstbildung war der sich neben der Bewunderung unterschwellig entwickelnde Abfallprozess von seinem Vorbild. Trotz seiner Hingabe wuchsen gleichzeitig auch Skepsis, Kritik und radikales Infrage-Stellen der jeweiligen Vorbilder und Ideale. Dies entspricht methodisch eher der oben erwähnten zweiten, zum Materialismus tendierenden Denkrichtung, dem Gegenpol zum idealistischen Bildungsverständnis.

Wenn Nietzsche von Menschen oder Büchern begeistert war, machte er sich im Stillen Aufzeichnungen, in denen er seine geistige Unabhängigkeit zu bewahren versuchte. Wer für sich den »Anhänger« Nietzsche eroberte, gewann auch nebenbei unmerklich den »Kritiker« Nietzsche, der auf persönliche Autonomie aus war und sie sich mitunter durch schmerzliche Überlegungen eroberte (vgl. Rattner, 2000, S. 26). Die Bewunderung war begleitet von Nietzsches Kampf um sein Selbstsein durch den Abbau von allerlei Anhängerschaft. Nietzsche rang darum, dass er nicht bei der ›reinen‹ Bewunderung stehen blieb. Durch den unterschwelligen Abstand zum Vorbild konnte er schärfer sehen. Nietzsche erkannte dadurch die Notwendigkeit, sich selbst ›aktiv‹ all das anzueignen, was sein Vorbild an Ideenwelt und Weltbezügen verkörperte, um es wirklich zum Eigenen zu machen. Er ging mit seinen Lehrern über diese hinaus, indem er ihre Spuren ausweitete und deren Wege und Entwicklungen selbst nachging. In *Also sprach Zarathustra* heißt es:

> Man vergilt einem Lehrer schlecht, wenn man immer nur der Schüler bleibt. Und warum wollt ihr nicht an meinem Kranze rupfen? Ihr verehrt mich; aber wie, wenn eure Verehrung eines Tages umfällt? Hütet euch, dass euch nicht eine Bildsäule erschlage! Ihr sagt, ihr glaubt an Zarathustra? Aber was liegt an Zarathustra! Ihr seid meine Gläubigen: aber was liegt an allen Gläubigen! Ihr hattet euch noch nicht gesucht: da fandet ihr mich. So thun alle Gläubigen; darum ist es so wenig mit allem Glauben. Nun heisse ich euch, mich verlieren und euch finden; und erst, wenn ihr mich Alle verleugnet habt, will ich euch wiederkehren. (Nietzsche: *Also sprach Zarathustra.* KSA Bd. 4, S. 101)

In diesem Sinne bewunderte Nietzsche auch Shakespeares Brutusporträt. Über Brutus schreibt er:

> Unabhängigkeit der Seele! – das gilt es hier! Kein Opfer kann da zu gross sein: seinen liebsten Freund selbst muss man ihr opfern können, und sei er noch dazu der herrlichste Mensch, die Zierde der Welt, das Genie ohnegleichen, – wenn man nämlich die Freiheit als die Freiheit grosser Seelen liebt, und durch ihn d i e s e r Freiheit Gefahr droht: – derart muss Shakespeare gefühlt haben! (Nietzsche: *Die fröhliche Wissenschaft,* Zweites Buch 98. KSA Bd. 3, S. 452)

Das Streben nach Unabhängigkeit und Freiheit als freiwilliger Verzicht auf all das, was man früher einmal verehrt hat, war für ihn ähnlich vorbildhaft wie das Verehren-Können selbst.[156]

Die Loslösungsprozesse von seinen Vorbildern waren bei Nietzsche von tiefen inneren Krisen begleitet. Er erlebte das Zurückgeworfen-Sein auf sich selbst als bedrohliche Einsamkeit und Angst. Aber trotzdem suchte und brauchte er diese Empfindungen, um sein Werk auszuarbeiten. Mit seinen Gedanken schlug er Wege ein, auf denen ihm zunächst kaum jemand folgen konnte.

Während seiner Ablösungen verstrickte sich Nietzsche nicht in fruchtlose innere Kämpfe mit seinen ehemaligen Lehrern und Vorbildern. Am Beispiel seiner Auseinandersetzung mit den Gedanken Sokrates‹ lassen sich sein Ringen und wechselnde gegenläufige Bewertungen gut verfolgen.[157] Der Ausdruck seiner Hochschätzung und seine vehemente Verneinung von Sokrates' Thesen stehen fast nebeneinander. So heißt es in einer Vorlesung, die Nietzsche in Basel über die »Vor-Platonischen Philosophen« hielt: »Pythagoras, Heraklid, Sokrates – der Weise als religiöser Reformator, der Weise als stolz-einsamer Wahrheitsfinder und der Weise als der ewig und überall Suchende.« (Zit. nach Kaufmann,

156 Kaufmann bezeichnet daher Nietzsches charakteristische Art, seine Vorbilder zu überwachsen, als seine »Brutus-Krise« (Kaufmann, 1982, S. 463).

157 Kaufmann widmet der Beziehung Nietzsches zu Sokrates ein ausführliches Kapitel in seiner Nietzsche-Biografie (Kaufmann, 1982, S. 455ff.).

1982, S. 461) In einem Fragment aus seinem Nachlass schreibt er: »S o c r a - t e s , um es nur zu bekennen, steht mir so nahe, dass ich fast immer einen Kampf mit ihm kämpfe.« (Nietzsche: NF Sommer 1875. KSA Bd. 8, S. 97)

Nietzsches Bildungsprozesse zwischen Identifikation und Abgrenzung

Es kann fast als ein pädagogisches Paradox bezeichnet werden, dass wir gerade durch intensive umfassende Identifikationen mit Vorbildern, die uns ja zunächst diesen ähnlich werden lassen, umso stärker in unserem Selbstsein und damit in unserer Eigenständigkeit bekräftigt werden. Durch die Verinnerlichung eines geeigneten Vorbildes können wir den Mut gewinnen, wir selbst zu werden. Wir finden uns selbst durch vielfältige Akte der Hingabe. Hierbei ist eine fast paradoxe Gleichzeitigkeit oder ein kompliziertes Wechselspiel zwischen Verbindung und Abgrenzung erforderlich.

Wenn wir zu nah an unser Vorbild heranrücken und uns nicht mehr lösen können, kann es zu innerer Verschmelzung oder zu Überidentifikation kommen. Das Vorbild kann dann nicht mehr als ein ›Anderer‹ wahrgenommen werden und damit erlahmt unsere Motivation, uns aktiv auf das Fremde, Bewunderte hin zu entwickeln. Dies mündet in Idealisierung oder geht mit ihr einher.

In seinem Aphorismus *Zur Psychologie des Künstlers* vergleicht Nietzsche die Idealisierung mit dem Rausch:

> Das Wesentliche am Rausch ist das Gefühl der Kraftsteigerung und Fülle. Aus diesem Gefühl giebt man an die Dinge ab, man z w i n g t sie von uns zu nehmen, man vergewaltigt sie, – man heißt diesen Vorgang I d e a l i s i r e n. Machen wir uns hier von einem Vorurtheil los: das Idealisiren besteht n i c h t , wie gemeinhin geglaubt wird, in einem Abziehn oder Abrechnen des Kleinen, des Nebensächlichen. Ein ungeheures H e r a u s t r e i b e n der Hauptzüge ist vielmehr das Entscheidende, so dass die andern darüber verschwinden. (Nietzsche: *Götzen-Dämmerung.* KSA Bd. 6, S. 116)

Bleiben wir hingegen dem Vorbild zu fern, dann können wir kaum die notwendigen intensiven Gefühle aufbauen, die uns zu Entwicklungsschritten motivieren und uns in Bewegung bringen.

Es ist eine schwierige Gratwanderung, den für unsere eigene Entwicklung nötigen Abstand zum Vorbild immer wieder neu auszuloten und ihn so zu gestalten, dass wir Mut schöpfen und uns neue Freiheitsspielräume erobern. Wichtig ist auch die Fähigkeit, den Größenunterschied zwischen uns und dem Vorbild einigermaßen realistisch einschätzen zu können. Bewunderung kann nur dann entstehen, wenn wir den Vorsprung, den Wert und die Größe eines Vorbildes erkennen können.

Wenn wir uns selbst zu klein einschätzen, wird uns der Mut fehlen, einem Vorbild nachzueifern. Mut benötigen wir auch, um den notwendigen Abstand zum Vorbild auszuhalten. In der Distanz zum Vorbild sind wir auf uns selbst und auf unseren eigenen Entwicklungsstand zurückverwiesen, was mit schmerzlichen Kleinheitsgefühlen einhergehen kann. Intensive Identifikationsprozesse setzen daher ein gewisses Maß an Ich-Stärke voraus, die man bei Nietzsche unbedingt konstatieren kann.

Nietzsche fasste diese herausfordernde Aufgabe (das ›pädagogische Paradox‹) in dem Satz zusammen: »Der Mensch der Erkenntniss muss nicht nur seine Feinde lieben, sondern auch seine Freunde hassen können.« (Nietzsche: *Also sprach Zarathustra.* KSA Bd. 4, S. 101)[158]

Die Projektion eigener Ideale auf Vorbilder und ihre richtungweisende Funktion

Noch ein weiterer Aspekt, der für Nietzsches Beziehung zu seinen Vorbildern charakteristisch ist, soll hier Erwähnung finden:

Nietzsche scheint in der Bewunderung seiner Vorbilder und in der Art, wie er diese beschreibt, seinen eigenen Weg bereits vorweggenommen zu haben. Er projizierte eigene Ideale, Ideen, Wertvorstellungen und Zukunftsentwürfe auf sein Vorbild und bestärkte sich dadurch in den eigenen Entwicklungs- und Lernschritten, die ihm selbst vorschwebten. So handeln seine 3. und 4. *Unzeitgemäße Betrachtung, Schopenhauer als Erzieher* und *Richard Wagner in Bayreuth*, eigentlich mehr von ihm selbst als von Schopenhauer oder Wagner (vgl. Ross [1980], 1994, S. 765). In einem Brief an Peter Gast schreibt Nietzsche:

> (...) über die dritte und vierte Unzeitgemäße werden Sie in Ecce homo eine Entdeckung lesen, daß Ihnen die Haare zu Berge stehn – mir standen sie auch zu Berge. Beide reden nur von mir, anticipando ... Weder Wagner, noch Schopenhauer kamen psychologisch drin vor ... Ich habe beide Schriften erst seit 14 Tagen verstanden (...) (Nietzsche: *Chronik zu Nietzsches Leben*, Dezember 1888. KSA Bd. 15, S. 195)

Nietzsches Ideal übernimmt hier eine richtungweisende Funktion. Intuitiv erahnte er den Weg, den er selbst gehen wollte, und entwarf ihn stellvertretend für Schopenhauer und Wagner.

In *Schopenhauer als Erzieher* beschreibt Nietzsche noch genauer, *wie* wir uns

158 In diesem Paradox ist auch die Thematik der Ambivalenzfähigkeit angesprochen, die Freud als Entwicklungsaufgabe in der ödipalen Konstellation treffend herausgearbeitet hat.

von Idealen erziehen lassen können. Seine Gedanken reichen an dieser Stelle über die tiefenpsychogische Theorie der Idealbildung hinaus. Er greift auf Gedanken der idealistischen Denktradition zurück.

Wenn Nietzsche Schopenhauer als einen ›Erzieher‹ vorstellt, dann meint er hiermit, dass hinter dem Menschen Schopenhauer, wie hinter jedem tragfähigen Vorbild, bestimmte Ideale stehen, welche dieser Mensch verkörpert. Letztendlich sind es diese Ideale oder Ideen, die uns erziehen. Aus ihnen gewinnen wir Pflichten und müssen handeln, um uns der Idee anzunähern und sie in unserem Leben umzusetzen. Ein Ideal ist wie ein Motor und gleichzeitig auch richtungweisend für unsere Entwicklung und Bildung.

Nur durch regelmäßige Tätigkeit können wir uns mit einem überschwänglichen Ideal verbinden. Nietzsche fragt sich: »[I]st es möglich, jenes unglaublich hohe Ziel so in die Nähe zu rücken, dass es uns erzieht, während es uns aufwärts zieht?« (Nietzsche: *Schopenhauer als Erzieher.* KSA Bd. 1, S. 376) Es ist ein Unglück, nach etwas zu streben, mit dem wir uns nicht durch regelmäßige Selbsttätigkeit verbinden können. Goethe zufolge sollte uns Menschen eine Kette von erfüllbaren Pflichten anhängen und wir müssten den Druck dieser Kette fühlen. Nur wenn wir unsere Ideale in unser Leben einbinden und uns an der Realität abarbeiten, laufen wir nicht Gefahr, uns in die Idealwelt zu versteigen.

Die Aufgabe, unser Leben zwischen Erkenntnis (Ideen und Ideale) und Sein (Realität) gut einzurichten und Ideale und Realität in ein ausgewogenes Verhältnis zu stellen, ist schwierig zu bewältigen. Nietzsche warnt davor, eigene Ideale zu verraten, weil dadurch unsere Weiterentwicklung gefährdet ist und wir unsere innere Lebendigkeit verlieren können:

> Die dritte Gefahr ist die Verhärtung im Sittlichen oder im Intellectuellen; der Mensch zerreisst das Band, welches ihn mit seinem Ideal verknüpfte; er hört auf, auf diesem oder jenem Gebiete, fruchtbar zu sein, sich fortzupflanzen, er wird im Sinne der Cultur schwächlich oder unnütz. Die Einzigkeit seines Wesens ist zum untheilbaren, unmittheilbaren Atom geworden, zum erkalteten Gestein. (Nietzsche: *Schopenhauer als Erzieher.* KSA Bd. 1, S. 360)

In *Jenseits von Gut und Böse* heißt es schließlich: »Wer sein Ideal erreicht, kommt eben damit über dasselbe hinaus.« (Nietzsche: *Jenseits von Gut und Böse.* KSA Bd. 5, S. 86) Und in *Also sprach Zarathustra:* »Aber bei meiner Liebe und Hoffnung beschwöre ich dich: wirf den Helden in deiner Seele nicht weg! Halte heilig deine höchste Hoffnung!« (Nietzsche: *Also sprach Zarathustra.* KSA Bd. 4, S. 54)

Nietzsches kritische Auseinandersetzung mit Idealen und mit dem Idealismus

Nietzsche sah aber gleichzeitig auch die Doppeldeutigkeit des Idealen, die Ambivalenz, die später auch in der Psychoanalyse dargestellt und herausgearbeitet wurde. Einerseits brauchen wir Ideale, sie beflügeln uns und können uns erziehen. Andererseits verführen sie uns aber leicht auch zu einer Entfernung von der Realität und von uns selbst, sie können in Ideologiebildung oder sogar in Fanatismus münden. Wenn wir unser Ideal unhinterfragt auf einen bewunderten Menschen projizieren und nicht selbst Schritte unternehmen, uns die bewunderten Fähigkeiten aktiv zu erobern, stagnieren wir in unserer Selbstbildung und machen uns abhängig von unserem Vorbild.[159]

Auslösend für Nietzsches kritische Auseinandersetzung mit einer einseitig idealistischen Auffassung von Bildung und Entwicklung war seine zunehmende Ablösung von seinen Vorbildern Schopenhauer und Wagner, was einen Umbruch in seinem Denken nach sich zog. Sein Buch *Menschliches Allzumenschliches*, das er nach seiner Abkehr von Schopenhauer und seinem Bruch mit Wagner schrieb, untertitelte er mit *Ein Buch für freie Geister – dem Andenken Voltaires gewidmet.* Er bemühte sich hier um die Auflösung von Metaphysik und um das Abrücken vom Primat der Kunst. Nietzsche eroberte sich eine neue Art des kritischen Denkens, die nicht mehr aufhörte, immer wieder alles infrage zu stellen. Er rückte nun die intellektuelle Redlichkeit und die Wissenschaft stärker in den Mittelpunkt seines Erkenntnisstrebens.[160]

Nietzsches Wandlungsprozess schlägt sich in etlichen Aphorismen nieder, in denen er seine Zwiespältigkeit der Bewunderung, Verehrung und Idealisierung gegenüber in eine Form gießt. Er legt bei seinen Formulierungen persönliche Erfahrungen und seine neu gewonnene Selbsterkenntnis zugrunde und dringt damit tief in das Wesen dieser Phänomene ein. Nietzsche formuliert Gedankengänge, die später in anderer Begrifflichkeit in die Psychoanalyse Eingang finden. So kann man bei Nietzsche Ausführungen über die Phänomene der Idealisierung, der Verliebtheit, der Sublimierung, der Verdrängung, der Rationalisierung, der Übertragung und der Übertragungsliebe finden.

---

159 Karen Horney beschreibt dieses Spannungsfeld mit den Begriffen des Idealselbst und Realselbst. Sigmund Freud fokussiert auf das Spannungsverhältnis zwischen dem Ich und dem Ich-Ideal, das uns entweder zum Streben antreibt oder uns mutlos werden lässt und zu Selbstverachtung führt, wenn die Kluft zwischen diesen Instanzen zu groß wird.

160 »Lesern meiner früheren Schriften will ich ausdrücklich erklären, daß ich die metaphysisch-künstlerischen Ansichten, welche jene im Wesentlichen beherrschen, aufgegeben habe: sie sind angenehm, aber unhaltbar. Wer sich frühzeitig erlaubt öffentlich zu sprechen, ist gewöhnlich gezwungen, sich bald darauf öffentlich zu widersprechen.« (Nietzsche: NF: Ende 1876 – Sommer 1877, 23[159]. KSA Bd. 8, S. 463)

Gefahr in der Bewunderung. – Man kann aus allzugrosser Bewunderung für fremde Tugenden den Sinn für seine eigenen und, durch Mangel an Uebung, zuletzt diese selbst verlieren, ohne die fremden dafür zum Ersatz zu erhalten. (Nietzsche: *Menschliches Allzumenschliches II,* 355. KSA Bd. 2, S. 521)

Womit wir das Ideal sehen. – Jeder tüchtige Mensch ist verrannt in seine Tüchtigkeit und kann aus ihr nicht frei hinausblicken. Hätte er sonst nicht sein gut Theil von Unvollkommenheit, er könnte seiner Tugend halber zu keiner geistig-sittlichen Freiheit kommen. Unsere Mängel sind die Augen, mit denen wir das Ideal sehen. (Nietzsche: *Menschliches Allzumenschliches II,* 86. KSA Bd. 2, S. 410/11)

Die Gefahr in der Bewunderung. – Die Bewunderung einer Eigenschaft oder Kunst kann so stark sein, dass sie uns abhält nach ihrem Besitz zu streben. (Nietzsche: *Menschliches Allzumenschliches II,* 370. KSA Bd. 2, S. 525)

Unfreiwillige Idealfiguren. – Das peinlichste Gefühl, das es giebt, ist, zu entdecken, dass man immer für etwas Höheres genommen wird als man ist. Denn man muss sich dabei eingestehen: irgend Etwas an dir ist Lug und Trug, dein Wort, dein Ausdruck, deine Gebärde, dein Auge, deine Handlung – und dieses trügerische Etwas ist so nothwendig wie deine sonstige Ehrlichkeit, hebt aber deren Wirkung und Werth fortwährend auf. (Nietzsche: *Menschliches Allzumenschliches II,* 344. KSA Bd. 2, S. 519)

Idealist und Lügner. – Man soll sich auch von dem schönsten Vergnügen – dem, die Dinge in's Ideal zu heben – nicht tyrannisiren lassen: sonst trennt sich eines Tages die Wahrheit von uns mit dem bösen Worte »du Lügner von Grund aus, was habe ich mit dir zu schaffen!« (Nietzsche: *Menschliches Allzumenschliches II,* 345. KSA Bd. 2, S. 519)

Wahn der Idealisten. – Alle Idealisten bilden sich ein, die Sachen, welchen sie dienen, seien wesentlich besser, als die anderen Sachen in der Welt, und wollen nicht glauben, dass, wenn ihre Sache überhaupt gedeihen soll, sie genau des selben übel riechenden Düngers bedarf, welchen alle anderen menschlichen Unternehmungen nöthig haben. (Nietzsche: *Menschliches Allzumenschliches I,* 490. KSA Bd. 2, S. 318)

Unheilbar. – Ein Idealist ist unverbesserlich: wirft man ihn aus seinem Himmel, so macht er sich aus der Hölle ein Ideal zurecht. Man enttäusche ihn und siehe! – er wird die Enttäuschung nicht minder brünstig umarmen als er noch jüngst die Hoffnung umarmt hat. Insofern sein Hang zu den grossen unheilbaren Hängen der menschlichen Natur gehört, kann er tragische Schicksale herbeiführen und später Gegenstand von Tragödien werden: als welche es eben mit dem Unheilbaren, Unabwendbaren, Unentfliehbaren in Menschenloos und -Charakter zu thun haben. (Nietzsche: *Menschliches Allzumenschliches II,* 23. KSA Bd. 2, S. 388)

Untreue, Bedingung der Meisterschaft. – Es hilft Nichts: Jeder Meister hat nur Einen Schüler – und der wird ihm untreu, – denn er ist zur Meisterschaft auch bestimmt. (Nietzsche: *Menschliches Allzumenschliches II,* 357. KSA Bd. 2, S. 522)

Nietzsche weitete seine Skepsis den übersteigerten Idealen gegenüber auch auf die Philosophie aus und fand zu einer kritischen Einstellung dem deutschen Idealismus gegenüber. Zeitweilig fühlte er sich den französischen Moralisten näher als der deutschen Kultur.

In seinem Aphorismus *Die ehemalige deutsche Bildung* in *Morgenröthe* setzt er sich mit dem deutschen Idealismus auseinander. Bei Schiller, Wilhelm von Humboldt, Scheiermacher, Hegel und Schelling meint er festzustellen:

> die Sucht, um jeden Preis moralisch e r r e g t zu erscheinen; sodann das Verlangen nach glänzenden knochenlosen Allgemeinheiten; nebst der Absicht auf ein Schöner-sehen-wollen in Bezug auf Alles. (…) Es ist ein weicher, gutartiger, silbern glitzernder Idealismus, welcher vor Allem edel verstellte Gebärden und edel verstellte Stimmen haben will (…) beseelt vom herzlichsten Widerwillen gegen die »kalte« oder »trockene« Wirklichkeit, gegen die Anatomie, gegen die vollständigen Leidenschaften, gegen jede Art philosophischer Enthaltsamkeit und Skepsis, zumal aber gegen die Naturerkenntnis, sofern sie sich nicht zu einer religiösen Symbolik gebrauchen liess. (Nietzsche: *Morgenröthe,* Drittes Buch, 190. KSA Bd. 3, S.163)

Sogar Ausländer ließen sich verführen von dem »matten Glanz des Idealismus«, der um diese deutsche Bildung leuchtete. Sie verstanden ihn nicht, dachten aber: »Sollten die Deutschen in aller Stille eine Ecke des Himmels entdeckt und sich dort niedergelassen haben? Man muss suchen, den Deutschen näher zu kommen.« (Ebd. S. 164) Aber bald erkannten sie, dass dies kein Himmel, sondern nur eine »Wolke« war. Nietzsche zufolge gingen Goethe und Schopenhauer einen anderen Weg. Ihnen sei die wirkliche Welt und auch die Teufelei in der Welt sichtbar geworden. Aber diese Teufelei habe auch ihre Schönheit.

Was bedeutet Nietzsches Skepsis gegenüber übersteigerten Idealen für den Bildungsprozess?

Hinweisen möchte ich in diesem Zusammenhang noch auf zwei Metaphern und Denkfiguren Nietzsches, mit denen er seine Skepsis einer passiven Bewunderung gegenüber direkt auf die Bildung übertragen hat.

In *Zum Nutzen und Nachteil der Historie für das Leben* schreibt Nietzsche:

> Unsere moderne Bildung ist eben deshalb nichts Lebendiges, weil sie ohne jenen Gegensatz sich gar nicht begreifen lässt, das heisst: sie ist gar keine wirkliche Bildung, sondern nur eine Art Wissen um die Bildung, es bleibt in ihr bei dem Bildungs-Gedanken, bei dem Bildungs-Gefühl, es wird kein Bildungs-Entschluss daraus. (…) Im Inneren ruht dann wohl die Empfindung jener Schlange gleich, die ganze Kaninchen verschluckt hat und sich dann still gefasst in die Sonne legt und alle Bewegungen ausser den nothwendigsten vermeidet. Der innere Prozess, das ist jetzt die Sache selbst, das ist

> die eigentliche »Bildung«. (Nietzsche: *Vom Nutzen und Nachtheil der Historie für das Leben 4.* KSA Bd. 1, S. 273)
>
> Der moderne Mensch schleppt zuletzt eine ungeheure Menge von unverdaulichen Wissenssteinen mit sich herum, die dann bei Gelegenheit auch ordentlich im Leibe rumpeln, wie es im Märchen heißt. (Ebd., S. 272)

Bei dieser Art von Lernen, wenn wir Wissen und Informationen in uns aufnehmen, ohne diese aktiv zu bearbeiten, sind wir vielleicht weniger mit den Unsicherheiten und Kleinheitsgefühlen konfrontiert, die wir bei eigenständigem Denken erleben. Bei einer aktiven Durcharbeitung von Wissen sind wir schmerzlich auf uns selbst und unseren Kenntnisstand zurückgeworfen. Kleinheitsgefühle und Zweifel sind permanente Begleiter bei tragfähigen Bildungsprozessen.

In *Von den drei Verwandlungen* entwickelt Nietzsche noch ein weiteres Bild, um die wünschenswerte Aktivität und den Mut zum Selber-Denken auszudrücken, die allerdings erst allmählich im Leben heranwachsen können. Unser Geist muss demnach lange Jahre wie ein Kamel, das sich schwere Lasten aufgeladen hat, durch eine Wüste gehen. Er trägt zunächst ehrfürchtig die Wissenstradition mit sich herum, bevor er sich weiterentwickeln kann:

> Vieles Schwere giebt es dem Geiste, dem starken tragsamen Geiste, dem Ehrfurcht innewohnt. (…) Alles diess Schwerste nimmt der tragsame Geist auf sich: dem Kameele gleich, das beladen in die Wüste eilt, also eilt er in seine Wüste. Aber in der einsamsten Wüste geschieht die zweite Verwandlung: zum Löwen wird hier der Geist, Freiheit will er sich erbeuten und Herr sein in seiner eignen Wüste. Seinen letzten Herrn sucht er sich hier: feind will er ihm werden und seinem letzten Gotte, um Sieg will er mit dem großen Drachen ringen. (Nietzsche: *Also sprach Zarathustra.* KSA Bd 4, S. 29/30).

Erst nachdem der Geist im Löwenstadium freier und selbstständiger geworden ist, kann er in die dritte Phase eintreten, die Nietzsche als das »Stadium des Kindes« bezeichnet. Erst als Kind kann der Geist ja-sagend und schöpferisch mit Welten spielend etwas Neues schaffen.

Fazit

Welchen Ertrag hatte Nietzsches Selbstbildung? Wohin hat sie ihn geführt? Ist er nicht letztendlich einsam und unglücklich geworden? Was können wir heute von Nietzsche und seiner Art sich zu bilden lernen? Wo kann er für uns Vorbild sein?

Nietzsches Selbstbildung konnte an eine ausgezeichnete und umfassende Ausbildung anknüpfen, basierte auf charakterlichen Dispositionen und einem hohen Maß an Ich-Stärke. Seine Begeisterungsfähigkeit und sein Mut, sich mit imposanten Vorbildern zu identifizieren, waren eine wesentliche Grundlage für seine Bildung. Die hierdurch verinnerlichten Werte wirkten als richtunggebende innere Instanz und wurden zum Antrieb für seine Entwicklung.

Aber welche Vorbilder und Ideale sind tragfähig? Oft sind wir auch mit fragwürdigen Leitbildern konfrontiert, die uns sogar zu Verstiegenheit, Verdunkelung des Geistes, Ideologiebildung oder Fanatismus verführen können. Welche Kriterien haben wir, um entwicklungsförderliche von weniger geeigneten Vorbildern und Idealen zu unterscheiden?

An Nietzsches Beispiel wird deutlich, dass auch Abstandnehmen von übermäßiger Bewunderung sowie die Entlarvung von lebensfeindlichen Idealen für einen gelingenden Bildungsprozess wichtig sind. Nietzsche hatte den Mut, sich vom Mainstream und von manchen Aspekten des Zeitgeistes zu distanzieren und ein Einzelner zu werden.[161] Voraussetzung für diese Fähigkeit war seine selbst erarbeitete Verankerung in der Tradition einer humanistischen Ethik.

Das Ergebnis von Nietzsches Selbstbildung liegt letztendlich in der Schöpfung seines Werkes und in seinen Gedanken, die seiner Zeit weit voraus waren. Er hätte sie nicht denken können, wenn er nicht diesen beschwerlichen und gleichzeitig doch so ertragreichen Prozess auf sich genommen hätte.[162]

161 Die Verführung ist groß, mit dem Strom zu schwimmen und ein geborgtes Ich zu etablieren, um nicht auf sich selbst zurückgeworfen zu sein und sich ausgeschlossen zu fühlen.

162 Nietzsches sich von äußerem Ruhmstreben distanzierende Selbstbildung hatte nicht zum Ziel, auf einer Erfolgsleiter aufzusteigen, sondern nahm sich den steinigen Weg der Selbst- und Wahrheitssuche zur Richtschnur.

Was macht Bildung aus? – Strukturelemente von Nietzsches Bildungsbegriff

Im Folgenden sollen einzelne Aspekte als Strukturelemente von Nietzsches Bildungsverständnis zusammengestellt werden, die eine Einheit bilden und ineinander übergehen.[163] Nietzsches Aufzeichnungen und Texte widersetzen sich Systematisierungsversuchen, welche die Lebendigkeit seiner Philosophie gefährden würden. Ich stelle daher hauptsächlich Textstellen aus seinem Werk zusammen, um seine Sprache und seinen Geist zum Tragen kommen zu lassen.

Es ergeben sich einige Überschneidungen, aber auch Unterschiede zwischen Nietzsches Bildungsverständnis und der Auffassung von Persönlichkeitsentwicklung in den Anfängen der Tiefenpsychologie. An manche seiner Gedanken können wir heute noch anknüpfen, wenn wir Psychotherapie als einen emanzipativen Selbstentwicklungsprozess auffassen wollen. Auf den Zusammenhang zur Psychotherapie wird daher an einigen Stellen Bezug genommen.

Wenn wir uns um unsere Selbstbildung bemühen, kann sie jeweils an den dargestellten unterschiedlichen Strukturelementen ansetzen.

Selbsterkenntnis

Selbsterkenntnis und Bildung hängen in Nietzsches Verständnis eng miteinander zusammen, sie befruchten einander wechselseitig. Bildung wächst mit dem Fortschreiten der Selbsterkenntnis, gewinnt durch sie neue Dimensionen und umgekehrt.

Entscheidend ist hierbei zunächst, dass Selbsterkenntnis zu einer Relativierung unseres Wahrheitsanspruchs führt und in eine Haltung der Bescheidenheit mündet, die Sokrates in dem Satz »Ich weiß, dass ich nichts weiß« treffend

163 Die Entwicklung und Veränderung von Nietzsches Philosophie hatte unmittelbaren Einfluss auf sein Verständnis von Bildung. Deshalb müssen seine Gedanken jeweils im Kontext ihrer Entstehung betrachtet und verstanden werden. Dies kann im Folgenden nicht detailliert berücksichtigt werden. An einigen Stellen wird auf die verschiedenen Phasen seines Denkens hingewiesen.

formuliert hat.[164] Das Wissen um die eigene Person führt zum Erkennen der Grenzen des eigenen Horizonts, was die Voraussetzung dafür ist, die Notwendigkeit des Sich-Bildens überhaupt zu erkennen. Sokrates unterschied zwischen Wissen (Bildung) und Meinen (Vorurteile). Wer sich ernsthaft um Bildung bemüht, schützt sich vor Selbstüberschätzung und Hybris. Überzeugungen und Meinungen hingegen stellen unseren versteckten Größenwahn nicht infrage, sondern untermauern ihn.

Aber Nietzsches Ringen um Selbsterkenntnis ging weit über die Forderung Sokrates' hinaus. Er versuchte differenzierter zu erforschen, wer er war und wer wir Menschen sind. Damit wurde er ein wichtiger Vordenker der Tiefenpsychologie.[165]

Er stieß zunächst auf die schwierige Frage, *wie* wir Selbsterkenntnis gewinnen können, und hat immer wieder darüber nachgedacht: Der Erkennende blickt zwar mit seinen Geistesaugen auf sich selbst wie auf eine zweite Wesenheit, aber er bleibt trotzdem in seiner eigenen Wesenheit gefangen; er kann sie spalten, aber er kann nicht über sie hinausgreifen. Wir laufen Gefahr, uns in unserer Selbsterkenntnis zu täuschen und die Möglichkeit, uns selbst zu erkennen, zu überschätzen.

In *Die fröhliche Wissenschaft* formuliert er in dem Gedicht *Bitte* dieses Problem lyrisch:

> Ich kenne mancher Menschen Sinn/ Und weiss nicht, wer ich selber bin!/ Mein Auge ist mir viel zu nah –/ Ich bin nicht, was ich seh und sah./ Ich wollte mir schon besser nützen, / Könnt' ich mir selber ferner sitzen. / Zwar nicht so ferne wie mein Feind!/ Zu fern schon sitzt der nächste Freund – / Doch zwischen dem und mir die Mitte!/ Errathet ihr, um was ich bitte? (Nietzsche: *Die fröhliche Wissenschaft*, Vorrede erstes Buch 25, KSA Bd. 3, S. 358)

Wir sind daher auf den Blick der Mitmenschen angewiesen, um uns selbst erkennen zu können.

In *Menschliches Allzumenschliches* heißt es:

---

164 In Platons *Apologie des Sokrates* heißt es, dass ein Leben ohne Selbsterforschung gar nicht verdient, gelebt zu werden.

165 Nietzsches Interesse an Selbsterkenntnis reicht bis in seine Kindheit zurück. Bereits im Alter von zwölf Jahren schrieb er autobiografische Skizzen, in denen er versuchte, seine Stimmungen zu analysieren. Als Student steigerte sich dieser Impuls im Zuge seiner Beschäftigung mit Schopenhauer. Als er Schopenhauers *Die Welt als Wille und Vorstellung* las, packte ihn »das Bedürfnis nach Selbsterkenntnis, ja Selbstzernagung (…) gewaltsam; Zeugen jenes Umschwunges sind mir noch jetzt die unruhigen, schwermütigen Tagebuchblätter jener Zeit mit ihren nutzlosen Selbstanklagen und ihrem verzweifelten Aufschauen zur Heiligung und Umgestaltung des ganzen Menschenkerns.« (Nietzsche: Autobiographisches aus den Jahren 1856–1869. Holzinger, 2013, S. 103)

> Selbstbeobachtung. – Der Mensch ist gegen sich selbst, gegen Auskundschaftung und Belagerung durch sich selber, sehr gut vertheidigt, er vermag gewöhnlich nicht mehr von sich, als seine Aussenwerke wahrzunehmen. Die eigentliche Festung ist ihm unzugänglich, selbst unsichtbar, es sei denn, dass Freunde und Feinde die Verräther machen und ihn selber auf geheimem Wege hineinführen. (Nietzsche: *Menschliches Allzumenschliches I*, 9, 491. KSA Bd. 2, S. 318/19)[166]

Nietzsche erkannte, dass unsere Selbsterkenntnis durch unbewusste Motive beeinflusst und verformt werden kann. Aus ›Stolz‹ oder ›Eitelkeit‹ wollen wir bestimmte Seiten an uns selbst nicht wahrnehmen, weil sie von unserem Ideal abweichen. So kommt es zu Selbsttäuschungen, die unsere Erkenntnis verdunkeln. Für unsere Bildung ist es unumgänglich, um dieses Problem zu wissen. Bekannt ist Nietzsches Aphorismus: »›Das habe ich gethan‹ sagt mein Gedächtniss. Das kann ich nicht gethan haben – sagt mein Stolz und bleibt unerbittlich. Endlich – giebt das Gedächtniss nach.« (Nietzsche: *Jenseits von Gut und Böse.* Viertes Hauptstück, 68. KSA Bd. 5, S. 86)

Diese Gedanken gingen in die Psychoanalyse unter dem Begriff ›Verdrängung‹ ein.

Wir sollten über Aufrichtigkeit und Mut verfügen, um unsere innere Zerrissenheit und Widerstreitendes in uns selbst wahrzunehmen. Je vielstimmiger wir uns selbst erleben, umso differenzierter können wir die Vielfalt der menschlichen Seele und der Kultur wahrnehmen (vgl. Lou Andreas-Salomé, S. 53). In *Die fröhliche Wissenschaft* schreibt Nietzsche:

> Das Sprüchwort spricht: Scharf und milde, grob und fein,/ Vertraut und seltsam, schmutzig und rein,/ Der Narren und Weisen Stelldichein: / Diess alles bin ich, will ich sein,/ Taube zugleich, Schlange und Schwein! (Nietzsche: *Die fröhliche Wissenschaft*, Vorrede 1., 11, KSA Bd. 3, S. 355)

In *Schopenhauer als Erzieher* verweist Nietzsche auf die Bedeutung der Vorbilder und Ideale für unsere Selbsterkenntnis. In deren Wahl liegt unser Selbst. Er schreibt hier:

> (…) was hat deine Seele hinangezogen, was hat sie beherrscht und zugleich beglückt? Stelle dir die Reihe dieser verehrten Gegenstände vor dir auf, und vielleicht ergeben sie dir, durch ihr Wesen und ihre Folge, ein Gesetz, das Grundgesetz deines eigentlichen Selbst. Vergleiche diese Gegenstände, sieh, (…) wie sie eine Stufenleiter bilden, auf welcher du bis jetzt zu dir selbst hingeklettert bist; denn dein wahres Wesen liegt nicht tief verborgen in dir, sondern unermesslich hoch über dir. (Nietzsche: *Schopenhauer als Erzieher*, 7. KSA Bd. 1, S. 340)

---

166 In der Psychoanalyse taucht dieses Problem als Skepsis gegenüber der Möglichkeit einer Selbstanalyse auf. Wir können uns nur sehr begrenzt selbst erkennen und sollten daher eine Lehranalyse absolvieren, die den (allerdings auch begrenzten) Blick des anderen repräsentiert.

Auch unsere Werke und unsere Weltanschauung geben Auskunft darüber, wer wir sind. In *Jenseits von Gut und Böse* heißt es in Bezug auf den Philosophen und seine Gedankenwelt:

> Umgekehrt ist an dem Philosophen ganz und gar nichts Unpersönliches; und insbesondere giebt seine Moral ein entschiedenes und entscheidendes Zeugniss dafür ab, w e r e r i s t – das heisst, in welcher Rangordnung die innersten Triebe seiner Natur zu einander gestellt sind. (Nietzsche: *Jenseits von Gut und Böse,* Erstes Hauptstück, 6, KSA Bd. 5, S. 20)

Nietzsches Bemühen um Selbsterkenntnis währte sein gesamtes bewusstes Leben hindurch und endete erst, als sein Geist im Dunkel versank. Es war eng verknüpft mit seinem Selbstbildungsprozess.

Bildung als die »große Vernunft des Leibes«

Nietzsche ging in seiner Philosophie nicht nur vom Denken aus, sondern er bezog das Leben und den Leib unmittelbar mit ein. Fast könnte man sagen, dass er vom Leib aus philosophierte. Dies hatte auf sein Bildungsverständnis ganz entscheidende Auswirkungen: Die Dimension der Krankheit, des Unbewussten und der Triebsphäre fand Eingang in Nietzsches Bildungsbegriff.[167] Auch mit diesen Gedanken wurde Nietzsche zum Vordenker der Psychoanalyse.

Nietzsches Denkansatz wurzelte unter anderem in seiner eigenen Lebenserfahrung. Die Krankheit und das Ringen um Genesung waren ein typisches wiederkehrendes Erlebnis, das bereits in seiner Schulzeit eine Rolle gespielt hatte, sich in der Zeit zuspitzte, als er in Basel als Professor tätig war, und ihn bis zum Ende seines Lebens nicht mehr losließ. Nietzsche hat seine eigene Krankheit und den Kampf um Genesung in ein Stimulans für das Erkennen umgewandelt. Er bezeichnete seine Krankheiten als »Mittel und Angelhaken der Erkenntnis« (*Menschliches Allzumenschliches,* Vorrede 4, KSA Bd. 2, S. 17). Krankheit gehört zum freien Geist, der sich zur »großen Gesundheit« durchgearbeitet hat, die aber immer wieder von Krankheit bedroht ist und im Wechselspiel mit ihr steht. Im Körper und seiner Befindlichkeit liegt die »ältere Vernunft«, die den Menschen nötigt, zu sich zu kommen und über die Gestaltung seines Lebens nachzudenken (vgl. Rattner, 2000, S. 101). Nietzsche selbst wollte daher seine Leidensgeschichte als eine Genesungsgeschichte aufgefasst wis-

167 Nietzsche brachte hier Schopenhauers Perspektive ein, die bei allen Bewusstseinserscheinungen nach den Trieben und Leibzuständen fragt, die hinter der Vorstellungswelt stehen. Er erkannte, dass das Unbewusste mächtiger ist als das Bewusste, das Bewusste ist nur »etwas am Leibe«, es wurzelt im Leib und ist von ihm abhängig (vgl. Rattner, 2012, S. 50).

sen.[168] Er bezeichnete sein Denken als ein Wechselspiel von »Erkranken an Gedanken und Genesen an Gedanken« (vgl. Andreas-Salomé, 1994, S. 44).

Nietzsches Leben hat dadurch fast etwas Schmerzheischendes, was ihm dann aber zur Geistquelle wurde.

> Geist ist das Leben, das selber in's Leben schneidet: an der eignen Qual mehrt sich das eigne Wissen, – wusstet ihr das schon? Und des Geistes Glück ist diess: gesalbt zu sein und durch Thränen geweiht zum Opferthier, – wusstet ihr das schon? (...) Ihr kennt nur des Geistes Funken: aber ihr seht den Ambos nicht, der er ist, und die Grausamkeit seines Hammers. (Nietzsche: *Also sprach Zarathustra II, Von den berühmten Weisen.* KSA Bd. 4, S. 134)

In einem Brief an seinen Freund Paul Deussen (Okt. 1868) schrieb Nietzsche,

> daß *philosophieren* [(φιλοσοφϖ) griech: philosophieren, Liebe zur Weisheit haben, K. K.] und Kranksein doch nicht identische Begriffe sind; daß es aber allerdings eine gewisse >Gesundheit< gibt, die ewige Feindin tieferer Philosophie, die bekantlich neuerdings zum Spitznamen für bestimmte Sorten von Grenzbotenhelden und Historikern geworden ist. (Nietzsche: *Briefe.* Brief an Paul Deussen, zweite Oktoberhälfte 1868, Leipzig. Holzinger, 2013, S. 67)

Krankheit kann dem Geist Tiefe und Nachdenklichkeit verleihen, sie hilft gegen Selbstlosigkeit und Selbstentfremdung. Daher kann sie eine Richtschnur für die Selbstwerdung werden.[169]

In etlichen Aphorismen befasst sich Nietzsche mit dem Wert der Krankheit für den Selbstbildungsprozess.

> W e r t h d e r K r a n k h e i t . – Der Mensch, der krank zu Bette liegt, kommt mitunter dahinter, dass er für gewöhnlich an seinem Amte, Geschäfte oder an seiner Gesellschaft krank ist und durch sie jede Besonnenheit über sich verloren hat: er gewinnt diese Weisheit aus der Musse, zu welcher ihn seine Krankheit zwingt. (Nietzsche: *Menschliches Allzumenschliches I,* 289. KSA Bd. 2, S. 234)

> Aber (...) der Wissende sagt: Leib bin ich ganz und gar, und Nichts ausserdem; und Seele ist nur ein Wort für ein Etwas am Leibe. Der Leib ist die große Vernunft, eine Vielheit mit Einem Sinne, ein Krieg und ein Frieden, eine Heerde und ein Hirt. Werkzeug deines Leibes ist auch deine kleine Vernunft, mein Bruder, die du »Geist« nennst, ein kleines Werk- und Spielzeug deiner großen Vernunft. (...) Was der Sinn fühlt, was der Geist erkennt, das hat niemals in sich ein Ende. Aber Sinn und Geist

168 Lou Andreas-Salomé spricht von einem »wundersamen Doppelgesicht« von Nietzsches Leiden und seiner Einsamkeit. Sie waren einerseits »gegebenes Lebenslos« und andererseits wurden sie auch eine seelisch bedingte »innere Notwendigkeit«. Neue Gedanken entstanden bei ihm oft in Zeiten schwerer gesundheitlicher Krisen; sie waren Ergebnis seines Bewältigungsversuchs (vgl. Andreas-Salomé, 1994, S. 42).

169 Dieser Gedanke weist Anklänge an Rattners Begriff vom ›Konformismus als Angstkrankheit‹ auf (vgl. Rattner, J.: *Krankheit, Gesundheit und der Arzt – Medizinische Anthropologie.* Quintesenz, München 1993).

> möchten dich überreden, sie seien aller Dinge Ende: so eitel sind sie. (Nietzsche: *Also sprach Zarathustra I. Von den Verächtern des Leibes.* KSA Bd. 4, S. 39)

Nietzsches Umgang und seine Antwort auf die Krankheit waren Ausdruck äußerster Lebensbejahung. Er kam hierdurch zu einer fundamentalen Wertschätzung der »nächsten Dinge«, die den höchsten Ernst im Leben verdienen, die »Fragen von Nahrung, Wohnung, geistiger Diät, Krankenbehandlung, Reinlichkeit, Wetter« (*Ecce homo.* KSA Bd. 6, S. 374). Sie bilden die Grundlage für unsere Lebendigkeit und es wäre Ausdruck von falscher Moral, ihnen Leichtsinn entgegenzubringen. Der sorgfältige Umgang mit ihnen ist wesentlicher Bestandteil unserer Selbstbildung.

Zu Nietzsches Leibphilosophie gehören auch seine Gedanken zum Umgang mit den Affekten. Sie sollten in den Dienst der Selbstbildung genommen werden.

> Die großen Kraftquellen, jene oft so gefährlich und überwältigend hervorströmenden Wildwasser der Seele, statt ihre Macht in Dienst zu nehmen und zu ökonomisiren, will diese kurzsichtigste und verderblichste Denkweise, die Moral-Denkweise, versiegen machen. (Nietzsche: NF: Frühjahr 1888, 14[163] KSA Bd. 13, S. 347)

> Überwindung der Affekte? – Nein, wenn es Schwächung und Vernichtung derselben bedeuten soll. Sondern in Dienst nehmen; wozu gehören mag, sie lange zu tyrannisiren (…). Endlich giebt man ihnen eine vertrauensvolle Freiheit wieder: sie lieben uns wie gute Diener und gehen freiwillig dorthin, wo unser Bestes hin will. (Nietzsche: NF: Herbst 1885 – Frühjahr 1886, 1[122] KSA Bd. 12, S. 39)

Diese Gedanken fanden im Begriff der ›Sublimierung‹ Eingang in die Tiefenpsychologie.

Nietzsche vermochte es selbst kaum, Sexualität mit einer Partnerin in sein Leben zu integrieren. Dennoch meinte er, dass die Art unserer Sexualität unmittelbar in unseren Geist hineinreicht und damit nicht von unserer Bildung abgetrennt gesehen werden kann. In *Jenseits von Gut und Böse* heißt es: »Grad und Art der Geschlechtlichkeit eines Menschen reicht bis in den letzten Gipfel seines Geistes hinauf.« (Nietzsche: *Jenseits von Gut und Böse,* Viertes Hauptstück, 75. KSA Bd. 5, S. 87)

Selbstwerdung

Das höchste Gut für einen Menschen war für Nietzsche, ein ›Selbst‹ zu werden. Unser Selbst wurzelt zunächst in unserem Leib. Von einem guten Leibverhältnis, von der Bejahung unseres Körpers und seiner Sinnenfreudigkeit hängt die Entwicklungsfähigkeit unseres Selbst ab.

Aber das Selbst ist *mehr* als der Körper, es ist keine feste Form, sondern etwas Werdendes, das wir selbst schaffen müssen. Es reicht in die Zukunft hinein. Die Selbstwerdung ist ein lebenslanger Entwicklungsprozess, es ist eine Gestaltungsaufgabe, die Nietzsche in die Formel fasste: »Werde, der du bist«.[170] Die Selbstbildung umfasst somit die Aufgabe der Formung unseres Selbst. In den nachgelassenen Fragmenten schreibt er:

> Es ist eine Mythologie zu glauben, dass wir unser eigentliches Selbst finden werden, nachdem wir dies oder jenes gelassen oder vergessen haben (…) s o n d e r n u n s s e l b e r m a c h e n [,] aus allen Elementen eine Form g e s t a l t e n – ist die Aufgabe! N i c h t durch Erkenntniß, sondern durch Übung und ein Vorbild werden wir s e l b e r . Erkenntniß hat bestenfalls den Werth eines Mittels! (Nietzsche: NF: Ende 1880, 7[213] KSA Bd. 9, S. 361,)

Nietzsche zeigt, wie schwierig diese Aufgabe ist und wie viel Mut sie erfordert. Die Selbstwerdung bedeutet eine Ablösung und ein Distanznehmen vom Kollektiv, mit welchem wir durch unzählige Fesseln verbunden sind. Der Weg zum Selbst ist oftmals mit der Missbilligung der großen Mehrheit verbunden, da es als Anmaßung erlebt werden kann, wenn ein Mensch aus sich selbst heraus leben und handeln möchte. Dies müssen wir aushalten lernen, wenn wir uns auf den Weg zur Selbstwerdung machen. Viele von uns sind ängstlich, geben auf und passen sich der Majorität an. Dabei verlieren wir aber das Kostbarste, was wir besitzen: unsere Individualität und unsere innere Lebendigkeit (vgl. Rattner, 2012 b, S. 55). In *Schopenhauer als Erzieher* heißt es:

> Wir haben uns über unser Dasein vor uns selbst zu verantworten; folglich wollen wir auch die wirklichen Steuermänner dieses Daseins abgeben und nicht zulassen, dass unsre Existenz einer gedankenlosen Zufälligkeit gleiche. (…) Ich will den Versuch machen, zur Freiheit zu kommen, sagt sich die junge Seele; (…) Es giebt in der Welt einen einzigen Weg, auf welchem niemand gehen kann, ausser dir: wohin er führt? Frage nicht, gehe ihn. Wer war es, der den Satz aussprach: »ein Mann erhebt sich niemals höher, als wenn er nicht weiss, wohin sein Weg ihn noch führen kann.«? (Nietzsche: *Schopenhauer als Erzieher.* KSA Bd. 1, S. 339/40)

Nietzsche fasst in *Ecce homo* zusammen, wie er diesen Prozess versteht und wie er selbst geworden ist, wer er ist:

> Dass man wird, was man ist, setzt voraus, dass man nicht im Entferntesten ahnt, w a s man ist. Aus diesem Gesichtspunkte haben selbst die F e h l g r i f f e des Lebens ihren eigenen Sinn und Werth, die zeitweiligen Nebenwege und Abwege, die Verzögerungen, die »Bescheidenheiten«, der Ernst, auf Aufgaben verschwendet, die jenseits d e r Aufgabe liegen. Darin kann eine grosse Klugheit (…) zum Ausdruck kommen.

170 In anderer Formulierung bezeichnet Nietzsche dies als einen Gewissensruf, den jeder im Grunde vernehmen sollte: »[S]ei du selbst! Das bist du alles nicht, was du jetzt thust, meinst, begehrst!« (Nietzsches: *Schopenhauer als Erzieher.* KSA Bd. 1, S. 338)

> (...) Man muss die ganze Oberfläche des Bewusstseins – Bewusstsein ist eine Oberfläche – rein erhalten von irgend einem der grossen Imperative. (...) Lauter Gefahren, dass der Instinkt zu früh »sich versteht« – Inzwischen wächst und wächst die organisirende, die zur Herrschaft berufne »Idee« in der Tiefe, – sie beginnt zu befehlen, sie leitet langsam aus Nebenwegen und Abwegen z u r ü c k , sie bereitet e i n z e l n e Qualitäten und Tüchtigkeiten vor, die einmal als Mittel zum Ganzen sich unentbehrlich erweisen werden, – sie bildet der Reihe nach alle d i e n e n d e n Vermögen aus, bevor sie irgend Etwas von der dominirenden Aufgabe, von »Ziel«, »Zweck«, »Sinn« verlauten lässt. – Nach dieser Seite hin betrachtet ist mein Leben einfach wundervoll. (...) Rangordnung der Vermögen; Distanz; die Kunst zu trennen ohne zu verfeinden; Nichts vermischen, Nichts »versöhnen«; eine ungeheure Vielheit, die trotzdem das Gegenstück des Chaos ist – dies war die Vorbedingung, die lange geheime Arbeit und Künstlerschaft meines Instinkts. (...) Es fehlt in meiner Erinnerung, dass ich mich je bemüht hätte, –es ist kein Zug von R i n g e n in meinem Leben nachweisbar, ich bin der Gegensatz einer heroischen Natur. Etwas »wollen«, nach Etwas »streben«, einen »Zweck«, einen »Wunsch« im Auge haben – das kenne ich Alles nicht aus Erfahrung. Noch in diesem Augenblick sehe ich auf meine Zukunft – eine w e i t e Zukunft! (Nietzsche: *Ecce homo.* KSA Bd. 6, S. 293 ff.)

Es sind in Nietzsches Sicht unsere Erzieher und Vorbilder, die uns Mut zu dieser Entwicklung geben können. Sie sollten Format haben und uns ihre Selbstwerdung vorleben können. Viel hängt davon ab, ob wir geeignete Lehrer finden, denen wir uns anschließen können.

Sprachfähigkeit und Sprachgefühl

Ein weiteres Strukturelement von Nietzsches Bildungsbegriff betrifft die Sprache und unser Sprachgefühl. Unsere Bildung sollte mit einer sorgfältigen Pflege und Verwendung der Sprache beginnen. Bildung vollzieht sich im Medium der Sprache, die unsere Brücke zum Mitmenschen und zur Kultur ist.

Bildungs- und Kulturverlust, sowohl bei einzelnen als auch in ganzen Gesellschaften, äußern sich oft in einer Nivellierung, Verrohung und Entdifferenzierung der Sprache (vgl. Nietzsche: *Über die Zukunft unserer Bildungsanstalten.* KSA Bd. 1, S. 675 ff.).

In *Über die Zukunft unserer Bildungsanstalten* setzt sich Nietzsche genauer mit dem Zusammenhang zwischen Bildung und Sprache auseinander:

> Mit der richtigen Gangart der Sprache aber beginnt die Bildung: welche, wenn sie nur recht begonnen ist, nachher auch gegen jene »eleganten« Schriftsteller eine physische Empfindung erzeugt, die man »Ekel« nennt. (Nietzsche: *Über die Zukunft unserer Bildungsanstalten II.* KSA Bd. 1, S. 685)[171]

171 Peter Bieri handelt die Fähigkeit, bei Wertverletzungen der Sprache und schlechtem Stil

Als Nietzsche die Vorträge *Über die Zukunft unserer Bildungsanstalten* hielt, war er noch als Philologe an der Universität Basel tätig. Er begeisterte sich für die Kultur und Sprache der griechischen und römischen Antike. »Es giebt aber gar keine klassische Bildung, die ohne diesen erschlossenen Sinn für die Form wachsen könnte.« (Nietzsche: *Über die Zukunft unserer Bildungsanstalten II*, KSA Bd. 1, S. 686) Dieser Sinn kann und sollte durch die Begeisterung und das Wachsen an der Kultur und Sprache der Hellenen und Römer geschult werden: »Hier wo allmählich das unterscheidende Gefühl für die Form und für die Barbarei erwacht, regt sich zum ersten Male die Schwinge, die der rechten und einzigen Bildungsheimat, dem griechischen Altertum zu trägt.« (Ebd. S. 686)

Wenn das Gefühl für das Hellenische erwacht ist, entwickelt sich Stilempfinden für die Sprache und die Kunst.

> Wer von euch wird zu einem wahren Gefühl für den heiligen Ernst der Kunst kommen, wenn ihr mit Methode verwöhnt werdet, selbständig zu stottern, wo man euch lehren sollte zu sprechen, selbständig zu ästhetisiren, wo man euch anleiten sollte, vor dem Kunstwerk andächtig zu sein, selbständig zu philosophiren, wo man euch zwingen sollte, auf große Denker zu h ö r e n : alles mit dem Resultat, daß ihr dem Alterthume ewig fern bleibt und Diener des Tages werdet. (Ebd. S. 687/88)

Nietzsche schulte wie Wilhelm von Humboldt sein Sprachgefühl und sein Wertempfinden an der Auseinandersetzung mit der Hochkultur der Antike.[172]

Er selbst war ein Sprachkünstler ersten Ranges. Seine Größe lag nicht nur in seinen Einsichten, die er vermittelte, sondern auch in der Art, *wie* er dies tat. Nietzsche gilt als einer der größten Stilisten der deutschen Sprache. Sein Stil erzieht zum kommunikativen Sprechen und Schreiben (vgl. Rattner, 2016, S. 147).[173] Die Leichtigkeit seines Stils täuscht dabei über die Mühen hinweg, die in der Ausarbeitung seiner Texte lagen. Er arbeitete unermüdlich an der Verbesserung seines Sprachstils. Seine Vorbilder waren Lichtenberg, Lessing und Schopenhauer. In einem Brief an Carl von Gersdorff schreibt Nietzsche:

> Ein Trost war mir immer, dass diese drei Autoritäten einstimmig behaupten, es sei schwer, gut zu schreiben, von Natur habe kein Mensch einen guten Stil, man müsse arbeiten und hartes Holz bohren, ihn zu erwerben. (Nietzsche: *Briefe.* Brief vom 6. April 1867 an Carl von Gersdorff, Naumburg. Holzinger, 2013, S. 53)

Ekel zu empfinden, unter der Thematik der »leidenschaftlichen Bildung« ab (vgl. Bieri in Hastedt, 2012, S. 239).

172 Man kann sich fragen, ob Nietzsches Bildungsverständnis an dieser Stelle idealistische und fast elitäre Untertöne annimmt, die besonders in seinem frühen Bildungsbegriff nicht übersehen werden dürfen. Heute gilt diese Anschauung überwiegend als überholt.

173 Nietzsche war ein Freund des langsamen Lesens und Schreibens. Er wollte Menschen, die in Eile sind, mit seinem Stil zu Nachdenklichkeit und zum selbstständigen Denken anregen. Heute könnten wir ihn, modern formuliert, als einen ›Entschleuniger‹ bezeichen.

In Nietzsches Sprache liegt auch sein Geist, den man kaum in sich aufnehmen kann, wenn man seine Texte nicht im Original in seiner eigenen Sprachdiktion liest.

Nietzsche, der unablässig grübelte, Schlüsse zog, Notizen machte, die Notizen durchdachte und überarbeitete, wurde im Verlauf seines Lebens immer misstrauischer gegen jeden Wahrheitsanspruch. Er relativierte alle Wahrheiten, sie wurden für ihn *perspektivisch.* Schließlich zweifelte er auch an der Aussagekraft der Sprache selbst. In *Menschliches Allzumenschliches* heißt es: »Gefahr der Sprache für die geistige Freiheit. – Jedes Wort ist ein Vorurtheil. (Nietzsche: *Menschliches Allzumenschliches II. Der Wanderer und sein Schatten,* 55. KSA Bd. 2, S. 577)

Wir wachsen in eine Sprache hinein und sind uns kaum bewusst, wie viele Werturteile in unserer Sprache enthalten sind. Sie legt uns eine bestimmte Weltauffassung nahe, die Ergebnis und Ausdruck von Kulturtraditionen ist. Mit diesen Gedanken wird Nietzsche zum Vordenker moderner, skeptischer Sprachphilosophie (vgl. Ross, 1994, S. 176).[174]

Erstaunlich und aus heutiger Sicht befremdlich ist, dass Nietzsche dem Erlernen von verschiedenen Sprachen in ihrer Bedeutung für die Bildung skeptisch gegenüberstand. Zu viele Sprachen können das Gedächtnis strapazieren, in Zeitvertreib münden und Menschen vom vertieften Lernen abhalten. Wichtig ist ihm, differenziertes sprachliches Können und Sprachgefühl zunächst in der Muttersprache zu erwerben.

> Viele Sprachen lernen. – Viele Sprachen lernen füllt das Gedächtniss mit Worten, statt mit Thatsachen und Gedanken, aus, (…). Sodann schadet das Lernen vieler Sprachen, insofern es den Glauben, Fertigkeiten zu haben, erweckt und thatsächlich auch ein gewisses verführerisches Ansehen im Verkehre verleiht; (…) Endlich ist es die Axt, welche dem feineren Sprachgefühl innerhalb der Muttersprache an die Wurzel gelegt wird; dieses wird dadurch unheilbar beschädigt und zu Grunde gerichtet. (Nietzsche: *Menschliches Allzumenschliches I.*, 267. KSA Bd. 2, S. 221/22)

Nietzsche ahnte aber bereits, dass es durch die Zunahme des weltweiten Austauschs zwischen den Menschen und den verschiedenen Kulturen zu einer einheitlichen Sprache würde kommen müssen:

> und in irgendeiner fernen Zukunft wird es eine neue Sprache, zuerst als Handelssprache, dann als Sprache des geistigen Verkehres überhaupt für Alle geben. (…) Wozu hätte auch die Sprachwissenschaft ein Jahrhundert lang die Gesetze der Sprache studirt

174 Wilhelm von Humboldt hat gezeigt, dass jede Sprache ein einzigartiges Verständnis von Welterfahrung in sich birgt. Seine Gedanken haben bis heute großen Einfluss auf die Sprachwissenschaft. Auch in der Genderforschung ist diese Thematik inzwischen im Hinblick auf die unterschiedliche Bewertung der Geschlechter und der Geschlechterrollen in der Sprache untersucht worden.

und das Nothwendige, Werthvolle, Gelungene an jeder einzelnen Sprache abgeschätzt! (Ebd. S. 222)

Die Literaturnobelpreisträgerin Herta Müller hat in den Tübinger Poetik-Vorlesungen[175] den Gedanken formuliert: »In jeder Sprache sitzen andere Augen.« Wie die Welt in die Augen einer Sprache hineinreicht, drückt auch der Begriff der ›Weltanschauung‹ aus. Mit verschiedenen Sprachen lernen wir auch unterschiedliche Weltsichten und Wertungen kennen. Unter diesem Aspekt betrachtet würde dann allerdings eine »einheitliche Sprache« eine Verengung von Weltsicht(en) und -erfahrungen bedeuten.

Das Wachsen unserer Sprachfähigkeit und des Sprachempfindens sind Bestandteil unseres Selbstbildungsprozesses.[176]

Bildung als Weg zum »freien Geist«

In *Menschliches Allzumenschliches*, dem *Buch für freie Geister*, ist der Begriff des ›Freigeistes‹ ein zentraler Topos und wird eine Richtschnur für Nietzsche, die er auch mit dem Begriff der »Leidenschaft der Erkenntnis« umschrieben hat. Der freie Geist wird dem »gebundenen Geist« oder dem »Bildungsphilister« gegenübergestellt.

Der Freigeist nähert sich dem Ideal der Wissenschaft an und verschreibt sich der unermüdlichen Wahrheitssuche, der gebundene Geist hingegen *glaubt* oder *meint*.

> H e r k u n f t d e s G l a u b e n s . – Der gebundene Geist nimmt seine Stellung nicht aus Gründen ein, sondern aus Gewöhnung. (…) Angewöhnung geistiger Grundsätze ohne Gründe nennt man Glauben. (Nietzsche: *Menschliches Allzumenschliches I.* 226. KSA Bd. 2, S. 190)

Das Wesentliche am Menschen und das ihn Auszeichnende hingegen ist: »Vernunft und Wissenschaft, des Menschen a l l e r h ö c h s t e Kraft – wie wenigstens Goethe urtheilt.« (Nietzsche: *Menschliches Allzumenschliches I.* 265, KSA Bd. 2, S. 220)

175 Vgl. Wertheimer, J. (Hg.): Literaturpreisanthologien. Hörbuch, Konkursbuch Verlag Claudia Gehrke, 2009.

176 Wir können uns heute als Psychotherapeuten fragen, was es für die Entwicklung und Bildung von Menschen bedeutet, wenn die Differenziertheit der Sprache Einbußen erlebt. Wir stoßen in der Psychotherapie oft auf das Phänomen, dass Menschen – besonders für ihr Gefühls- und Innenleben – Sprache fehlt. Unsere Sprache ist heute zum Teil auch gefährdet durch das Überhandnehmen einer Bilderkultur (vgl. Interview mit Julia Kristeva. Süddeutsche Zeitung, Juni 2017).

Der freie Geist ist auf der Suche nach der Wahrheit, er ist bereit, immer wieder geglaubte Wahrheiten infrage zu stellen. In der Vorrede heißt es:

> (…) »Mensch« heißt – überallhin dringend, fast ohne Furcht, nichts verschmähend, nichts verlierend, alles auskostend, alles vom Zufälligen reinigend und gleichsam aussiebend – bis wir endlich sagen durften, wir freien Geister: »Hier – ein neues Problem! Hier eine lange Leiter, auf deren Sprossen wir selbst gesessen und gestiegen sind, – die wir selbst irgend wann gewesen sind! Hier ein Höher, ein Tiefer, ein Unter-uns, eine ungeheure lange Ordnung, eine Rangordnung, die wir sehen: hier – unser Problem! (Nietzsche: *Menschliches Allzumenschliches* I, Vorrede 7. KSA Bd. 2, S. 21/22)

Zum Freigeist gehört auch die Tugend der ›intellektuellen Redlichkeit‹, die Nietzsche als das »Gewissen hinter dem Gewissen« (Zarathustra) bezeichnet. Für die Bildung ist sie zentral: »Wo meine Redlichkeit aufhört, bin ich blind und will auch blind sein. Wo ich aber wissen will, will ich auch redlich sein, nämlich hart, streng, eng, grausam, unerbittlich.« (Nietzsche: *Also sprach Zarathustra IV.* KSA Bd. 4, S. 312)

> Freigeist ein relativer Begriff. – Man nennt Den einen Freigeist, welcher anders denkt, als man von ihm auf Grund seiner Herkunft, Umgebung, seines Standes und Amtes oder auf Grund der herrschenden Zeitansichten erwartet. Er ist die Ausnahme, die gebundenen Geister sind die Regel; (…) Uebrigens gehört es nicht zum Wesen des Freigeistes, dass er richtigere Ansichten hat, sondern vielmehr, dass er sich von dem Herkömmlichen gelöst hat, sei es mit Glück oder mit einem Misserfolg. Für gewöhnlich wird er aber doch die Wahrheit oder mindestens den Geist der Wahrheitsforschung auf seiner Seite haben. Er fordert Gründe, die Anderen Glauben. (Nietzsche: *Menschliches Allzumenschliches I*, 225. KSA Bd.2, S. 189/90)

Interessant und psychologisch äußerst scharfsinnig ist Nietzsches Beobachtung, dass der freie Geist durch zu viel Fürsorge oder Verwöhnung erstickt werden kann.

> Die goldene Wiege. – Der Freigeist wird immer aufathmen, wenn er sich endlich entschlossen hat, jenes mutterhafte Sorgen und Bewachen, mit welchem die Frauen um ihn walten, von sich abzuschütteln. Was schadet ihm denn ein rauherer Luftzug, den man so ängstlich von ihm wehrte, was bedeutet ein wirklicher Nachtheil, Verlust, Unfall, eine Erkrankung, Verschuldung, Bethörung mehr oder weniger in seinem Leben, verglichen mit der Unfreiheit der goldenen Wiege, des Pfauenschweif-Wedels und der drückenden Empfindung, noch dazu dankbar sein zu müssen, weil er wie ein Säugling gewartet und verwöhnt wird? Deshalb kann sich die Milch, welche die mütterliche Gesinnung der ihn umgebenden Frauen reicht, so leicht in Galle verwandeln. (Nietzsche: *Menschliches Allzumenschliches I*, 429. KSA Bd. 2, S. 281)

Noch eine weitere Thematik in Bezug auf den freien Geist und die Bildung soll hier kurz Erwähnung finden: Bereits in Schulpforta stieß Nietzsche auf ein Problem, das ihn sein weiteres Leben hindurch immer wieder beschäftigte. Dies ist die Frage nach dem Verhältnis zwischen der ›Willensfreiheit‹ und dem ›Fatum‹. Er versuchte es auf dialektische Art und Weise zu lösen:

> Fatum ist die unendliche Kraft des Widerstandes gegen den freien Willen; freier Wille ohne Fatum ist ebenso wenig denkbar wie Geist ohne Reelles Gutes und Böses (...) Vielleicht ist in ähnlicher Weise, wie der Geist nur die unendlich kleinste Substanz, das Gute nur die subtilste Entwicklung des Bösen aus sich heraus sein kann, der freie Wille nichts als die höchste Potenz des Fatums. (Nietzsche: *Willensfreiheit und Fatum* (März 1862), BAW II, S. 59)

Der freie Wille bedeutet die Fähigkeit, »bewusst zu handeln, während wir unter Fatum das Princip verstehn, das uns beim unbewußten Handeln leitet (...) die fatumlose, absolute Willensfreiheit würde den Menschen zum Gott machen, das fatalistische Princip zu einem Automaten« (Nietzsche: *Willensfreiheit und Fatum* (März 1862), BAW II, S. 61/62). Der freie Wille ist ohne das Fatum nicht denkbar, denn er kann sich nur entwickeln, indem er sich gegen das Fatum bewährt. Beide Phänomene sind unmittelbar miteinander verknüpft.[177]

Für unsere Selbstbildung bedeutet dies: Wir bilden uns, indem wir unsere Willensfreiheit in der Auseinandersetzung mit dem Fatum und der Realität zu stärken versuchen. Die Willensfreiheit liegt darin, dass wir uns zu unserem Schicksal und zur Realität *einstellen* können.

Wertsensibilität

Hermann Broch zufolge war sich Nietzsche als einziger Denker des 19. Jahrhunderts des Zerfalls der überbrachten, bisher gültigen Werte bewusst. In seiner Philosophie spiegelt sich das radikale Infrage-Stellen von allen religiösen und metaphysischen Hoffnungen (vgl. Broch, H.: *Hoffmansthal und seine Zeit* (197/48). Suhrkamp, Frankfurt a. M. 2001). Nietzsches Moralkritik ist jedoch begleitet von einer umfassenden Werterkenntnis und man kann Nietzsche auch als Pionier einer neuzeitlichen Wertphilosophie ansehen. Er war sich der Bedeutung von zukunftsträchtigen und lebensbejahenden Werten für die Zukunft der Menschen und für die Bildung bewusst.

Bei seiner umfassenden Kritik und Entlarvung von lebensfeindlichen Werten, die sich besonders durch das Christentum inthronisiert haben, suchte Nietzsche zunächst einen Maßstab für lebensbejahende Werte in der griechischen und römischen Antike. Hier galten Selbstbewusstsein, Stärke, Lebensbejahung und

177 Diese Thematik taucht bei Nietzsche in seinem Spätwerk wieder auf als scheinbarer Widerspruch zwischen dem Prinzip ›Wille zur Macht‹ (Höherentwicklung, Selbstüberwindung, Selbstvervollkommnung) und der ›ewigen Wiederkehr des Immergleichen‹.

Stolz als hohe Werte, an die wir Nietzsche zufolge in der Moderne wieder anknüpfen sollten.

Als höchster Wert galt bei ihm zunächst das ›Leben‹ oder die ›Lebendigkeit‹, die bei ihm auch gleichbedeutend mit ›Geist‹ war. Alles, was Lebendigkeit und Geist zum Erblühen bringt, sollte gehegt und gepflegt werden.

In *Also sprach Zarathustra* führte Nietzsche noch zwei weitere neuzeitliche Werte ein: Den einen bezeichnete er als die »schenkende Tugend«: »Ungemein ist die höchste Tugend und unnützlich, leuchtend ist sie und mild im Glanze: eine schenkende Tugend ist die höchste Tugend.« (Nietzsche: *Also sprach Zarathustra, Von der schenkenden Tugend.* KSA Bd. 4, S. 97) Der andere ist die »Fernstenliebe«:

> So liebe ich allein noch meiner K i n d e r L a n d , das unentdeckte, im fernsten Meere: nach ihm heisse ich meine Segel suchen und suchen. An meinen Kindern will ich es gut machen, dass ich meiner Väter Kind bin: und an aller Zukunft – d i e s e Gegenwart! (Nietzsche: *Also sprach Zarathustra, Vom Lande der Bildung.* KSA Bd. 4, S. 155)

Der Wertphilosoph Nicolai Hartmann hat diese beiden Werte in seiner *Ethik* aufgegriffen und weiter ausgearbeitet (vgl. Hartmann: Ethik, 1935).

Die Neuausrichtung von Werten, die sich möglichst für alle Menschen als lebensförderlich erweisen sollten, sah Nietzsche als eine äußerst schwierige Aufgabe an, die sich über lange Zeiträume erstrecken wird. In *Menschliches Allzumenschliches* schreibt er:

> P r i v a t - u n d W e l t - M o r a l . – Seitdem der Glaube aufgehört hat, dass ein Gott die Schicksale der Welt im Grossen leite (…) müssen die Menschen selber sich ökumenische, die ganze Erde umspannende Ziele stellen. (…) Jedenfalls muss, wenn die Menschheit sich nicht durch eine solche bewusste Gesammtregierung zu Grunde richten soll, vorher eine alle bisherigen Grade übersteigende K e n n t n i s s d e r B e d i n g u n g e n d e r C u l t u r , als wissenschaftlicher Maasstab für ökumenische Ziele, gefunden sein. Hierin liegt die ungeheure Aufgabe der grossen Geister des nächsten Jahrhunderts. (Nietzsche: *Menschliches Allzumenschliches I,* 25. KSA Bd. 2, S. 46)

Bildung sollte sich in den Dienst dieser Aufgabe stellen.

Nietzsche stellte sich einen Philosophen der Zukunft als einen »Arzt der Menschheit« vor, der uns eine menschenfreundliche Ethik vorlebt. Er bezog sich mit dieser Formulierung auf Sokrates in der Apologie Platons. Sokrates zeigte, wie sich ein Philosoph den Menschen gegenüber verhalten solle: »als ihr Arzt, als Bremse auf dem Nacken der Menschen« (Nietzsche, zit. nach Kaufmann, 1982, S. 463).[178]

178 Nietzsche begann eine Unzeitgemäße Betrachtung, die er nicht vollendete, mit dem Titel: *Der Philosoph als Arzt der Kultur* (vgl. Kaufmann, S. 463).

Anders als in der neuzeitlichen Philosophie, wo hauptsächlich die Erkenntnistheorie oder Epistemologie für den Wissensbegriff zuständig ist, war in der antiken Philosophie die Wissens- und Bildungsthematik eng mit der Ethik verknüpft. Bildung wurde in enger Verbindung mit der Persönlichkeit des Wissenden gesehen und in diesem Zusammenhang ist auch die ethische Dimension des zu erwerbenden Wissens in vielfacher Weise thematisiert worden (vgl. Rapp/Wagner, 2006, S. 2). Aristoteles schreibt in *Nikomachische Ethik*, dass ein Lernender, um Tugenden zu verstehen, schon ein gewisses Maß an Tugend mitbringen muss. Es geht hierbei besonders um seine ›Wertsichtigkeit‹, die ihn dazu befähigt, Tugend- oder Wertwissen aufnehmen zu können.[179]

In seinen Vorträgen *Über die Zukunft unserer Bildungsanstalten* beschreibt Nietzsche diese wertsichtige Haltung, die für Bildung Voraussetzung ist, an einem Beispiel: Der als Vorbild wirkende Philosoph weist zwei Studenten, die mit Pistolen hantieren, scharf zurecht mit den Worten:

> Fort mit den Pistolen! Beruhigt euch, versöhnt Euch, reicht Euch die Hände! Wie? Das wäre das Salz der Erde, die Intelligenz der Zukunft, der Same unserer Hoffnungen – und das kann sich nicht einmal von dem verrückten Ehrenkatechismus und seinen Faustrechtssatzungen freimachen? (Nietzsche: *Über die Zukunft unserer Bildungsanstalten I.* KSA Bd.1, S. 657)

Er macht ihnen deutlich, dass sie ehrfürchtig bleiben sollten und sich nicht selbst überschätzen dürfen, wenn sie bildsam bleiben wollen. »… man muss nicht nur Standpunkte, sondern auch Gedanken haben. (…) Ehrfurcht, selbst wenn ein solcher Mann einmal irrt!« (Ebd., S. 658)[180]

Nietzsche streift die Frage der Ethik auch bei der Behandlung der Frage, was einen guten Lehrer auszeichnet. Sein Maßstab ist, dass er seine Schüler in erster Linie für das Leben erziehen sollte. Meist erziehen Lehrer ihre Schüler und Studenten eher für die Wissenschaft als für das Leben. Die Wissenschaft ist aber ein unmenschliches Abstraktum,[181] die nicht bilden kann, weil ihr die Auseinandersetzung mit sittlichen Fragen zumeist fehlt. Die Bildung der Persönlichkeit kann dabei dann nicht gedeihen.

Nietzsche schwebte eine Lehrerpersönlichkeit vor, die selbst so fest und ge-

179 N. Hartmann verwendet in diesem Zusammenhang in seiner *Ethik* den Begriff der »Wertsichtigkeit«. Man könnte es so formulieren: Wenn wir ein gewisses Maß an Wertsichtigkeit mitbringen, sind wir lernfähiger, da wir höhere Werte erkennen können, die uns in unserem Streben zur Umsetzung und damit zur Selbstbildung motivieren. Hartmann hat auch den Zusammenhang zwischen Wertblindheit und Stagnation in Entwicklung und Bildung deutlich gemacht.

180 Nietzsche spielt hier auf seine eigenen Erfahrungen an, die er als junger Student in Bonn gemacht und aus denen er viel gelernt hat.

181 So sah es Nietzsche besonders in seinen Frühschriften, in seiner mittleren Denkphase schätzte er den erzieherischen Wert der Wissenschaften etwas höher ein.

sund im Leben steht, dass sie ihren Schüler halten und an der Hand führen kann. Ein Lehrer sollte ehrlich im Denken und Leben sein, er sollte ›unzeitgemäß‹ sein und auch empört verneinen können, wenn er Wertverletzungen erkennt (vgl. *Schopenhauer als Erzieher* III. KSA Bd. 1, S. 346).

Wertsensibilität benötigen wir, um für unsere Bildung eine humane, produktive Richtung zu finden und einen Maßstab für die uns umgebende Kultur zu gewinnen.

Bildung und der »Übermensch«

Auch in Nietzsches schwierigem Begriff des »Übermenschen« klingt das Bildungsmotiv an. Der Übermensch ist eine Utopie. Er stellt einen Menschen vor, der in voller Lebendigkeit über sich selbst hinauswächst, der um Selbstvervollkommnung ringt und der sich zu einem in Nietzsches Sinne zukunftstauglichen Menschen heranbildet.

> Und Zarathustra sprach also zum Volke: Ich lehre euch den Übermenschen. Der Mensch ist Etwas, das überwunden werden soll. Was habt ihr gethan, ihn zu überwinden? (...) Der Mensch ist ein Seil, geknüpft zwischen Thier und Übermensch, – ein Seil über einem Abgrunde. Ein gefährliches Hinüber, ein gefährliches Auf-dem-Wege, ein gefährliches Zurückblicken, ein gefährliches Schaudern und Stehenbleiben. (Nietzsche: *Also sprach Zarathustra,* Vorrede 3, 4. KSA Bd. 4, S. 14, 16)

In dem Topos des Übermenschen drückt sich Nietzsches evolutionäres Denken aus. Aber es knüpfen sich auch Fragen an diesen Begriff: Hat die Metapher vom Übermenschen religiöse Anklänge? Verbirgt sich hinter dieser Idee elitäres Denken, wenn Nietzsche den Übermenschen dem verächtlichen, letzten Menschen gegenüberstellt, der den Weg zur Selbstbildung nicht findet?

Montinari sieht in der Idee vom Übermenschen keine religiöse Metapher. Er versteht sie weniger als ein Bild für ein hohes Maß an geleisteter Selbstüberwindung, sondern er sieht den Übermenschen als denjenigen an, der sich zu umfassender Selbst- und Weltbejahung bekennt, der die Haltung des »amor fati« eingenommen hat. Der gebildete Mensch wäre demnach ein Mensch, der das Leben trotz des Leidens liebt, er wird zum Lebenskünstler, der sich selbst – in der Annahme seines Schicksals – eine Gestalt gibt.

Der Übermensch hat demnach das religiöse Weltbild überwunden und eine eigenständige Antwort auf die äußere Sinnlosigkeit des Lebens gefunden, welches der Wiederkehr des Immergleichen unterliegt. Er gestaltet sein Leben, gibt ihm Sinn und Ziel und legt sich gute Gewohnheiten zu. Vielleicht stellt er sogar auch allzu ehrgeizige Fortschritts- oder Steigerungsideale infrage, sofern diese sich Ideologien mit religiösen Anleihen anzunähern drohen.

Liebesfähigkeit und Eros

Nietzsche sprach von der »Leidenschaft der Erkenntnis«. In dieser Formulierung thematisiert er den Zusammenhang zwischen Erkenntnis und Gefühl. Das Zusammenspiel von Bildung und Eros ist im *Symposion* Platons – ein philosophischer Lieblingstext Nietzsches[182] – auf kunstvolle Art und Weise dargestellt worden. Auch der Wertphilosoph Max Scheler benannte den Zusammenhang von Gefühl und Erkenntnis, was in seiner Formulierung zum Ausdruck kommt, dass wir uns zu der Erkenntnis »hinauflieben« müssen, wenn wir verstehen wollen (vgl. Scheler (1912), 1999).

Durch Eros gewinnt die Seele den Impuls, sich selbst zu bilden und ihr höheres Selbst zu entwickeln.

> (...) denn in der Liebe allein gewinnt die Seele (...) jene Begierde über sich hinaus zu schauen und nach einem irgendwo noch verborgenen höheren Selbst mit allen Kräften zu suchen. Also nur der, welcher sein Herz an irgend einen grossen Menschen gehängt hat, empfängt damit die e r s t e W e i h e d e r K u l t u r ; ihr Zeichen ist Selbstbeschämung ohne Verdrossenheit, Hass gegen die eigene Enge und Verschrumpftheit (...), Vorgefühl für alle Werdenden und Kämpfenden und die innerste Überzeugung, fast überall der Natur in ihrer Noth zu begegnen, wie sie sich zum Menschen hindrängt, wie sie schmerzlich das Werk wieder missrathen fühlt, wie ihr dennoch überall die wundervollsten Ansätze, Züge und Formen gelingen. (Nietzsche: *Schopenhauer als Erzieher* 6. KSA Bd. 1, S. 385)

In *Menschliches Allzumenschliches* heißt es:

> L i e b e a l s K u n s t g r i f f . – Wer etwas Neues wirklich k e n n e n lernen will (sei es ein Mensch, ein Ereignis, ein Buch), der thut gut, dieses Neue mit aller möglichen Liebe aufzunehmen, von Allem, was ihm daran feindlich, anstössig, fasch vorkommt, schnell das Auge abzuwenden, ja es zu vergessen: so dass man zum Beispiel dem Autor eines Buches den grössten Vorsprung giebt und geradezu, wie bei einem Wettrennen, mit klopfendem Herzen danach begehrt, dass er sein Ziel erreiche. Mit diesem Verfahren dringt man nämlich der neuen Sache bis an ihr Herz, bis an ihren bewegenden Punct; und diess heisst eben, sie kennen lernen. Ist man soweit, so macht der Verstand hinterdrein seine Restrictionen; jene Ueberschätzung, jenes zeitweilige Aushängen des kritischen Pendels war eben nur der Kunstgriff, die Seele einer Sache herauszulocken. (Nietzsche: *Menschliches Allzumenschliches I*, 621. KSA Bd. 2, S. 350)

Selbstbildung ist unter anderem ein emotionales Geschehen und wurzelt in einer Beziehung zu einem oder einigen Menschen. Diese bedeutet nicht nur Liebe, sondern auch Ringen, Auseinandersetzung, heftige Abgrenzung oder leidenschaftliche Verneinung.[183] Wir müssen ein gewisses Maß an Liebesfähigkeit und

182 Vgl. Kaufmann, 1982, S. 25.
183 Die leidenschaftliche Auseinandersetzung, der Wechsel zwischen Liebe und Verneinung

Hingabebereitschaft mitbringen, um uns zu bilden, sonst kann aufgenommenes Wissen kaum verinnerlicht und in die Person integriert werden.

In einem Brief an seinen Freund Erwin Rohde formuliert Nietzsche Gedanken zum Sinn und Wert einer Freundschaft: Freunde sollten sich wechselseitig in ihren Entwicklungs- und Selbstwerdungsprozessen begleiten und unterstützen. Er bringt hier in bewegenden Worten seine Sehnsucht nach Austausch und Verbundenheit zum Ausdruck.

> Solche Freunde, wie Du, müssen mir helfen, den Glauben an mich in mir selber aufrecht zu erhalten; und das tust Du, wenn Du mich für Deine besten Ziele und Hoffnungen zum Vertrauten behältst. – Wenn sich unter diesen Worten die Bitte um einen Brief verbergen sollte, nun ja! liebster Freund, ich hätte gerne etwas recht, recht Persönliches von Dir wieder einmal in Händen – damit ich nicht immer nur den vergangenen Freund Rohde im Herzen empfinde, sondern auch den gegenwärtigen und – was mehr ist – den werdenden und wollenden: ja den werdenden! den wollenden! Von Herzen der Deine (Brief vom 24.3.1881 an Erwin Rohde, Genua. In: Nietzsche Briefe Oehler (Hg.) 1993, S. 238)

In seinem Werk beschreibt Nietzsche Eros und liebende Empfindungen hauptsächlich in der Beziehung zu Vorbildern und Lehrern. Wechselseitige liebende Bezogenheit und der Austausch zwischen Freunden, die für seine eigene Bildung äußerst bedeutsam waren, sind in seinen Briefen und autobiografischen Schriften präsent. In seinem Bildungsbegriff steht dieser Aspekt hingegen etwas weniger im Vordergrund.

Wandlungsfähigkeit

Nietzsche hat sich sein Leben hindurch gewandelt und entwickelt, was sich in seinem Werk niederschlägt. Für die Bildung sah er die Wandlungsfähigkeit eines Menschen als Notwendigkeit an. Er ging davon aus, dass wirkliche Bildung nur wenige Menschen erreichen können, sie stellt hohe Anforderungen an die Persönlichkeit eines Lernenden.

Um bildungsgeneigte Menschen in diesem anspruchsvollen Prozess ermutigen und inspirieren zu können, muss ein Philosoph, Lehrender oder Psychotherapeut selbst in Entwicklung sein. In *Über die Zukunft unserer Bildungsanstalten* legt Nietzsche dem vorbildhaften Philosophen folgende Worte in den Mund:

> Du bist unverändert, rief er ihm zu, leider unverändert, mir ist es unglaublich, wie Du noch derselbe bist, wie vor sieben Jahren, wo ich Dich zum letzten Male sah, wo ich

zeigen sich z. B. in der Einstellung Nietzsches zu Sokrates, der ihm gefühlsmäßig so nahe stand, dass er ein Leben lang auch einen Kampf gegen ihn geführt hat.

> Dich mit zweifelhaften Hoffnungen entließ. Deine inzwischen übergehängte moderne Bildungshaut muß ich Dir leider wieder, nicht zu meinem Vergnügen, abziehn. (Nietzsche: *Über die Zukunft unserer Bildungsanstalten I.* KSA Bd. 1, S. 665)

In Morgenröthe heißt es: »Sich häuten. – Die Schlange, welche sich nicht häuten kann, geht zu Grunde. Ebenso die Geister, welche man verhindert, ihre Meinungen zu wechseln; sie hören auf, Geist zu sein.« (Nietzsche: *Morgenröthe* 5. 573. KSA Bd. 3, S. 330)

In *Von den drei Verwandlungen* in *Also sprach Zarathustra* kommt Nietzsche auf das Motiv der Wandlungsfähigkeit zurück. In seinem Gleichnis vom Kamel, Löwen und Kind beschreibt er den Prozess der Selbstbildung und Selbstentwicklung: Unser junger Geist gleicht zunächst einem Kamel, das sich Lasten und Traditionen auflädt und sie trägt, um in reiferem Alter zu einem Löwen in der Wüste zu werden, der das Aufgeladene zerreißt und die Verneinung lernt. Das letzte Entwicklungsstadium unseres Geistes gleicht einem Kind, das unbefangen und schöpferisch Neues gestaltet, es ist vielleicht eine Metapher für die Geburt der *autonomen Person* (Nietzsche: *Also sprach Zarathustra I, Von den drei Verwandlungen.* KSA Bd. 4, S. 29 ff.).

Bei unserer Bildung haben wir meist in allen drei Entwicklungsphasen Schwierigkeiten: Aus falschem Stolz oder Bequemlichkeit trauen wir uns nicht zu, uns überkommenes Wissen aufzuladen und uns damit die Kulturtradition anzueignen. Oft wollen wir zu früh originell sein. Im Entwicklungsstadium des Löwen, wenn wir überhaupt so weit kommen, fürchten wir die Eigenständigkeit, die mit dem Verwerfen von Traditionen und dem Ausscheren aus dem Mainstream verbunden ist. Zum Kind werden sicher nur sehr wenige Menschen, vielleicht kommen manche Künstler, Erfinder oder Forscher diesem Entwicklungsstadium am nächsten.

Wissen um das eigene Nichtwissen und die fortgesetzte Suchbewegung

Voraussetzung für die forschende Haltung und eine fortgesetzte Suchbewegung im Bildungsprozess ist die Haltung der Bescheidenheit als Einsicht in die Begrenztheit unseres Wissens. Eitelkeit, Selbstüberschätzung und Hybris sind Einstellungen, die sich unserer Bildung entgegenstellen. Wir können uns nicht für Neues öffnen, wenn wir meinen, im Besitz der Wahrheit zu sein. Wir sollten uns lebenslang als Lernende verstehen und begreifen, dass wir uns immer nur in kleinen Schritten auf unsere Bildungsziele hinbewegen können, in dem Bewusstsein, diese wahrscheinlich nie ganz erreichen zu können.

Diese Denkfigur, die den Einfluss Sokrates' erkennen lässt, taucht bei

Nietzsche immer wieder auf. Nietzsche identifizierte sich besonders mit dem suchenden Sokrates: »Pythagoras, Heraklid, Sokrates. – Der Weise als religiöser Reformator, der Weise als stolz einsamer Wahrheitsfinder und der Weise als der ewig und überall Suchende.« (Nietzsche: Zit. nach Kaufmann, 1982, S. 461)

In seinen Vorträgen *Über die Zukunft unserer Bildungsanstalten* führt Nietzsche die Suchbewegung als Haltung vor, indem er einen philosophischen Lehrer auftreten lässt, der seine Studenten an die *fragende Haltung* und den Respekt vor der Größe der Aufgabe Bildung heranführt.

Der moderne Mensch hingegen versuche »unausgesetzt seine eigene Bildung dazwischen bringen (…) gleichsam als ein sicheres Maaß und Kriterium aller Dinge«. Er möchte um jeden Preis Recht haben. Es heißt hier weiter:

> Wir wünschen vielmehr, er möge gebildet genug sein, um von seiner Bildung recht gering, ja verächtlich zu denken; dann dürfte er wohl am zutraulichsten sich der Führung des Verfassers überlassen, der es nur gerade von dem Nichtswissen und dem Wissen des Nichtswissens aus wagen durfte, so mit ihm zu reden. (Nietzsche: *Über die Zukunft unserer Bildungsanstalten,* Vorrede. KSA Bd. 1, *S.* 650)

Nietzsche bezeichnet die erstrebenswerte fragende Haltung auch als »Ehrfurcht«, die beim Lernen gepaart sein sollte mit der Fähigkeit zuzuhören, aufmerksam zu sein, sich zurückzunehmen und sich dem Lernen hinzugeben. Nietzsche erinnert in diesem Zusammenhang an die Phytagoreer, die »als Diener einer echten Philosophie« zunächst fünf Jahre schweigen mussten (ebd. S. 663). »[D]er Mensch ist solange weise als er die Wahrheit sucht; wenn er sie aber gefunden haben will, wird er ein Narr.« (Nietzsche: NF: Ende 1876 – Sommer 1877. 23[158]. KSA Bd. 8, S. 462)

In *Menschliches Allzumenschliches* heißt es: »Feinde der Wahrheit. – Ueberzeugungen sind gefährlichere Feinde der Wahrheit, als Lügen.« (Nietzsche: *Menschliches Allzumenschliches I*, 9. 483. KSA Bd. 2, S. 317)

Beim Vorgang des Sich-Bildens ist es wichtig, die Spannung und das Kleinheitsgefühl aushalten zu können, das entsteht, wenn man angesichts des Lernpensums oder angesichts des Vorsprungs eines vorbildhaften Lehrers die eigenen Lücken, das Wissen um das *Noch nicht* erkennt. Es kann dann ein Gefühl der Sehnsucht entstehen, das uns innerlich aufbricht und uns produktiv werden lässt. Jeder Mensch hat ein tiefes Verlangen nach dem Schöpferischen in sich. Hierin liegt die Wurzel aller Kultur. Es ist der Bildung abträglich, wenn die Stimmung der Sehnsucht fehlt:

> Wo wir Begabung ohne jene Sehnsucht finden, im Kreise der Gelehrten oder auch bei den sogenannten Gebildeten, macht sie uns Widerwillen und Ekel; denn wir ahnen, dass solche Menschen, mit allem ihrem Geiste, eine werdende Cultur – nicht fördern, sondern verhindern. Es ist der Zustand einer Verhärtung, im Werthe gleich jener

gewohnheitsmässigen, kalten und auf sich selbst stolzen Tugendhaftigkeit (…). (Nietzsche: *Schopenhauer als Erzieher 3.* KSA Bd. 1, S. 358)

Nietzsche sah sowohl die Verhärtung als auch das übermäßige Originell-sein-Wollen als Gefahren für die Selbstbildung an:

> Die Einzigartigkeit seines Wesens ist zum untheilbaren, unmittheilbaren Atom geworden, zum erkalteten Gestein. Und so kann einer an dieser Einzigartigkeit ebenso wie an der Furcht vor dieser Einzigartigkeit verderben, an sich selbst und im Aufgeben seiner selbst, an der Sehnsucht und an der Verhärtung: und Leben überhaupt heisst in Gefahr sein. (Nietzsche: *Schopenhauer als Erzieher 3.* KSA Bd. 1, S. 360)[184]

Nietzsche verstand unser Selbst als unsere Suchbewegung. Wir sind nie fertig oder am Ziel. Lebendig sein heißt, sich auf dem Weg zu befinden. Wir können diesen Weg nicht gehen, wenn wir uns hauptsächlich in uns selbst versenken, sondern nur, indem wir uns auf das Leben einlassen.

Fähigkeit zum Selberdenken

In seiner Vorrede zu den Vorträgen *Über die Zukunft unserer Bildungsanstalten* betont Nietzsche, dass zum Sich-Bilden Muße und Zeit gehören. Das Nachdenken und Selberdenken können sich nur abseits von Hetze und Hast entwickeln.

> Für die ruhigen Leser ist das Buch bestimmt, für Menschen, welche noch nicht in die schwindelnde Hast unseres rollenden Zeitalters hineingerissen sind (…) diese »haben noch Zeit«; ihnen ist es noch erlaubt, ohne vor sich selbst Vorwürfe zu empfinden, die guten Stunden des Tages und ihre fruchtbaren und kräftigen Momente auszuwählen und zusammenzusuchen, um über die Zukunft unserer Bildung nachzudenken. (…) Ein solcher Mensch hat noch nicht verlernt zu denken, während er liest, er versteht noch das Geheimniß zwischen den Zeilen zu lesen, ja er ist so verschwenderisch geartet, dass er gar noch über das Gelesene nachdenkt, vielleicht lange nachdem er das Buch aus den Händen gelegt hat. Und zwar nicht um eine Recension oder wieder ein Buch zu schreiben, sondern nur so, um nachzudenken! (…) Er[,] der ruhig und unbesorgt genug ist, um mit dem Autor zusammen einen weiten Weg anzutreten, dessen Ziele erst eine viel spätere Generation in voller Deutlichkeit schauen wird! (Nietzsche: *Über die Zukunft unserer Bildungsanstalten,* Vorrede. KSA Bd. 1, S. 649)

---

184 Einen ähnlichen Gedanken formulierte Søren Kierkegaard in *Die Krankheit zum Tode* mit seiner Formulierung, dass Verzweiflung eine Krankheit im Geist, im Selbst, sei, die dreifach ist: dass man, in der Verzweiflung, sich nicht bewusst ist, ein Selbst zu haben (uneigentliche Verzweiflung), dass man, verzweifelt, nicht man selbst sein will, und dass man, verzweifelt man selbst sein will. (Vgl. Kierkegaard: (1849), 2009, S. 666)

Eine solch beschauliche, konzentrierte und nachdenkliche Haltung gilt uns heute fast als Zeitverschwendung. Wir verstehen Bildung fälschlich eher als Vielwissen, das wir in möglichst großem Umfang in uns aufnehmen sollen.

In *Ecce homo* beschreibt Nietzsche, wie er selbst zum Denken kam:

> Die Krankheit gab mir insgleichen ein Recht zu einer vollkommenen Umkehr aller meiner Gewohnheiten, sie erlaubte, sie g e b o t mir Vergessen; sie beschenkte mich mit der N ö t h i g u n g zum Stillliegen, zum Müssiggang, zum Warten und Geduldigsein … Aber das heisst ja denken! (…) Jenes unterste Selbst, gleichsam verschüttet, gleichsam still geworden unter einem beständigen Hören-M ü s s e n auf andere Selbste (– und das heisst ja lesen!) erwachte langsam, schüchtern, zweifelhaft, – aber endlich r e d e t e e s w i e d e r . Nie habe ich so viel Glück an mir gehabt, als in den kränksten und schmerzhaftesten Zeiten meines Lebens. (Nietzsche: *Ecce homo.* KSA Bd. 6, S. 326)

Auch wenn Nietzsche das Selberdenken pflegte und in manchen Lebensphasen der Bücher überdrüssig war, darf man nicht vergessen, dass er selbst ein großer, gründlicher Leser war. Es gibt zahllose Dokumente, die seine vielfältige Lektüre und sein sorgfältiges Exzerpieren dokumentieren. Was er selbst scheinbar leichthändig schrieb, war oftmals Ergebnis von konzentriertem Nachdenken und äußerster Anstrengung.

Nietzsche weist auf die Gefahr hin, sich durch Bücher nur unterhalten und ablenken zu lassen. Wir reagieren oft nur auf das Gelesene, ohne zu uns selbst zu kommen und selbst zu denken. Wir lesen aus Angst vor Muße und Langeweile und berauschen uns an Büchern, um uns durch die hierbei induzierten Affekte lebendig zu fühlen.

Nietzsches Philosophie und sein aphoristischer Stil fordern uns zum Selberdenken auf.

Lebenswissen

Nietzsche gilt als Lebensphilosoph. Das bedeutet, er schuf eine Philosophie vom gelebten und erlittenen Leben her, und andererseits kreist seine Philosophie um die Klärung dessen, was Leben ist. Bildung bedeutet ihm in erster Linie Lebenswissen. Damit hebt sich Nietzsche ab von den idealistischen Philosophen des 18. und 19. Jahrhunderts und verneint die philosophische Tradition des Abendlandes von Platon bis Kant.

Er knüpfte mit seinem Werk an die Willensmetaphysik Arthur Schopenhauers an und entwickelte diese zu einer allgemeinen Lebensphilosophie weiter. Mit Leben versuchte er die menschliche Kraft hinter für ihn meist vorgeschobenen Rationalisierungen zu bezeichnen. Intensives Leben und Lebensfülle wurden bei Nietzsche sehr hohe Werte. Dies ist prägend für seine Auffassung von Bildung.

Wie Schopenhauer reduzierte Nietzsche den Verstand zu einem bloßen Lebenswerkzeug. Wie später die Psychoanalyse zeigte er im Funktionieren der Ratio das Walten der Triebe auf. Damit wurde er Vorreiter für Henri Bergson (1859–1941), Wilhelm Dilthey (1833–1911), Max Scheler (1874–1928) und Ludwig Klages (1872–1956) und bereitete eine Synthese von Psychologie und Philosophie vor.

In seinem frühen Werk *Die Geburt der Tragödie* griff Nietzsche den antiken Gegensatz zwischen ›Apollinischem‹ und ›Dionysischem‹ auf, um einen Mangel an dionysischer Leidenschaft bei seinen Zeitgenossen zu konstatieren und den sokratischen Intellektualismus in der Philosophie und Bildung als Irrweg zu bezeichnen. Sowohl in seinen Vorträgen *Über die Zukunft unserer Bildungsanstalten* als auch in seinen *Unzeitgemäßen Betrachtungen* distanzierte sich Nietzsche von einer rein kognitiven Geistesbildung.

Nietzsche maß die Philosophie daran, was sie an Einsichten über das Leben beinhaltet. Jede große Philosophie sagt: »[D]ies ist das Bild alles Lebens, und daraus lerne den Sinn deines Lebens. Und umgekehrt: lies nur dein Leben und verstehe daraus die Hieroglyphen des allgemeinen Lebens.« (Nietzsche: *Schopenhauer als Erzieher.* KSA Bd. 1, S. 357) Ihre Stimmigkeit muss an dem Grad ihrer Lebendigkeit und ihres Lebenswissens gemessen werden. Die Kenntnis des Lebens und die Selbsterkenntnis werden daher zum zentralen Bestandteil von Bildung.

Nietzsche macht am Beispiel einer unlebendig gewordenen Geschichtswissenschaft deutlich, was er in Abgrenzung hiervon mit Lebenswissen meint.

Es heißt in *Über den Nutzen und Nachteil der Historie:*

> »Uebrigens ist mir alles verhasst, was mich bloss belehrt, ohne meine Thätigkeit zu vermehren, oder unmittelbar zu beleben«. Dies sind Worte Goethes, mit denen, als mit einem herzhaft ausgedrückten Ceterum censeo, unsere Betrachtung über den Werth und den Unwerth der Historie beginnen mag. In derselben soll nämlich dargestellt werden, warum Belehrung ohne Belebung, warum Wissen, bei dem die Thätigkeit erschlafft, warum Historie als kostbarer Erkenntniss-Ueberfluss und Luxus uns ernstlich, nach Goethes Wort, verhasst sein muss – deshalb, weil es uns noch am Nothwendigsten fehlt, und weil das Ueberflüssige der Feind des Nothwendigen ist. (…) aber es giebt einen Grad, Historie zu treiben und eine Schätzung derselben, bei der das Leben verkümmert und entartet. (Nietzsche: *Vom Nutzen und Nachtheil der Historie für das Leben,* Vorwort. KSA Bd. 1, S. 245)

Und weiter:

> [E]s giebt einen Grad von Schlaflosigkeit, von Wiederkäuen, von historischem Sinne, bei dem das Lebendige zu Schaden kommt, und zuletzt zu Grunde geht, sei es nun ein

> Mensch oder ein Volk oder eine Cultur. (Nietzsche: *Vom Nutzen und Nachtheil der Historie für das Leben I.* KSA Bd. 1, S. 250)

Wir sollten von Erkenntnissen aller Art nicht unberührt bleiben. Bildung beruht auf Wissen, das uns verändert. Sie schlägt sich daher auch in unseren Handlungen nieder.

Eine erstarrte Wissenschaft und ein zwanghaftes Betreiben von theoretischen Studien können demnach auch zur Gefährdung für unsere innere Lebendigkeit und Selbstentwicklung werden.

Bildung als umfassender Prozess, nicht als Spezialistentum

Nietzsche hatte nicht einen Hochschullehrer als Ideal eines gebildeten Menschen vor Augen, sondern eher eine kraftvolle Philosophenpersönlichkeit, die Wissen nicht nur vermittelt, sondern es selbst im eigenen Leben umsetzt. Ihm schwebten Sokrates oder Schopenhauer, aber auch Montaigne, Voltaire, Rousseau, Pascal und Goethe als Vorbilder vor. Nietzsche wurde selbst zu einer Philosophenpersönlichkeit von höchstem Rang.

Er definierte Bildung unter anderem, indem er sie von Scheinbildung abgrenzte. Er schuf in diesem Zusammenhang begriffliche Gegensatzpaare, für die er über sein Werk hinweg verschiedene Vokabeln fand. In seinen Frühschriften bezeichnete er den Scheingebildeten als Gelehrtenpersönlichkeit oder als »Bildungsphilister« und stellte ihn dem »genialen Denker« gegenüber. In seinem Spätwerk kontrastierte er den »letzten« oder »verächtlichsten Menschen« mit dem »Übermenschen«.

Mit dem Bildungsphilister beschreibt Nietzsche den Typ eines wissenschaftlichen Spezialisten, einen exzellent *ausgebildeten* Menschen, würden wir heute sagen. Ein Spezialist kann in seinem Fachgebiet Herausragendes leisten, ohne in umfänglicherem Sinn gebildet zu sein.

In den Vorträgen *Über die Zukunft unserer Bildungsanstalten*, die Nietzsche hielt, als er selbst, überladen mit Arbeit, den Baseler Wissenschaftsbetrieb studieren konnte, schreibt er über den Spezialisten:

> So ein exklusiver Fachgelehrter ist dann dem Fabrikarbeiter ähnlich, der, sein Leben lang, nichts anderes macht als eine bestimme Schraube oder Handhabe, zu einem bestimmten Werkzeug oder zu einer Maschine, worin er dann freilich eine unglaubliche Virtuosität erlangt. (Nietzsche: *Über die Zukunft unserer Bildungsanstalten I.* KSA Bd. 1, S. 670)

Die moderne Wissenschaft verbraucht ihre Geschöpfe »vampyrartig«. »[D]ie ›Treue im Kleinen‹, die ›Kärrnertreue‹ wird zum Prunkthema, die Unbildung jenseits des Fachs wird als Zeichen edler Genügsamkeit zur Schau getragen.« Sie strebt, ähnlich wie die Religion, »nach einer Verringerung der Bildung, ja nach einer Vernichtung derselben« (ebd. S. 670). Waren in den Jahrhunderten zuvor Gebildete gleichzeitig auch Gelehrte, die über ein breites Bildungswissen verfügten, müssen sich die heutigen Wissenschaftler auf immer engere Spezialgebiete konzentrieren, um dieses wirklich umfassend repräsentieren zu können.[185]

In *Schopenhauer als Erzieher* beschreibt Nietzsche die unbewussten Motive einer typischen Gelehrtenpersönlichkeit.[186] Oft finden sich Neugier, ein ausgeprägter Spür- und Spieltrieb bei ihm. Er verliert sich in der Erkenntnissuche um der Suche willen und verliert die Wahrheit aus dem Auge. Damit entbehrt die Erkenntnissuche Eros und geht an dem Leben und den leidenden Menschen vorbei. Nietzsche wendet auf den Gelehrten die Maulwurfsmetapher an. »In einem Maulwurfsloche findet sich ein Maulwurf am besten zurecht.« (Nietzsche: *Schopenhauer als Erzieher.* KSA Bd. 1, S. 396)[187]

Eine Gefahr für den Gelehrten und den Bildungsphilister sind seine einseitige Ruhmsuche und das Rechthabenwollen. Ziel wird dann der persönliche Sieg. Deshalb ergeben sie sich auch der Untertänigkeit gegenüber herrschenden Personen. Sie fühlen, dass sie sich selber nützen, wenn sie ihre Erkenntnisse auf die Seite der Mächtigen bringen. In *Menschliches Allzumenschliches* heißt es: »Verhältnis zur Wissenschaft. – Alle Die haben kein wirkliches Interesse an einer Wissenschaft, welche erst dann anfangen, für sie warm zu werden, wenn sie selbst Entdeckungen in ihr gemacht haben.« (Nietzsche: *Menschliches Allzumenschliches I,* 182. KSA Bd. 2, S. 162)

Nietzsche plädierte auch für eine vita contemplativa im Hinblick auf Bildung.[188]

> Zu Gunsten der Müssigen. – (...) Die Gelehrten schämen sich des otium. Es ist aber ein edel Ding um Musse und Müssiggehen. – Wenn Müssiggang wirklich der

185 Diese Entwicklung hängt auch damit zusammen, dass sich der Wissensstand der Menschen permanent vermehrt und der Einzelne nur noch winzige Bruchstücke davon überhaupt erfassen und zur Kenntnis nehmen kann. Auch darauf weist Nietzsche hin.

186 Diese Gedanken sind charakteristisch für die frühe Denkphase Nietzsches. Später wurde er der Wissenschaft gegenüber weniger skeptisch und nahm vorübergehend etwas Abstand von einigen seiner heroischen Ideale. Mit seinem Begriff vom Übermenschen knüpfte er aber gewissermaßen doch wieder an diese ursprüngliche Denkfigur an.

187 Die Merkmale und Charakteristika, die Nietzsche hier für die Gelehrtenpersönlichkeit benennt, überschneiden sich mit Erich Fromms Studien zum autoritären Charakter. (Fromm, E.: *Analytische Sozialpsychologie und Gesellschaftstheorie.* Suhrkamp, Frankfurt a.M. 1982) Nietzsche nennt auch die Angst vor dem Neuen, weil dies Umlernen nötig macht, die Buchstabentreue, die Armut an Gefühl, die Unlebendigkeit, die geringe Selbstschätzung, die übermäßige Bescheidenheit, die einseitige Treue gegenüber Lehrern, denen sie ihre Stellung zu verdanken haben, den unermesslichen Fleiß, die Sammelleidenschaft, die Flucht vor Langeweile, die Angst vor Muße und das einseitige Motiv des Broterwerbs.

188 In der Antike galt otium (Muße) als das Erstrebenswerte. Die Arbeit, das Geschäft (negotium) hob sich als negatives Gegenbild davon ab.

> A n f a n g aller Laster ist, so befindet er sich also wenigstens in der nächsten Nähe aller Tugenden; der müssige Mensch ist immer noch ein besserer Mensch als der thätige. – Ihr meint doch nicht, dass ich mit Musse und Müssiggehen auf euch ziele, ihr Faulthiere? – (Nietzsche: *Menschliches AllzumenschlichesI,* 284. KSA Bd. 2, S. 232)

> D i e m o d e r n e U n r u h e. – (...) Diese Bewegtheit wird so gross, dass die höhere Cultur ihre Früchte nicht mehr zeitigen kann; (...) Aus Mangel an Ruhe läuft unsere Civilisation in eine neue Barbarei aus. Zu keiner Zeit haben die Thätigen, das heisst die Ruhelosen, mehr gegolten. Es gehört desshalb zu den nothwendigen Correcturen, welche man am Charakter der Menschheit vornehmen muss, das beschauliche Element in grossem Maasse zu verstärken. (Nietzsche: *Menschliches Allzumenschliches I,* 285. KSA Bd. 2, S. 232)

In unserer modernen Zeit herrschen keine guten Bedingungen für die Entstehung eines schöpferischen Menschen. Der Widerwille gegen originale Menschen ist stärker geworden, Sokrates hätte bei uns nicht leben können.

Der Staat fürchtet originelle, schöpferische Persönlichkeiten, er wird ihnen kaum Ämter geben und solche begünstigen, die er nicht zu fürchten braucht. Große Philosophenpersönlichkeiten »beweisen selbst durch die That, dass die Liebe zur Wahrheit etwas Furchtbares und Gewaltiges ist« (*Schopenhauer als Erzieher.* KSA Bd. 1, S. 427).

Nietzsche nennt die Bedingungen für die Entstehung des philosophischen Genius:

> freie Männlichkeit des Charakters, frühzeitige Menschenkenntniss, keine gelehrte Erziehung, keine patriotische Einklemmung, kein Zwang zum Brod-Erwerben, keine Beziehung zum Staate – kurz Freiheit und immer wieder Freiheit: dasselbe wunderbare und gefährliche Element, in welchem die griechischen Philosophen aufwachsen durften. (Nietzsche: *Schopenhauer als Erzieher, 8.* KSA Bd. 1, S. 411)[189]

Man sollte lernen die Wahrheit zu verehren, nicht eine Regierung. Nietzsche verabscheute jede nationale Beschränktheit. Er war ein kosmopolitisch denkender Mensch und ein großer Europäer.

Diese Gedanken Nietzsches beinhalten seinen kulturkritischen Denkansatz, der im Zentrum seines Bildungsbegriffs steht.

Kulturarbeit und Kulturkritik

Nietzsches umfassende Verankerung in der Kultur war durch seine sorgfältige Ausbildung im Elternhaus und in Schulpforta angelegt. Er war vertraut mit der Hochkultur und konnte von diesem Standort aus einen differenzierten Blick auf

189 Die Freiheit ist aber andererseits auch Bürde und Privileg, Schuld, die durch große Ideen abgebüßt werden muss.

die Kultur seiner Zeit gewinnen. Nietzsche hat sich in der Auseinandersetzung mit Kultur selbst entwickelt und im Ringen um seine fragile, störanfällige Gesundheit in ihr Halt gesucht. Voraussetzung hierfür war, dass er lernte, förderliche Aspekte der Kultur von Unkultur zu unterscheiden.

Nietzsches Bildungsverständnis ist bereits in seinen frühen Schriften durch kulturkritisches Denken gekennzeichnet, in welchem unter anderem ein Nachhall der Gedanken Rousseaus zu spüren ist.[190] Aber auch Gedanken der französischen Moralisten prägen die Grundzüge von Nietzsches Kulturkritik. Er hat sich in etlichen Texten mit deren Gedanken auseinandergesetzt und nahm Impulse aus ihren Schriften auf, um mit diesen selbst weiter zu arbeiten und zu denken.

In seinem Spätwerk liegt der Schwerpunkt seiner Kulturkritik auf einer umfassenden Moral- und Religionskritik, die unmittelbar in seine Bildungsidee hineinreichen. Fundamentales Hinterfragen der Religion und religiös geprägten Denkens sah er als Voraussetzung für Bildung an. Illusionen, Wunschdenken und Vorurteile lähmen und vernebeln das eigenständige Denken.[191] Erst wenn wir unsere Erkenntnissuche nicht mehr an einen Gott delegieren, können wir selbst den Impuls entwickeln, den Dingen auf den Grund zu gehen. Nietzsches Denken erzieht zu konsequentem Atheismus in allen Schattierungen.

Auch Nietzsches Moralkritik, die in eine Umwertung der Werte mündet, ist wichtig für unsere Bildung. Wenn wir uns einseitig an christlichen Werten wie Demut, Bescheidenheit, Gehorsam und Keuschheit orientieren, kann sich dies lähmend auf Expansions- und Bildungsversuche auswirken. Freud sprach in diesem Zusammenhang auch von einer »religiösen Denkhemmung«, die sich bereits im Kindesalter bei uns bemerkbar machen kann, wenn wir streng religiös erzogen werden. Wir sollten die lebensfeindliche Moral als solche erkennen und uns von ihr abgrenzen, damit wir Mut gewinnen, eigenständig zu denken, uns Skepsis und Kritik zuzutrauen und um Neugier und Wissensdurst als expansive Werte zu bejahen.

Grundlegend für das kulturkritische Denken im Hinblick auf die Bildung ist Nietzsches oben bereits erwähnte Unterscheidung zwischen Bildung und Scheinbildung. Sie schlägt sich in folgenden Annahmen Nietzsches nieder:

---

190 Rousseau (1712–1778) ging davon aus, dass die Kultur, die er in der vorrevolutionären Epoche in dem damals durch die Kultur des Adels geprägten Frankreich erfahren hat, die Gefahr beinhaltet, uns Menschen zu verbiegen und zu verformen. Andere Denker, etwa Kant, vertreten hingegen die These, dass wir erst durch die Auseinandersetzung und Aneignung von Kultur zu Menschen werden. In seinem Aphorismus *Die Hadesfahrt* verweist Nietzsche auf Rousseau und betont, wie wichtig er für sein Denken war (vgl. hierzu auch Cassirer, E.: Das Problem Jean-Jacques Rousseau).

191 Ich werde in diesem Kontext allerdings nicht genauer auf die Inhalte einer Moral- und Religionskritik eingehen.

1. Unsere Kultur und Gesellschaft ist von etlichen Einflüssen und Tendenzen durchsetzt, die wahre Bildung korrumpieren. Daher sollte sich Bildung in kritischer Auseinandersetzung mit dem Zeitgeist und den aktuellen Moden entwickeln. Zu den problematischen Tendenzen des Zeitgeistes gehört in erster Linie das Bündnis zwischen Besitz und Bildung. Nietzsche schreibt:

> Von dieser Seite her kommt jener beliebte Satz und Kettenschluss her, der ungefähr so lautet: möglichst viel Erkenntniss und Bildung, daher möglichst viel Bedürfniss, daher möglichst viel Produktion, daher möglichst viel Gewinn und Glück – so klingt die verführerische Formel. Bildung würde von den Anhängern derselben als die Einsicht definirt werden, mit der man, in Bedürfnissen und deren Befriedigung, durch und durch zeitgemäss wird, mit der man aber zugleich am besten über alle Mittel und Wege gebietet, um so leicht wie möglich Geld zu gewinnen. (Nietzsche: *Schopenhauer als Erzieher,* 6. KSA Bd. 1, S. 387)[192]

Von diesem Standpunkt aus ist dann jede Bildung verhasst, die einsam macht, die sich über Geld und Erwerb hinaus Ziele steckt, die Zeit verbraucht. »Dem Menschen wird nur so viel Kultur gestattet als im Interesse des Erwerbs ist, aber so viel wird auch von ihm gefordert.« (Nietzsche: *Über die Zukunft unserer Bildungsanstalten I.* KSA Bd. 1, S. 668)

Echte Bildung sollte dagegen um der Sache willen und aus Erkenntnisinteresse heraus betrieben werden. Sie dient der Wahrheitssuche und sollte sich nicht in den Dienst ökonomischer oder anderer Machtinteressen nehmen lassen. An dieser Stelle überschneidet sich Nietzsches Bildungsverständnis mit Gedanken Wilhelm von Humboldts.[193]

2. Bildung sollte der Formung und dem Ausbau der Individualität dienen. Sie bedeutet, ein Einzelner zu werden und sich von einem Massendasein und konformistischen Bestrebungen abzugrenzen. Modell dafür ist eine autonome Philosophenpersönlichkeit, die sich selbst erzieht. Nietzsche schwebten neben Schopenhauer, Sokrates und anderen antiken Denkern auch die französischen Moralisten sowie Goethe und Shakespeare vor. »Also nicht Bildung der Masse kann unser Ziel sein: sondern Bildung der einzelnen ausgelesenen, für große und bleibende Werke ausgerüsteten Menschen.« (Nietzsche: *Über die Zukunft unserer Bildungsanstalten III.* KSA Bd. 1, S. 698) In der Gestalt Zarathustras ent-

---

192 Wir werden an den Universitäten und Schulen ausgebildet, um für die Gesellschaft nützlich zu werden und um möglichst bald viel Geld verdienen zu können. Diese Art von Bildung, wir nennen sie heute Ausbildung, ist *Mittel zum Zweck*, was im Sinne Nietzsches dem eigentlichen Ziel von Bildung widerspricht.

193 Bei Nietzsches Unterscheidung zwischen Bildung und Scheinbildung spielte zunächst wie bei Wilhelm von Humboldt die Rückbesinnung auf die griechische Antike eine Rolle. An deren Studium können wir unser Wertbewusstsein schulen und Maßstäbe gewinnen, um Kultur von Unkultur unterscheiden zu lernen.

wirft Nietzsche eine autarke, vorbildhafte Philosophenpersönlichkeit, die sich weit- und wertsichtig von der Masse der Menschen entfernt hat.[194]

3. Nietzsche grenzt echte Bildung von Scheinbildung ab, die er auch als »Bildungsphilistertum« bezeichnet. Dieses bedeutet »Kleingeisterei« und ist wenig geeignet, unsere Lebendigkeit zu entwickeln und uns auf das Leben vorzubereiten. Bildungsphilister sind Gelehrte, die um der Bildung willen und nicht für das Leben und für eine bessere Zukunft gelehrt sein wollen. Sie werden Staatsdiener und machen sich der Anpasserei schuldig.

> Die gelehrten Stände sind nicht mehr Leuchtthürme oder Asyle inmitten aller dieser Unruhe der Verweltlichung; sie selbst werden täglich unruhiger, gedanken- und liebeloser. Alles dient der kommenden Barbarei, die jetzige Kunst und Wissenschaft mit einbegriffen. Der Gebildete ist zum grössten Feinde der Bildung abgeartet, denn er will die allgemeine Krankheit weglügen und ist den Ärzten hinderlich. (Nietzsche: *Schopenhauer als Erzieher,* 4. KSA Bd. 1, S. 366)

4. Die meisten Gelehrten sind skeptisch gegenüber wahrer Bildung, sie passen sich an das Niveau der Lehranstalten an. Gute Lehrer müssen oft das Beste, was sie an Bildung haben, verstecken und geheim halten, um in den Institutionen nicht zerpflückt zu werden.

> [J]ene lauten Herolde des Bildungsbedürfnisses verwandeln sich plötzlich, bei einer ernsten Besichtigung aus der Nähe, in eifrige, ja fanatische Gegner der wahren Bildung d. h. derjenigen, welche an der aristokratischen Natur des Geistes festhält. (Nietzsche: *Über die Zukunft unserer Bildungsanstalten III.* KSA Bd. 1, S. 698)

Der Geist und das Niveau der Lehranstalten hängen aber ausschließlich an dem Format der lehrenden Personen. Es ist ein tragischer Irrtum, die Qualität der Bildung hauptsächlich durch Regeln und Gesetze verbessern zu können.

Nietzsche sah als das Ziel von wahrer Bildung, dass sie der Kultur dienen solle. Er unterschied in diesem Zusammenhang zwischen Kultur und Unkultur, was sich mit seiner Trennung zwischen Bildung und Scheinbildung überschneidet.

Kultur sollte das Ziel haben, den wahren Menschen zu fördern. Unkultur dagegen missbraucht Menschen und gefährdet ihre Entwicklung. Für die Selbstbildung ist es wichtig, schädigende Faktoren in der Kultur und im Zeitgeist zu erkennen und aktiv gegen sie anzugehen. Wir sollten die Gegenwart überwinden, diese gleichsam *übermalen,* um lebensfeindlichen Tendenzen etwas

194 Hier kommt Nietzsches aristokratisches Denken im Hinblick auf Bildung zum Ausdruck. Das Bildungsideal der autarken Philosophenpersönlichkeit ist ein Modell, das für einzelne Menschen Geltung haben kann. Auf die Lebensrealität und die Lebensnotwendigkeiten der meisten Menschen ist es schwer anwendbar, es ist mithin kein demokratisches Bildungsverständnis.

Neues, Zukunftsträchtiges hinzuzufügen. Dadurch finden wir einen Rahmen und eine Orientierung für unsere Entwicklung. Nietzsche hat am Beispiel Schopenhauers gezeigt, wie wir uns gegen unsere Zeit erziehen können.

Der kulturkritische Denkansatz Nietzsches hat unter anderem auch Eingang in die Psychoanalyse gefunden. In Freuds kulturkritischen Schriften sind einige seiner Gedanken genauer ausgearbeitet.

Streben nach Selbstvervollkommnung – Der »Wille zur Macht«

Der »Wille zur Macht« ist ein zentraler Begriff in Nietzsches Spätwerk. Er steht für den Willen zum Leben und zur Steigerung des Lebens.

> Wo ich Lebendiges fand, da fand ich Willen zur Macht; (…) Und diess Geheimniss redete das Leben selber zu mir. »Siehe, sprach es, ich bin das, was sich immer selbst überwinden muss. (…) Und auch du, Erkennender, bist nur ein Pfad und Fussstapfen meines Willens: wahrlich, mein Wille zur Macht wandelt auch auf den Füssen deines Willens zur Wahrheit!« (Nietzsche: *Also sprach Zarathustra II, Von der Selbst-Ueberwindung.* KSA Bd. 4, S. 147/148)

Der Wille zur Macht, so könne man ihn bezogen auf Bildung auslegen, bedeutet beim Menschen das Bedürfnis, sich selbst zu vervollkommnen, lebendiger und kräftiger zu werden. Der stärkste, machtvollste Mensch ist für Nietzsche derjenige, der ›Geist‹ hat. Geist ist wiederum bei ihm nicht körperlos, sondern bedeutet auch sublimierte Triebhaftigkeit, Liebe und Eros.[195] Das Streben nach Macht im Sinne eines Selbstvervollkommnungsbedürfnisses kann als Motivation für die Persönlichkeitsentwicklung und Selbstbildung verstanden werden. Es geht hierbei um den Antrieb zur Formgebung und Überhöhung des Daseins durch die Selbstüberwindung, die dem eigenen Leben Richtung, Ziel und Sinn gibt. Die ethische Thematik spielt mit hinein (vgl. Rattner, 2012).[196]

Wenn man als Psychotherapeut über Bildung nachdenkt, kann man an diesen Aspekt von Nietzsches Bildungsbegriff anknüpfen. Bildung bedeutet in diesem Sinne, die Möglichkeit zur Selbstüberwindung und Selbststeigerung wahrzunehmen und umzusetzen. Diese darf allerdings nicht als narzisstische Selbstoptimierung missverstanden werden. Der Wille zur Macht fand in dem Begriff

---

195 Nietzsche hat den Willen zur Macht sogar auf die unorganische Welt ausgeweitet. (Nachgelassene Fragmente Frühjahr 1885, 34 (247) KSA Bd. 11, S. 503)

196 Dieser Gedanke weist Anklänge auf zu dem Begriff »Selbstwertstreben«, den der Schweizer Psychologe und Philosoph Wilhelm Keller geprägt hat (vgl. Keller, W.: Das Selbstwertstreben, hierzu auch Kaminski, K.: Selbstwertstreben und Selbstwertgefühl – Perspektiven und Traditionen. 2014).

»Geltungsstreben« oder »Vollkommenheitsstreben« Eingang in Alfred Adlers Individualpsychologie.

Nietzsche lernte von Schopenhauer, zwischen den wirklichen und den scheinbaren Beförderungen des Menschenglücks zu unterscheiden. Weder Reichtum noch Ehre noch Gelehrt-Sein heben den Einzelnen über das bloße Dasein hinaus. Sinn kommt durch ein selbst gewähltes, das Leben steigerndes Gesamtziel zustande: »Macht zu gewinnen, um durch sie der Physis nachzuhelfen und ein wenig Corrector ihrer Thorheiten und Ungeschicklichkeiten zu sein.« (Nietzsche: *Schopenhauer als Erzieher.* KSA Bd. 1, S. 357) Nietzsche meint hier die Macht über sich selbst, die Fähigkeit zur Gestaltung und Bildung der eigenen Person. Für Nietzsche selbst bedeutete jeder geschriebene Text eine ›Überwindung‹, mit der er sich eine Form gab.

Unsere Selbstentwicklung hält uns lebendig. Wir geben damit auch anderen Menschen etwas. Nietzsche grenzt sich in diesem Zusammenhang von übermäßigem Altruismus ab; dieser darf nicht in Selbstflucht münden und an die Stelle der eigenen Entwicklung treten. Wenn wir unseren Gewissensruf, der uns zu unserer Selbstvervollkommnung drängt, nicht wahrnehmen lernen, zieht dies oft unterschwellige Unzufriedenheitsgefühle nach sich.[197]

Der Begriff ›Wille zur Macht‹ ist ein nicht unproblematischer Begriff, der sehr unterschiedlich gedeutet wurde. Er war auch Einfallstor für Fehlinterpretationen und Missverständnisse. So gab es biologistische und sozialdarwinistische Ausdeutungen des Begriffs, die in der nationalsozialistischen Ideologie eine verheerende Rolle gespielt haben.

Hürden der Selbstbildung

An dem Wissen um die Einzigartigkeit unseres Ichs und der Aufgabe, dieses Ich zu gestalten, hängt eine Kette von Mühen, vor denen wir Menschen uns fürchten. Das Leben scheint dann manchmal Heiterkeit, Sicherheit, Ehre und Leichtigkeit einzubüßen. Dennoch ist es ratsam, sich dieser Aufgabe zu stellen: denn wenn wir sie nicht ergreifen, vergeben wir die Chance, wir selbst zu werden.

In *Schopenhauer als Erzieher* beschreibt Nietzsche bestimmte Gefahren, mit denen er bei seiner Selbstbildung umgehen lernen musste.

Die erste Gefahr ist, dass wir auf uns selbst gestellt sind und *einsamer* werden können. Wir entfernen uns von der Masse, werden *Einzelne* und müssen das partielle Auf-uns-selbst-zurückgeworfen-Sein aushalten können. Es gelingt nur

197 Dieser Gedanke wurde unter anderem von Wolfgang Schmidtbauer mit dem Begriff des »hilflosen Helfers« aufgegriffen und aus psychoanalytischer Sicht betrachtet und analysiert (vgl. Schmidtbauer, 1978).

sehr wenigen Menschen, das »Bildungseinsiedlertum« zu ertragen. Sie müssen »überschüssigen Reichtum« haben, um dies ausfüllen und überbrücken zu können (Nietzsche: *Über die Zukunft unserer Bildungsanstalten I.* KSA Bd. 1, S. 666). In *Vom Lande der Bildung* schreibt Nietzsche in *Also sprach Zarathustra:*

> Aber Heimat fand ich nirgends: unstät bin ich in allen Städten und ein Aufbruch an allen Thoren. Fremd sind mir und ein Spott die Gegenwärtigen, zu denen mich jüngst das Herz trieb; und vertrieben bin ich aus Vater- und Mutterländern. (Nietzsche: *Also sprach Zarathustra II, Vom Lande der Bildung.* KSA Bd. 4, S. 155)

Wir können uns leicht überschätzen und in die Irre gehen, wenn wir unsere Sebstbildung im Sinne Nietzsches umzusetzen versuchen.

Ein großer Gewinn dieses anspruchsvollen Unterfangens liegt darin, dass die Philosophie und die Selbstbildung uns Menschen ein Asyl bieten, wohin keine Tyrannei dringen kann. Nietzsche bezeichnet sie als die »Höhle der Innerlichkeit«. Dort verbergen sich die Einsamen. Sie bedürfen nur einiger guter Freunde, vor denen sie schlicht und offen sein können. Die »freien Einsamen« sollten sich in der Öffentlichkeit durch eine Maske schützen, um nicht ganz aus der Welt zu fallen.

Die zweite Gefahr bei der Selbstbildung sah Nietzsche in der »Verzweiflung an der Wahrheit«. Nietzsche erwähnt das Beispiel Heinrich von Kleists, der eine tiefe Erschütterung nach seiner Begegnung mit der Philosophie Kants erlebte:

> Vor Kurzem, schreibt er einmal in seiner ergreifenden Art, wurde ich mit der Kantischen Philosophie bekannt – und dir muss ich jetzt daraus einen Gedanken mitteilen, indem ich nicht fürchten darf, dass er dich so tief, so schmerzhaft erschüttern wird als mich. – Wir können nicht entscheiden, ob das, was wir Wahrheit nennen, wahrhaft Wahrheit ist oder ob es uns nur so scheint. Ist's das Letztere, so ist die Wahrheit, die wir hier sammeln, nach dem Tode nichts mehr, und alles Bestreben, ein Eigenthum zu erwerben, das uns auch noch in das Grab folgt, ist vergeblich. (…) Mein einziges, mein höchstes Ziel ist gesunken und ich habe keines mehr. (Kleist, zit. nach Nietzsche: *Schopenhauer als Erzieher.* KSA Bd. 1, S. 355/56)

Die dritte Gefahr liegt in der ›Verhärtung im Sittlichen oder im Intellektuellen‹. Sie führt dazu, dass wir aufhören zu wagen, den uns innerlich vorschwebenden Weg der Selbstwerdung weiterzugehen. Wir opfern unser inneres Ideal, was zu einem Absterben unserer Lebendigkeit führen kann.

> (…) der Mensch zerreisst das Band, welches ihn mit seinem Ideal verknüpfte; er hört auf, auf diesem oder jenem Gebiete, fruchtbar zu sein, sich fortzupflanzen, er wird im Sinne der Cultur schwächlich oder unnütz. Die Einzigkeit seines Wesens ist zum untheilbaren, unmittheilbaren Atom geworden, zum erkalteten Gestein. (Nietzsche: *Schopenhauer als Erzieher,* 3. KSA Bd. 1, S. 360).

Schlussgedanke

Nietzsches Denken und sein Bildungsgedanke erziehen zur Unabhängigkeit des Denkens, zur Wahrheitssuche und zur Desillusionierung. Sie können die eigene geistige Freiheit vergrößern.[198] Der Leser Nietzsches wird inspiriert von seinem Impuls, den Dingen schonungslos nachzugehen, welcher grundlegend für jeden Bildungsprozess ist.

Charakteristisch für den Geist Nietzsches ist sein Talent für »Subtilitäten«, mit dem er das »Filigran der Dinge« erfasst und seine Neigung, Verborgenem, Heimlichem nachzuspüren und Verstecktes ans Licht zu ziehen (vgl. Andreas-Salomé, 1994, S. 83). Gleichzeitig zeigt er auch, dass wir heutigen Menschen mit Infrage-Stellen von vorgegebenen Strukturen, Religionen, Weltanschauungen und Traditionen uns selbst bilden *sollten,* um unser Leben sinn- und wertvoll gestalten zu können. Hierfür brauchen wir Maßstäbe, die wir durch unsere Bildung gewinnen können. Wir sollten lernen, an uns selbst zu glauben.

Nietzsches psychologische Lebensleistung ist überragend und unbestritten. Für die Psychotherapie ist seine Bildungstheorie daher äußerst anregend und hilfreich. Er gibt uns eine Fülle von Anregungen, wie wir uns selbst entwickeln und bilden können und wie wir *Einzelne* werden können.[199]

Allerdings spart er die Frage aus, wie Bildung möglichst vielen Menschen zugänglich gemacht werden kann und wie die Mehrheit der Menschen sich entwickeln kann. Damit läuft Nietzsches Bildungstheorie Gefahr, elitäre und antidemokratische Elemente zu enthalten.[200] Diese werden allerdings abgeschwächt durch seine klare Abgrenzung von dem Bündnis zwischen Bildung und

198 Nietzsches Freund Overbeck schrieb in einem Brief: »Nietzsche ist der Mensch, in dessen Nähe ich am freiesten geatmet (…) habe.« (C. A. Bernoulli: Franz Overbeck und Friedrich Nietzsche, S. 423, in: Montinari, S. 128)

199 Der Wert der Individualität gerät heute zunehmend in Gefahr, sie ist aber auch ein entscheidendes Politikum in einer pluralen Gesellschaft. Carolin Emcke sagt in einem Interview mit Kathy Messmer vom 7.7.2016 (Emcke, C.: blog feministische-studien.de, 26.9.18): »Ich wehre mich gegen machtvolle Konstruktion von Kollektiven, von Zuschreibungen kollektiver Identität, gegen die Negation von Individualität, weil ich darin den Ursprung von Ausgrenzung oder Gewalt antizipiere. Mit dem Unsichtbarmachen von Individualität und Vielfalt, mit der Repression von Differenzen, mit dem Erfinden von Normen und Codes, die manche ein- und andere ausschließen, beginnen jene Mechanismen von Exklusion, die aus manchen Menschen weniger wertvolle, weniger schutzwürdige Menschen machen.«

200 Besonders Nietzsches früher Bildungsbegriff läuft darauf hinaus, dass es Bildung hauptsächlich für einige wenige geben solle, denn nur einige Menschen haben ausreichende Voraussetzungen, um die schwierigen Hürden von wahrer Bildung zu bestehen. Die Menschheit solle sich in den Dienst stellen, dass überragende Menschen sich zu voller Bildung entfalten können. Es sei schon viel getan, wenn man originelle Denker nicht in ihrem Weg behindere, deren Erkenntnisse pflege und bewahre, statt sie zu übergehen oder zu entwerten, wie es in der Geschichte schon oft geschehen sei.

Ökonomie und von Statusdenken in Bezug auf Bildung sowie durch seine humane Zukunftsorientierung und die Anbindung der Bildungsvorstellung an neuzeitliche Werte.

Kritisch könnte man auch fragen, ob Nietzsches Bildungsverständnis nicht solipsistische Züge hat und Gefahr läuft, uns zu stark auf uns selbst zurückzuwerfen. Denn Werden und Entwicklung vollziehen sich in erster Linie in der Bezogenheit auf unsere Mitmenschen und auf die Welt. Bildung sollte nicht in Rückzug münden.[201]

Als politischer Psychologe und Philosoph ist Nietzsches Werk in mancherlei Hinsicht fragwürdig. Nietzsche war politisch konservativ.[202] Er stand den sozialen Fortschrittsbewegungen mit Skepsis gegenüber. Auch diese Tendenz macht sich in seinem Bildungsbegriff bemerkbar und sollte bedacht werden, um sein Bildungsverständnis nicht einseitig ins Elitäre münden zu lassen.

In *Also sprach Zarathustra* hat Nietzsche den Übermenschen als Bildungsziel formuliert. Heute sollten wir vielleicht eher die *Mitmenschlichkeit* als Bildungsziel in den Vordergrund stellen. In diesem Sinn schreibt Rattner:

Wir Heutigen, denen sich allzu oft Un- und Untermenschen als die ersehnten Übermenschen präsentiert haben, sind mit solchen großen Ambitionen vorsichtig geworden. Wir würden wahrlich damit zufrieden sein, wenn sich durch die Anstrengung aller endlich der Mitmensch als Produkt des Kulturprozesses zeigen würde, und wir möchten Nietzsche-Zarathustra im Sinne von Alfred Adler dahingehend korrigieren: ›Der Mitmensch ist der Sinn der Erde‹ (Rattner, J.: *Lebensphilosophie und Tiefenpsychologie.* 2012, S. 64).

Dennoch weist der kulturkritische Schwerpunkt von Nietzsches Bildungsverständnis seine Bildungstheorie insgesamt als emanzipativ aus. Seine Kritik an Kultur und Moral haben tiefe Spuren im neuzeitlichen Denken hinterlassen und werden unvergänglich bleiben. Nietzsche war ein evolutionärer Denker, der die Höherentwicklung des Einzelnen und der Menschheit als Ziel ins Auge gefasst und sein Werk im Sinne der Utopie einer sich entwickelnden Menschheit geschrieben hat.

201 Die Thematik des Rückzugs und der Abgrenzung von den Menschen ist eng mit Nietzsches Leben verbunden und schlägt sich auch in seinem Bildungsbegriff nieder.

202 Nietzsches Philosophie wurde im Nationalsozialismus missverstanden und missbraucht, aber einige Äußerungen Nietzsches sind an diesem Missbrauch nicht unschuldig (vgl. Rattner, J.: Lebensphilosophie und Tiefenpsychologie, 2012, S. 63).

Fazit und abschließende Überlegungen

Ausgangspunkt meiner Ausführungen war die Frage nach dem Zusammenhang zwischen Bildung und Psychotherapie, der in den Anfängen der Tiefenpsychologie präsent war. Die umfänglich gebildeten Gründerväter der Tiefenpsychologie haben an Vordenker in der Kultur- und Geistesgeschichte anknüpfen können, was sich in dem geistigen Umfang der entstehenden jungen Wissenschaft widerspiegelt.

Die Bildungsimpulse, die von Freud, Adler und Jung ausgingen, regten Entwicklungen und Bildungsprozesse bei ihren Mitarbeitern und Patienten an, die mitunter neurotische Schwierigkeiten in den Hintergrund treten ließen. Anknüpfend an eine These von Jürgen Habermas,[203] dass Neurosen durch eine Neuaufnahme von unterbrochenen Entwicklungs- und Bildungsprozessen überwachsen werden können, kann dies als ein wichtiger Heilfaktor in der Psychotherapie gelten. Das fruchtbare Zusammenwirken von Bildung und Psychotherapie wird heute zu wenig in den Blick genommen, wenn man Therapie als Technik versteht und sie auf den Status einer Krankenbehandlung reduziert.

Aber welcher Bildungsbegriff wird für das fruchtbare Zusammenwirken von Bildung und Pysychotherapie zugrunde gelegt?

Bildung bedeutet einerseits Kulturarbeit und Lernen im weitesten Sinne, sie bietet uns zahllose Anregungen für unsere Selbstentwicklung. Aber andererseits geht es in der Psychotherapie nicht nur um intellektuelle Bildung,[204] sondern sie umfasst ebenso emotionale, soziale und geistige Prozesse. Sie steht in der Tradition der Aufklärung, von Kulturkritik und Emanzipation und geht über die bloße Anpassung an die bestehenden Verhältnisse hinaus.

Ich habe in dem Buch versucht, die Tradition eines Bildungsverständnisses

203 Vgl. Habermas, J.: Erkenntnis und Interesse. Meiner, Hamburg 2008.

204 Aber auch die intellektuelle Bildung darf in ihrer Bedeutung für die Persönlichkeitsentwicklung nicht unterschätzt werden. Denn wir gewinnen durch das Lernen Ziele, die unser Seelenleben in Bewegung bringen und für unsere Selbstentwicklung etliche Anregungen bieten. Bildung erweitert unseren Horizont und wir lernen Weltkenntnis.

herauszuarbeiten, das für die Psychotherapie bedeutsam und in die Entstehung der Tiefenpsychologie eingeflossen ist. Dabei bin ich weit in die Kulturgeschichte zurückgegangen. Was geschieht in einem einzelnen Menschen, wenn er sich bildet?

Bei Platon sind es Leidenschaft und Eros, die Streben nach Bildung und Selbstentwicklung motivieren können. Auch das Erkennen von Ideen und Werten sah er als Grundlage für Bildungsprozesse.

Humboldt war ein Vordenker für die Idee der Persönlichkeitsentwicklung. Er nahm die Bedeutung der Sprache und des Dialogischen für unsere Bildung in den Blick.

Nietzsche hat seine Selbstbildung in seinem Werk festgehalten und sie uns damit vorgelebt. Selbsterkenntnis, Selbstwerdung, der Umgang mit den nächsten Dingen, Lebenswissen und Kultur- und Religionskritik sind bei ihm Grundlage für einen emanzipativen Bildungsprozess. Nietzsches Gedanken haben Eingang in das Denken von Freud und Adler gefunden.

Der Kulturphilosoph Ernst Cassirer verstand Kultur als einen Selbstbefreiungsversuch des Menschen. In dem Maße, wie wir in Bildung und Kultur hineinwachsen, vergrößern wir den Umfang unserer Persönlichkeit, werden eigenständiger, gewinnen Weltkenntnis und Ich-Stärke. Hegel zufolge bilden wir uns zu Menschen besonders durch unsere Auseinandersetzung mit dem objektiven Geist, wodurch erst unser subjektiver Geist, unsere eigene Geistigkeit erwachen kann und stimuliert wird.

Aber man darf nicht vergessen, dass unsere Kultur auch zahllose fragwürdige Aspekte in sich trägt, die wir als Tradition oder Zeitgeist assimilieren und deren Teil wir sind. Für eine emanzipativ verstandene Bildung ist ausschlaggebend, Skepsis zu lernen und uns von Fragwürdigem abzugrenzen.

Dies gelingt nicht ohne ethische Maßstäbe. Kants kategorischer Imperativ ›handle nur nach derjenigen Maxime, von der du wollen kannst, dass sie ein allgemeines Gesetz werde‹ und Adlers Begriff vom ›Gemeinschaftsgefühl‹ sind hierbei wichtige Orientierungspunkte. Auch in den materialen Wertethiken von Nicolai Hartmann und Max Scheler finden wir Anhaltspunkte für Werterkenntnisse, die uns zu ethischem Orientierungswissen anregen können.

In ihrer Anwendung auf die Psychotherapie laufen meine Ausführungen darauf hinaus, dass Bildungsprozesse in der Therapie sowohl für den Patienten als auch für den Therapeuten und den Patienten wünschenswert sind und daher angeregt und ermutigt werden sollten.

Damit rückt die Bedeutung der *Persönlichkeit des Therapeuten* in den Blick. Die therapeutische Tätigkeit ist anspruchsvoll und stellt hohe Anforderung an den Therapeuten. Wenn sich ein Psychotherapeut nicht weiterentwickelt, kann er seinen Patienten kaum verstehen. Wenn wir selbst stagnieren und damit auch unser Bild von unserem Gegenüber, können wir es nicht mehr anregen und dadurch dessen Weiterentwicklung stimulieren.

Auch wenn ein Therapeut abstinent zu sein versucht und sich selbst zurücknimmt, ist er als Person im Therapiegeschehen präsent. Ein Patient spürt ihn und seine Werte in seinen Stellungnahmen und Deutungen und identifiziert sich mit seinem Therapeuten. Darum liegt ein wesentlicher Wirkfaktor in der Therapie in der Persönlichkeit des Psychotherapeuten.[205] Rattner zufolge ist »das Beste, was man einem Menschen im Umgang und in einer Therapie geben kann, (...) die eigene Persönlichkeit, ihre seelisch-kulturelle Reichweite und Differenziertheit«.[206]

Günstigenfalls kann ein Therapeut seinen Patienten vorleben, wie er sich bildet und selbst entwickelt und wie er die Bewegung vom Nichtwissen zum Wissen (und vom Nichtverstehen zum Verstehen) vollzieht. Er kann dadurch diesen Impuls an seinen Patienten weitergeben. So betrachtet wirkt der Therapeut auch als Beispiel oder sogar als Vorbild.

Nietzsche hat uns durch seine Selbstbildung gezeigt, dass Identifizierung auch in Idealisierung umschlagen und damit zu einer Gefahr für Bildungsprozesse werden kann. Wenn Bildung durch nur passive Bewunderung an das idealisierte Vorbild delegiert wird, mündet dies in Stagnation. Man könnte hier auch an Freuds Denkfiguren ›positive Übertragung‹, ›Übertragungsliebe‹ und ›Übertragungswiderstand‹ anknüpfen und sie in diesem Sinne interpretieren. Die Identifikation mit dem Therapeuten kann nur ein Ausgangspunkt sein und sollte zum Modell für eine fortgesetzte Weiterentwicklung werden. Sie sollte nicht bei dessen Person allein stehen bleiben, sondern auf andere Personen und taugliche Vorbilder ausgeweitet werden.

Idealisierungen bedeuten nicht nur für Patienten eine Entwicklungssackgasse, sondern auch für den Therapeuten. Aus eigenem Narzissmus oder therapeutischem Ehrgeiz heraus kann er sich auf die Idealisierung durch seine Patienten angewiesen fühlen und dadurch subtil sowohl seine eigene als auch die Entwicklung seiner Patienten blockieren.

Als Therapeuten brauchen wir Mut zu unserer Unvollkommenheit und partiellen Zerrissenheit. Wir sollten Zugang zu unseren Lücken, zu unserem Nichtwissen und zu unseren Schwächegefühlen haben, sonst können wir kaum solidarisch mit unseren Patienten sein. Wenn wir alleinige ›Deutungshoheit‹

205 Diese These ermöglicht, dass man nicht direkt in das Seelenleben des Patienten ›hineingreifen‹ muss, sondern ihn eher frei lassen kann. Denn die Hauptheilkraft liegt in jedem Menschen selbst. Günstig in der Therapie ist ein Klima der Angstfreiheit, der Wissbegierde und des Forschens.

206 Rattner, J.: Handbüchlein der seelisch-geistigen Gesundheit – in Fragen und Antworten. Verlag für Tiefenpsychologie, Berlin 2011, S. 118/119.

beanspruchen, entmutigen wir ihr Streben, sich selbst zu entwickeln und ihr Leben in die eigenen Hände zu nehmen.

Wir dürfen Bildung im Zusammenspiel mit Psychotherapie nicht in elitärem Sinne missverstehen, sie beinhaltet kein Überlegenheitsziel, sondern sie kann uns dazu verhelfen, ein *Mitmensch* (und kein Übermensch) zu werden. Das macht sowohl Patienten als auch Therapeuten Mut, an die brachliegenden und unterbrochenen Bildungsprozesse wieder anzuknüpfen.

Literaturverzeichnis

Adler, A. (1912): Über den nervösen Charakter. Fischer Verlag, Frankfurt a. M. 1972

Adler, A. (1918): Praxis und Theorie der Individualpsychologie. Vorträge zur Einführung in Psychotherapie für Ärzte, Psychologen und Lehrer. Fischer, Frankfurt a. M. 1974

Adler, A.(1927): Menschenkenntnis. Fischer, Frankfurt a. M. 1974

Adler, A. (1928/30): Die Technik der Individualpsychologie. Teil 1. Die Kunst, eine Lebens- und Krankengeschichte zu lesen. Fischer, Frankfurt a. M. 1998

Adler, A. (1931): Wozu leben wir? Fischer, Frankfurt a. M. 1979

Adler, A.: Der Sinn des Lebens (1933). Religion und Individualpsychologie (1933). Studienausgabe Bd. 6, Vandenhoeck & Ruprecht, Göttingen 2008

Adler, A./Furtmüller, C. (1914): Heilen und Bilden. Fischer, Frankfurt a. M. 1972

Andreas-Salomé, L.: Friedrich Nietzsche in seinen Werken. Insel Verlag, Frankfurt a. M. 1994

Balint, M.: Die drei seelischen Bereiche. In: Psyche 11, Klett-Cotta, Stuttgart 1957, S. 321–344

Bergson, H. (1907): Schöpferische Entwicklung. Coron, Zürich 1967

Berlinger, R./Schrader, W. (Hg.): Nietzsche kontrovers III. Königshausen & Neumann, Würzburg 1984

Bion, W. R. (1961): Lernen durch Erfahrung. Suhrkamp, Frankfurt a. M. 1992

Bion, W. R. (1970): Attention and Interpretation. Karnac, London 1993

Bion, W. R. (1974): Brazilian Lectures, 1, Imago Editora, Rio de Janeiro 1974

Böhme, G.: Der Typ Sokrates. Suhrkamp, Frankfurt a. M. 2002

Bollenbeck, G.: Bildung und Kultur – Glanz und Elend eines deutschen Deutungsmusters. Insel Verlag, Frankfurt a. M. und Leipzig 1996

Borsche, T.: Wilhelm von Humboldt. Verlag Beck, München 1990

Broch, H.: Massenwahntheorie (1939–41). Beiträge zu einer Psychologie der Politik. KW Bd. 12, Suhrkamp, Frankfurt a. M. 1979

Buchholz, M. B.: Formen des Wissens und ihre Entwicklung beim Therapeuten. In: Gödde, G./ Buchholz, M. B.: Der Besen, mit dem die Hexe fliegt. Wissenschaft und Therapeutik des Unbewussten. Bd. 1, Psychosozial Verlag, Gießen 2012

Cassirer, E. (1916): Freiheit und Form. Wissenschaftliche Buchgesellschaft, Darmstadt 1975

Cassirer, E. (1927): Individuum und Kosmos in der Philosophie der Rennaissance. Wissenschaftliche Buchgesellschaft, Darmstadt 1977

Cassirer, E. (1932): Das Problem Jean Jacques Rousseau. In: Drei Vorschläge Rousseau zu lesen. Fischer Verlag, Frankfurt a. M. 1995
Cassirer, E. (1944): Versuch über den Menschen – Einführung in eine Philosophie der Kultur. Felix Meiner Verlag, Hamburg 2007
Chasseguet-Smirgel, J. (1975): Das Ichideal. Psychoanalytischer Essay über die Krankheit der Idealität. Suhrkamp, Frankfurt a. M. 2002
Danzer, G.: Wer sind wir? Anthropologie im 20. Jahrhundert – Ideen und Theorien für die Formel des Menschen. Springer-Verlag, Berlin, Heidelberg 2011
Deussen, P.: Erinnerungen an Friedrich Nietzsche. Reprint der Originalausgabe von 1901, austrian literature online – www.literature.at – Band 21
Eisner, M.: Über Schüchternheit – Tiefenpsychologische und anthropologische Aspekte. V&R Unipress, Göttingen 2012
Frenzel, I.: Nietzsche. Rowohlt Verlag, Hamburg 1983
Freud, S. (1905): Bruchstück einer Hysterie-Analyse. StA Bd. VI, Fischer. Frankfurt a. M. 1971
Freud, S. (1910): Die zukünftigen Chancen der psychoanalytischen Therapie. StA. Ergänzungsband. Fischer, Frankfurt a. M. 1975
Freud, S. (1920): Jenseits des Lustprinzips. StA Bd. 3. Fischer Verlag, Frankfurt a. M. 1975
Freud, S. (1923): Das Ich und das Es. StA. Bd. 3. Fischer Verlag, Frankfurt a. M. 1975
Freud, S. (1933): Neue Folge der Vorlesungen zur Einführung in die Psychoanalyse. StA. Bd. I. Fischer, Frankfurt a. M. 1969
Freud, S.: Schriften zur Behandlungstechnik. StA. Ergänzungsband, Fischer Verlag. Frankfurt a. M. 1975
Freud, S./Jung, C. G.: Briefwechsel. Fischer, Frankfurt a.M. 1974
Fromm, E. (1936): Studien über Autorität und Familie. Sozialpsychologischer Teil. In: Rainer Funk (Hg.): Erich Fromm Gesamtausgabe, Bd. I. Deutscher Taschenbuch Verlag, Stuttgart 1989
Fuhrmann, M.: Bildung – Europas kulturelle Identität. Reclam, Stuttgart 2002
Gadamer, H. G. (1960): Wahrheit und Methode – Grundzüge einer philosophischen Hermeneutik. GW Bd. I. Mohr Siebeck, Tübingen 1986
Geier, M.: Die Brüder Humboldt – Eine Biographie. Rowohlt Verlag, Hamburg 2013
Goethe, J. W.: Gedichte und Epen I. In: Goethes Werke, Bd. I. Beck Verlag, München 1999
Goeudevert, D.: Der Horizont hat Flügel – Die Zukunft der Bildung. Econ Verlag, München 2001
Gründel, J.: Kairos. In: Lexikon für Theologie und Kirche, Bd. 5. Freiburg 1996, Sp. 1129–1131
Habermas, J. (1968): Erkenntnis und Interesse. Meiner, Hamburg 2008
Hartmann, N. (1925): Ethik. Walter de Gruyter, Berlin Leipzig 1935
Hartmann, N. (1932): Das Problem des geistigen Seins. Walter de Gruyter, Berlin 1949
Hastedt, H. (Hg.): Was ist Bildung? Eine Textanthologie. Reclam, Stuttgart, 2012
Hersch, J.: Das philosophische Staunen. Einblicke in die Geschichte des Denkens. Piper, München, Zürich 1996
Holzinger, M. (Hg.): Friedrich Nietzsche – Autobiographisches aus den Jahren 1856–1869. Berliner Ausgabe 2013
Horlacher, R.: Bildung. Haupt Verlag, Göttingen 2011

Horney, K. (1950): Neurose und menschliches Wachstum. Das Ringen um Selbstverwirklichung. Fischer, Frankfurt a. M. 1985

Humboldt, Wilhelm v.: Gesammelte Schriften. Im Auftrag der Königlich Preußischen Akademie der Wissenschaften, hg. von Albert Leitzmann u. a. Siebzehn Bände. Berlin 1903–1936

Kaminski, K.: Selbstwertstreben und Selbstwertgefühl – Traditionen und Perspektiven. V&R Unipress, Göttingen 2014

Kaufmann, W.: Nietzsche. Wissenschaftliche Buchgesellschaft, Darmstadt 1982

Keller, W.: Das Selbstwertstreben. Reinhardt, München 1963

Kierkegaard, S. (1849): Die Krankheit zum Tode: Der Begriff der Angst. Philosophische Schriften 2. Wunderkammer Verlag GmbH, Neu-Isenburg 2009

Kronberg, H./Neiß, R.: Die fortgesetzte Selbstanalyse des Psychotherapeuten. Freie Universität Berlin (Dissertation), Berlin 1984

Lenzen, D.: Bildung statt Bologna! Ullstein Verlag, Berlin, 2014

Lessing, H.-U., Steenblock, V. (Hg.): »Was den Menschen eigentlich zum Menschen macht …« Klassische Texte einer Philosophie der Bildung. Verlag Karl Alber, Freiburg 2010

Liessmann, K. P.: Theorie der Unbildung – Plädoyer für einen radikalen Wandel in Lebenspraxis und Kulturarbeit. Piper, München 2012

Michels-Wenz, U. (Hg.): Wie man wird, was man ist. Insel Verlag, Frankfurt a. M. 1988

Montinari, M.: Friedrich Nietzsche – Eine Einführung. Walter de Gruyter, Berlin, New York 1991

Montinari, M.: Nietzsche lesen. Walter de Gruyter, Berlin, New York 1982

Musil, R. (1930/32): Der Mann ohne Eigenschaften, Bd. 1. Rowohlt, Reinbeck 1987

Neiß, R.: Psychotherapie und Bildung. Unveröffentlichtes Manuskript, 2014

Nida-Rümelin, J.: Humanismus als Leitkultur – Ein Perspektivwechsel. Verlag Beck, München 2006

Nida-Rümelin, J.: Philosophie einer humanen Bildung. Körber-Stiftung, Hamburg 2013

Niemeyer, Ch.: Nietzsche, die Jugend und die Pädagogik – Eine Einführung. Juventa Verlag, Weinheim und München 2002

Nietzsche, F.: Sämtliche Werke. KSA, Kritische StA., Colli, G./Montinari, M. (Hg.). Walter de Gruyter, München 1980

Nietzsche, F.: Friedrich Nietzsche, Werke und Briefe. (BAW.), Historisch-kritische Gesamtausgabe. Beck, München 1933ff.

Nietzsche, F.: Autobiographisches aus den Jahren 1856–1869. Holzinger, M. (Hg.). Berliner Ausgabe, 2013

Nietzsche, F.: Briefe. Holzinger, M. (Hg.). Berliner Ausgabe, 2013

Nietzsche, F.: Nietzsche Briefe. Oehler, R. (Hg.). Insel Verlag, Frankfurt a.M. 1993

Nunberg, H., Federn, E. (Hg.): Protokolle der Wiener Psychoanalytischen Vereinigung Bde. I und II. Fischer Verlag, Frankfurt a. M. 1976 und 1977

Nussbaum, M.: Nicht für den Profit! Warum Demokratie Bildung braucht. TibiaPress Verlag, Überlingen 2012

Ottmann, H.: Nietzsche Handbuch – Leben – Werk – Wirkung. Verlag J. B. Metzler, Stuttgart, Weimar 2011

Patzer, A. (Hg.): Franz Overbeck – Erwin Rohde. Briefwechsel. In: Supplementa Nietzscheana Bd. 1. Walter de Gryter, Berlin & New York 1990

Platon: Apologie. In: Sämtliche Dialoge Bd. I. Felix Meiner Verlag, Hamburg 1988
Platon: Symposion. Übersetzt und herausgegeben von Paulsen, T./Rehn, R., Reclam jun., Stuttgart 2006
Platon: Theätet. Sämtliche Dialoge Bd. 4. Felix Meiner, Hamburg 1988
Polanyi, M. (1966): Implizites Wissen. Suhrkamp, Frankfurt a. M. 1985
Polanyi, M.: Personal Knowledge. Towards a Post-Critical Philosophy. Chicago, University of Chicago Press 1969
Pongratz, L. A.: Sackgassen der Bildung – Pädagogik anders denken. Ferdinand Schönigh, Paderborn 2010
Popper, K.: Auf der Suche nach einer besseren Welt. Piper Verlag, München, Zürich 1991
Rapp, Ch./Wagner, T. (Hg.): Wissen und Bildung in der antiken Philosophie. Verlag J. B. Metzler, Stuttgart, Weimar 2006
Rattner, J.: Große Pädagogen im Lichte der Tiefenpsychologie. Europaverlag, Wien, München, Zürich 1981
Rattner, J.: Nietzsche – Leben – Werk – Wirkung. Königshausen & Neumann, Würzburg 2000
Rattner, J.: Rattner, J.: Handbüchlein der seelisch-geistigen Gesundheit – in Fragen und Antworten. Verlag für Tiefenpsychologie, Berlin 2011
Rattner, J.: Psychotherapie und Bildung. In: mll Zeitschrift für Tiefenpsychologie, Persönlichkeitsbildung und Kulturforschung, Heft 1, 31. Jahrgang März 2006, S. 56 ff.
Rattner, J.: Der Psychotherapeut als Arzt der Kultur – Psychologie und Philosophie: Heilmittel für die kranke Menschheit. Verlag für Tiefenpsychologie, Berlin 2012 a
Rattner, J.: Lebensphilosophie und Tiefenpsychologie – Philosophen als Vorläufer und Wegbereiter der Psychoanalyse und ihrer Weiterentwicklungen. Verlag für Tiefenpsychologie, Berlin 2012 b
Rattner, J.: Die Aktualität der antiken Philosophie der Griechen – Betrachtungen eines Psychologen. Verlag für Tiefenpsychologie, Berlin 2012 c
Rattner, J.: Evolutionstheorie, Lebensphilosophie, evolutionäre Philosophie – Ein Essay. Verlag für Tiefenpsychologie, Berlin 2016
Rattner, J.: Friedrich Nietzsche – Biographie und Werkanalyse. Verlag für Tiefenpsychologie, Berlin 2017
Rattner, J./Danzer, G.: Existenzielle Hermeneutik. In: Grundbegriffe der Tiefenpsychologie. Wissenschaftliche Buchgesellschaft, Darmstadt 2000
Rattner, J./Danzer, G.: Hermeneutik und Psychoanalyse. Königshausen & Neumann, Würzburg 2009
Reichenbach, R.: Philosophie der Bildung und Erziehung – Eine Einführung. Kohlhammer Urban, Stuttgart 2007
Ross, W. (1980): Der ängstliche Adler – Friedrich Nietzsches Leben. Deutscher Taschenbuch Verlag, München 1994
Ross, W.: Der wilde Nietzsche oder die Rückkehr des Dionysos. Deutsche Verlags-Anstalt, Stuttgart 1994
Sachs, H.: Freud – Meister und Freund. Ullstein, Frankfurt a. M., Berlin, Wien 1982
Sander, A.: Max Scheler zur Einführung. Junius Verlag, Hamburg 2001
Scheler, M. (1912); Frings, M.S. (Hg.): Wesen und Formen der Sympathie. Bouvier, Bonn 1999

Scheler, M. (1913–16): Der Formalismus in der Ethik und die materiale Wertethik. Neuer Versuch der Grundlegung eines ethischen Personalismus. GW Bd. II. Bouvier, Bonn 1980

Scheler, M. (1926): Die Wissensformen und die Gesellschaft. Francke Verlag, Bern 1960

Schipperges, H.: Am Leitfaden des Leibes – Zur Anthropologik und Therapeutik Friedrich Nietzsches. Klett Verlag, Stuttgart 1975

Schischkoff, G.: Philosophisches Wörterbuch. Alfred Kröner Verlag, Stuttgart 1991

Schlegel, F.: Kritische Friedrich-Schlegel-Ausgabe (Hg. Behler, E.). Bd. 11. Ferdinand Schöningh, Paderborn 1958

Schmidt, H. J.: so anders … als alle anderen – Nietzsche Kindheit(stexte) als Schlüssel zu Nietzsche? Pad – Pädagogische Arbeitsstelle, Dortmund 1992

Schmidbauer, W.: Die hilflosen Helfer – Über die seelische Problematik der helfenden Berufe. Rowohlt Verlag, Hamburg 1978

Sommer, A. U.: Nietzsche und die Folgen. J. B. Metzler Verlag, Stuttgart 2017

Spitzer, M.: Nervensachen. Perspektiven zu Geist, Gehirn und Gesellschaft. Schattauer Verlag, Stuttgart 2004

Stemmer, W.: Die Beunruhigung und das Nichtwissen des Analytikers als Aspekte der psychoanalytischen Haltung. In: Kittler, E., Raguse, B., Reiter, B. (Hg.): Zeitschrift für psychoanalytische Theorie und Praxis XXI, 21. Jahrgang, Heft 4, Stroemfeld, Frankfurt a. M. 2006

Stern, D. et al.: Die Rolle des impliziten Wissens bei der therapeutischen Veränderung. In: Psychotherapie Psychosomatik Medizinische Psychologie, Heft 3/4, 51. Jahrgang, Thieme, Stuttgart 2001, S. 147–152

Stern, D.: Der Gegenwartsmoment. Veränderungsprozesse in Psychoanalyse, Psychotherapie und Alltag. Brandes & Apsel, Frankfurt a. M. 2005

Straus, E. (1933): Die Scham als historiologisches Problem. In: Psychologie der menschlichen Welt. Gesammelte Schriften. Springer, Berlin, Göttingen, Heidelberg 1960

Volz, P. D.: Nietzsche im Labyrinth seiner Krankheit – Eine medizinisch-biographische Untersuchung. Königshausen & Neumann, Würzburg 1990

Wagner, H.-J.: Wilhelm von Humboldt – Anthropologie und Theorie der Menschenkenntnis. Wissenschaftliche Buchgesellschaft, Darmstadt 2002

Weinstock. H. (Auswahl und Einleitung): Wilhelm von Humboldt. Fischer Bücherei KG., Frankfurt a. M. 1957

Wellendorf, F.: Lernen durch Erfahrung und die Erfahrung des Lernens. In: Forum der Psychoanalyse, Bd. 11, Heft 3. Springer, Heidelberg 1995

Zima, P. V.: Narzissmus und Ichideal – Psyche – Gesellschaft – Kultur. Narr Francke Attempto Verlag, Tübingen 2009

Personenregister

Adler, Alfred 7f., 10–12, 18f., 22, 24f., 28f., 33, 35, 38f., 41, 43, 48, 52, 55, 60f., 79, 85, 94, 112, 159, 162–164
Alkibiades 10, 41, 54–57, 173
Andreas-Salomé, Lou 88f., 104, 108, 110, 131, 133, 161
Aristoteles 117, 143
Aischylos 100

Balint, Michael 27
Basedow, Johann Bernhard 63
Bergson, Henri 28, 151
Bieri, Peter 83, 136f.
Bion, Wilfred Ruprecht 15f., 21–23, 38
Böhme, Gernot 18
Bollenbeck, Georg 62, 64f., 81
Borsche, Tilmann 66
Braun, Christina von 16f.
Brinkmann, Karl Gustav von 76
Broch, Hermann 35f., 141
Brockhaus, Hermann 100
Buber, Martin 29
Buchholz, Michael B. 16, 27f.
Burckhardt, Jakob 102, 116
Byron, George Gordon 90

Campe, Johann Heinrich 63, 67, 72
Carus, Carl Gustav 23
Cassirer, Ernst 19, 67, 78, 81, 155, 164
Chamfort, Nicolas 109
Chasseguet-Smirgel, Janine 115f.
Clapiers, Luc de, Marquis de Vauvenargues 109
Colli, Giorgio 104
Colomb, Marie Elisabeth 67
Cusanus, Nikolaus (von Kues) 19f.

Dacheröden, Carl Friedrich von 71
Dacheröden, Caroline von 68, 71
Danzer, Gerhard 13, 44, 77
Demokrit 99, 105
Descartes, René 18
Deussen, Paul 95–97, 133
Diede, Charlotte 72, 80
Dilthey, Wilhelm 151
Diotima 19, 42, 50–53, 173

Einstein, Albert 29
Eisner, Margarete 19, 99
Eisner, Otto 106f.
Emcke, Carolin 161
Epikur 105, 113, 118

Federn, Paul 84
Feuerbach, Ludwig 92, 112
Fichte, Johann Gottlieb 65, 90, 116
Förster, Bernhard 113
Forster, Georg 81
Förster-Nietzsche, Elisabeth 87f.
Freud, Sigmund 7, 10, 12, 17, 23–25, 27, 32–35, 37–39, 41, 43, 45, 47, 53, 56, 68, 84f., 89, 102, 115f., 122, 124, 155, 158, 163–165
Fromm, Erich 153
Furtmüller, Carl 8

Gadamer, Hans-Georg 39, 74, 76, 78
Gast, Peter (Johann Heinrich Köselitz) 113, 122
Gersdorff, Carl von 97, 137
Goethe, Johann Wolfgang von 8, 11, 42, 64f., 71–73, 81, 100, 109, 111, 113, 118, 123, 126, 139, 151f., 156
Goeudevert, Daniel 60

Habermas, Jürgen 7, 163
Hartmann, Eduard von 23
Hartmann, Nicolai 30f., 34f., 37, 40, 53, 142f., 164
Hegel, Georg Wilhelm Friedrich 9, 37, 40, 116, 126, 164
Heraklid 120, 148
Herz, Henriette 70
Herz, Marcus 70
Heyne, Christian Gottlob 71
Hölderlin, Friedrich 90
Horney, Karen 124
Humboldt, Alexander von 11, 67f., 71
Humboldt, Wilhelm von 8, 11, 42f., 52, 59, 61–64, 66–81, 105, 126, 137f., 156, 164, 173

Jung, Carl Gustav 7, 27, 33, 163

Kant, Immanuel 20, 45, 63, 70f., 74, 77, 99, 116, 150, 155, 160, 164
Kaufmann, Walter 87, 120, 142, 145, 148
Keats, John 21
Keller, Wilhelm 158
Kierkegaard, Søren 18, 149
Kießling, Adolph 102
Klages, Ludwig 151
Kleist, Heinrich von 160
Klopstock, Friedrich Gottlieb 90
Kristeva, Julia 139
Krug, Wilhelm 91
Kunth, Gottlob Johann Christian 67, 69

La Bruyère, Jean de 109
La Rochefoucault, Francois de 109
Lacan, Jaques 115
Lange, Albert 99
Lengefeld, Charlotte von 72
Lenzen, Dieter 61f., 72, 78
Lessing, Gotthold Ephraim 109, 137
Lichtenberg, Georg Christoph 71, 109, 137
Locke, John 64
Löwith, Karl 111

Mähly, Jacob Achilles 102
Mann, Thomas 95
Mead, George Herbert 74
Meister Eckhart (Eckhart von Hochheim) 62
Montaigne, Michel de 109, 113, 118, 152
Montinari, Mazzino 85–88, 90, 96, 98, 100, 104f., 107, 111f., 144, 161
Moritz, Karl Philipp 70
Müller, Herta 139
Musil, Robert 30

Newton, Isaac 15
Nietzsche, Carl Ludwig 85f.
Nietzsche, Friedrich 8, 11f., 23, 26, 38, 60f., 70, 81, 83–114, 115–162, 164f, 174
Novalis (Hardenberg, Georg Phillip Friedrich von) 90
Nussbaum, Martha 62

Oehler, David Ernst 88
Oehler, Franziska (später: Nietzsche, Franziska) 85, 88
Orwell, George 46
Overbeck, Franz 103, 107, 113f., 161

Pascal, Blaise 11, 113, 118, 152
Peirce, Charles Sanders 74
Pestalozzi, Johann Heinrich 63
Pindar, Gustav 91
Pindar 75, 100
Platon 8, 10, 41–47, 50–54, 56f., 69, 92, 116f., 130, 142, 145, 150, 164, 173
Plessner, Helmut 80
Polanyi, Michael 27f.
Popper, Karl 18–20, 38
Pythagoras 120, 148

Raffael, da Urbino 117
Ranke, Leopold von 90
Rattner, Josef 8f., 12f., 21, 34, 37–40, 56, 74, 77f., 85–90, 92, 99, 111, 114, 119, 132f., 135, 137, 158, 162, 165
Reik, Theodor 26
Rilke, Rainer Maria 24, 26, 76
Ritschl, Friedrich 94–96, 101f., 116
Rohde, Erwin 97–101, 103f., 113, 146
Ross, Werner 89, 94, 101f., 104, 106–108, 113, 118, 122, 138
Rothpletz, Ida 103
Rousseau, Jean-Jacques 64, 113, 118, 152, 155
Ruge, Arnold 94

Salzmann, Christian Gotthilf 63
Sartre, Jean-Paul 22, 69
Scheler, Max Ferdinand 34f., 43–45, 53, 145, 151, 164
Schelling, Friedrich Wilhelm Joseph 116, 126
Schiller, Friedrich 64–66, 72f., 78, 116, 126
Schlegel, August Wilhelm 94
Schlegel, Friedrich 50
Schleiermacher, Friedrich Daniel Ernst 18
Schlözer, August Ludwig von 71
Schmidbauer, Wolfgang 159
Schmidt, Hermann Josef 86, 88
Schopenhauer, Arthur 23, 97–100, 103f., 109, 113, 116–118, 122–124, 126, 130–132, 135, 137, 144f., 149–154, 156–160
Schülein, Johann August 26
Shaftesbury, Anthony Ashley-Cooper 62
Shakespeare, William 120, 156
Simmel, Georg 13
Sokrates 10, 17–20, 28, 37, 39, 41–45, 49–57, 105, 120, 129f., 142, 146–148, 152, 154, 156, 173
Spinoza, Baruch de 113, 118
Spitzer, Manfred 61, 69
Stemmer, Wolfgang 16f., 25f.
Stern, Daniel 26f.
Strauß, David Friedrich 60, 92, 103
Straus, Erwin 32, 99
Sullivan, Harry Stack 16

Vaihinger, Hans 38
Voltaire (Arout, François-Marie) 124, 152
Volz, Pia Daniela 95

Wagner, Hans-Josef 74, 77f.
Wagner, Richard 100–103, 105f., 108, 112, 116f., 122, 124
Wellendorf, Franz 15–17, 21f.
Winckelmann, Johann Joachim 64
Wolf, Christa 28
Wolf, Friedrich August 64

Yalom, Irvin 33

Zima, Peter Václav 115f.

Inhaltsübersicht

Einleitung 7

Die sokratische Haltung in der Psychotherapie 15
Bildung und Nichtwissen in der Philosophie – »Ich weiß, dass ich nichts weiß« 17
Nichtwissen und die fragende Haltung im psychotherapeutischen Prozess 21
Wie kann Unbewusstes erkennbar werden? 23
Können wir uns auf unsere Intuition verlassen? 26
Wie die Zukunft als offener Raum Bildungsprozesse anregen kann 29
Zur Ambivalenz von Geheimnissen im psychotherapeutischen Prozess 31
Die Bedeutung von Werterkenntnis für Bildungsprozesse in der Psychotherapie 34
Verstellt unser ›Scheinwissen‹ das Verstehen in der Psychotherapie? 37
Wie kommen wir vom Nichtverstehen zum Verstehen? 39

Bildung und Eros in Platons *Symposion* 41
Das *Symposion* 44
Leidenschaftliche Bildung – Reden über den Eros 45
Was hat Eros mit Bildung zu tun? – Sokrates' Dialog mit Diotima 50
Scheitert Alkibiades an der Bildung? 54

Wilhelm von Humboldt als Vordenker eines personalen Bildungsbegriffs 59
Was ist Bildung? 59
Bedeutung und Geschichte des Begriffs Bildung 62
Der Bildungsbegriff im Neuhumanismus 64
Wie Wilhelm von Humboldt sich selbst bildete 66
Biografische Skizze 67
Welche weiteren Aspekte beinhaltet Humboldts Bildungsbegriff? 74

Bildung im Leben und Werk Friedrich Nietzsches **83**
Kindheit 85
Studienjahre 93
Als Professor in Basel 101
Nietzsche als Philosoph 106

Vorbilder und Ideale im Bildungsprozess Friedrich Nietzsches **115**
Sehnsucht, Begeisterung und Eros in ihrer Bedeutung für Nietzsches Selbstbildung 118
Nietzsches schmerzliche Ablösung von Vorbildern 119
Nietzsches Bildungsprozesse zwischen Identifikation und Abgrenzung 121
Die Projektion eigener Ideale auf Vorbilder und ihre richtungweisende Funktion 122
Nietzsches kritische Auseinandersetzung mit Idealen und mit dem Idealismus 124
Was bedeutet Nietzsches Skepsis gegenüber übersteigerten Idealen für den Bildungsprozess? 126

Was macht Bildung aus? – Strukturelemente von Nietzsches Bildungsbegriff **129**
Selbsterkenntnis 129
Bildung als die »große Vernunft des Leibes« 132
Selbstwerdung 134
Sprachfähigkeit und Sprachgefühl 136
Bildung als Weg zum »freien Geist« 139
Wertsensibilität 141
Bildung und der »Übermensch« 144
Liebesfähigkeit und Eros 145
Wandlungsfähigkeit 146
Wissen um das eigene Nichtwissen und die fortgesetzte Suchbewegung 147
Fähigkeit zum Selberdenken 149
Lebenswissen 150
Bildung als umfassender Prozess, nicht als Spezialistentum 152
Kulturarbeit und Kulturkritik 154
Streben nach Selbstvervollkommnung – Der »Wille zur Macht« 158
Hürden der Selbstbildung 159

Fazit und abschließende Überlegungen **163**

Literaturverzeichnis **167**
Personenregister **173**